W0268442

Tabellen für das pharmakognostische Praktikum

zugleich Repetitorium der Pharmakognosie

von

Dr. H. Zörnig

Professor an der Universität Basel

Zweite
verbesserte und vermehrte Ausgabe

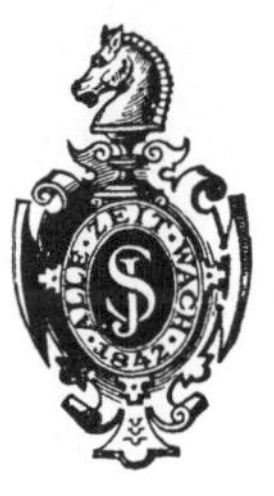

Springer-Verlag Berlin Heidelberg GmbH 1925

ISBN 978-3-662-28202-1   ISBN 978-3-662-29716-2 (eBook)
DOI 10.1007/978-3-662-29716-2

Vorwort zur ersten Ausgabe.

Bei dem praktischen pharmakognostischen Unterricht an hiesiger Universität wurden seit dem Jahre 1893 als Manuskript gedruckte Tabellen benutzt, welche erstmals von dem Direktor des pflanzenphysiologischen Institutes Herrn Professor Dr. Goebel zusammengestellt, bei den späteren Auflagen von Herrn Professor Dr. Giesenhagen bearbeitet waren. Der auf Grund der neuen Prüfungsordnung erweiterte Unterricht in der Pharmakognosie wie die eingehendere Beschreibung der Drogen in der vierten Ausgabe des Deutschen Arzneibuches machten eine etwas ausführlichere Bearbeitung dieser Tabellen erforderlich. Um den nur mäßig dotierten Etat der pharmakognostischen Sammlung nicht zu belasten und andererseits das Büchlein den Studierenden allgemeiner zugänglich zu machen, wurde es vorgezogen, die Tabellen im Buchhandel erscheinen zu lassen.

Vorliegende auf Grund der früheren Ausgaben und unter Benützung der einschlägigen Fachliteratur bearbeitete Neuausgabe soll in keiner Weise ein Lehrbuch der Pharmakognosie ersetzen, sondern ausschließlich als ein praktisches Hilfsmittel bei dem Unterricht dienen. Aufgenommen sind deshalb nur solche Drogen, zu deren Prüfung auf Reinheit und Echtheit eine mikroskopische Untersuchung verlangt werden muß.

Eine Ergänzung hat vorliegende Auflage erhalten in einem in Anlehnung an die Dr. Schürhoffsche Tabelle bearbeiteten Analysengang für Drogenpulver, auf Grund dessen noch verschiedene zwar nicht offizinelle, aber zu Verfälschungen benützte Drogen einer kurzen Beschreibung unterzogen werden mußten.

Betreffs ausführlicherer Darstellungen der behandelten Drogen ist auf die bekannten Lehrbücher von Wigand, Flückiger, A. Meyer, Möller, Karsten, Gilg usw. zu verweisen.

München, Juni 1906.

Der Verfasser.

Vorwort zur zweiten Ausgabe.

In der zweiten Ausgabe wurden, vielfachen Wünschen Rechnung tragend, neben den Drogen des Deutschen Arzneibuches auch die in der österreichischen und schweizerischen Pharmakopöe genannten Drogen aufgenommen. Die einzelnen Abschnitte fanden gegenüber der ersten Ausgabe eine etwas eingehendere Bearbeitung, damit die ursprünglich nur als Beihilfe im pharmakognostisch-mikroskopischen Praktikum gedachte Tabelle zugleich als kurzes Repetitorium dienen kann. Aus diesem Grunde wurden die in der ersten Ausgabe nicht genannten offizinellen Drogen, bei denen keine mikroskopische Untersuchung stattfindet, im zweiten Teil der vorliegenden Ausgabe berücksichtigt. Chemische Prüfungsmethoden wurden nicht aufgenommen, weil nicht im Rahmen des Buches liegend.

Auch die erweiterte zweite Ausgabe soll ebensowenig wie die erste ein Lehrbuch der Pharmakognosie ersetzen, vielmehr ausschließlich als Hilfsmittel für das Praktikum und als Repetitorium dienen, die absichtlich sehr kurz gefaßten Angaben setzen die aus den Vorlesungen und dem vorherigen Studium eines Lehrbuches gewonnenen Kenntnisse voraus. Die Analyse der Drogenpulver erfordert eine viel weitgehendere Berücksichtigung als in diesem Buche unter Absatz „Pulver" Platz finden konnte, ich verweise für die Drogenpulveruntersuchung auf die im gleichen Verlage erschienene „Tabelle zur mikroskopischen Bestimmung der offizinellen Drogenpulver", welche als Ergänzung der vorliegenden Tabelle aufzufassen ist.

Die Aufnahme von Abbildungen wurde auch in der zweiten Ausgabe vermieden, der Studierende soll sich im Praktikum bemühen, auf der Grundlage der in den Vorlesungen erworbenen Kenntnisse den anatomischen Bau der Droge selbst zu erkennen.

Basel, November 1924.

Der Verfasser.

Inhaltsverzeichnis.

Pflanzliche Drogen.

Drogen mit charakteristischen mikroskopischen Merkmalen.

Pulverartige Drogen.

Ganzdrogen.

Drogen ohne organische Struktur und ohne charakteristische mikroskopische Merkmale.

Tierische Drogen.

Pflanzliche Drogen.

I. Teil. Drogen mit charakteristischen mikroskopischen Merkmalen.

A. Pulverartige Drogen.

I. Stärke *(Amylum)* und Mehl *(Farina)*.
. (Jod färbt die Stärke blau.)

a) Körner alle oder fast alle einfach.

1. Körner abgerundet.
  a) Ellipsoidisch, ei- oder bohnenförmig.
    1. Schichtung exzentrisch.   *Amylum Solani.*
      * Schichtenkern im schmalen Ende des Korns.
     ** Schichtenkern zentral oder im breiten Ende des Korns, meist Kernspalten.   *Amylum Marantae.*
    2. Schichtung konzentrisch. Korn mit länglicher oder rissiger Höhle. *Farina Leguminosarum = Farina Viciae.*
            ,, *Phaseoli.*
            ,, *Pisi.*
            ,, *Lentis.*
  b) Kreisrund, linsenförmig, mit vielen kleineren rundlichen Körnern und eckigen Teilkörnern gemischt. *Amylum Tritici.*
            Farina Secalis.
           ,, *Hordei.*

2. Körner polyedrisch und gerundet, mit Kernspalte. *Amylum Maidis.*

b) Körner zusammengesetzt.

Teilkörner annähernd gleich.
  a) Zu 2—3 und mehreren zusammengesetzt, Teilkörner paukenförmig, zentrale Kernhöhle. *Amylum Manihot.*
  b) Zu vielen zusammengesetzt, meist in scharfkantige, polyedrische Teilkörner zerfallen.
    * Teilkörner mittelgroß, daneben kleine spindelförmige Einzelkörner. *Farina Avenae.*
    ** Teilkörner sehr klein und gleichmäßig, keine spindelförmigen Körner. *Amylum Oryzae.*

II. Pflanzenteile. Sporen *(Sporae)* und Drüsen *(Glandulae)*.

1. Pulver gelb. Nur Sporen. Das einzelne Korn ist eine tetraedrische Zelle mit gewölbter Grundfläche. *Lycopodium.*

2. Pulver braungelb. Nur Drüsenhaare. Das einzelne Korn ist ein vielzelliger kreisel- oder hutpilzförmiger Körper.   *Glandulae Lupuli.*

3. Pulver zinnoberrot. Drüsenhaare gemischt mit graubraunen Büschelhaaren. Das einzelne Korn ist flach kugelförmig und besteht aus eng zusammengefügten, strahlig angeordneten keulenförmigen Zellen.

Kamala.

Stärke *(Amylum)*.

Amylum Solani, Kartoffelstärke, Kartoffelmehl.

Stammpflanze: *Solanum tuberosum L. Solanaceae.* Heimisch Chile, Peru; angebaut in allen Erdteilen. Die Stärke wird fabrikmäßig durch Zerreiben und Schlämmen der gereinigten frischen Kartoffeln gewonnen. Lockeres, weißes, etwas glänzendes, ziemlich grobkörniges Pulver.

Mikroskop: Körner meist einfach, bis 0,1 mm groß (vorherrschend 0,045 bis 0,075 mm lang, 0,045—0,06 mm breit), im Umriß birnförmig, breit, elliptisch, gerundet-rhombisch, von der Seite schmal-elliptisch. Kern bei allen deutlich, exzentrisch im schmaleren Ende; Schichtung exzentrisch, scharf ausgeprägt, Schichtungslinien ungleichmäßig, Schichten aus verschiedenartigen Kristallen aufgebaut, daher verschieden dicht und verschieden stark lichtbrechend) (Sphärokristalle der Amylose). Vereinzelt halb- und ganzzusammengesetzte Körner aus zwei, drei und mehr Körnern. 100 kg Kartoffeln geben 12—16 kg Stärkemehl. Stärkegehalt der Kartoffeln im Winter von 10% bis auf etwa 20% steigend, von März bis Mai bis auf 8% abnehmend.

Anwendung als Streupulver; in der Technik zur Stärkezucker- und Dextrinfabrikation, zur Appretur usw., zur Herstellung von inländischem Sago und Tapioka.

Amylum Marantae, Marantastärke, westind. Arrowroot.

Stammpflanzen: *Maranta arundinacea L.*, Guinea, Westindien u. *Maranta indica R. et Sch.*, Ostindien, *Marantaceae.* Beide reichlich kultiviert. Gewinnung ähnlich wie Amylum Solani aus den fleischigen, geschälten Wurzelstöcken. Die Hauptproduktion liefern St. Vincent und die Bermudas-Inseln. Weißes, sehr feines, glanzloses, zwischen den Fingern knirschendes Pulver.

Mikroskop: Körner einfach, im Umriß eiförmig, birnförmig, ellipsoidisch oder rundlich, oft mit unregelmäßigen Zipfeln und Ausbuchtungen. Meist 0,03 bis 0,05 mm groß, größere Körner selten; die kleineren 0,009—0,02 mm. Kern, rundliche Kernhöhle oder einfache, zuweilen mehrstrahlige Spalte, der Figur eines schwebenden Vogels vergleichbar, am breiteren Ende oder gegen die Mitte, selten gegen das schmalere Ende. Schichtung exzentrisch, weniger scharf als bei Amylum Solani. 100 kg frisches Rhizom geben bis 20 kg Stärke.

Anwendung als Nahrungsmittel für Kinder und als Streupulver.

Farina Leguminosarum, Leguminosenmehl = Farina Viciae, — Phaseoli, — Pisi, — Lentis, Bohnen-, Erbsen-, Linsenmehl.

Stammpflanzen: *Vicia faba L., Phaseolus vulgaris Metzger, Pisum sativum L., Ervum lens L., Leguminosae-Papilionatae.* Alle als Nahrungsmittel reichlich in Kultur. Das nach Entfernen der Samenschale aus den Kotyledonen der getrockneten Samen durch Vermahlen gewonnene schwach gelblich gefärbte Mehl.

Mikroskop: Elliptische, z. T. etwas nierenförmige oder kugelige, deutlich und konzentrisch geschichtete Körner mit einer der Längsachse entsprechenden, zerklüfteten bzw. rissigen Kernhöhle. Die Form ist für die Hülsenfrüchte charakteristisch. Größe bei der Bohne 0,024—0,060 mm, bei der Erbse 0,020—0,050 mm, bei der Linse 0,009—0,040 mm. Daneben reichlich Kotyledonargewebe mit Aleuron (mit Jod gelb) und vereinzelt Stücke der Samenschale.

Anwendung als Nährmittel.

Amylum Tritici, Weizenstärke. D. Oe. Sch.

Stammpflanze: *Triticum sativum Lam. Gramineae.* Mit seinen Varietäten und Formen seit Jahrtausenden kultiviert, über sämtliche Kulturländer, die kältesten Striche ausgenommen, verbreitet. Gewinnung aus den Endospermzellen der Frucht durch Schroten bzw. Auskneten und Abschlämmen. Reinweißes, mattes, nicht zusammenballendes, sehr feines Pulver oder unregelmäßige, zwischen den Fingern zu einem feinen knirschenden Pulver zerreibliche Klümpchen.

Mikroskop: Vorwiegend kernlose, einfache, nur sehr undeutlich konzentrisch geschichtete, flachgedrückt rundliche, von der Seite linsenförmige, 0,015—0,040 mm breite Großkörner und einfache, kugelige, selten etwas eckige, 0,002—0,009 mm große Kleinkörner. Vereinzelt regelmäßig zusammengesetzte Kleinkörner, meist in kleine eckige Körner zerfallen. Die nur selten erkennbare Schichtung tritt auf Zusatz von Kalilauge während des Aufquellens deutlicher hervor.

Bestandteile: Das Pulver enthält 82—85% Stärkekörnchen, 12—18% Wasser, 0,1—0,15% Kleber, 1—1,5% vegetab. Faser, 0,05—0,8% Asche. 100 kg Weizenmehl = 40 kg Stärkemehl erster und 15 kg zweiter Qualität.

Anwendung als Streupulver, zu Kleisterverbänden, Klystiere, als Nahrungsmittel; in der Technik zur Darstellung von Dextrin, Stärkezucker, Kleister usw.

Farina Tritici. Im Weizenmehl Fragmente der Frucht- und Samenschale usw. Querzellenschicht mit getüpfelten dünnen Querwänden. Jede Haarwand (in der Mitte des Haares) dicker als das Lumen; Haarbasis kantig, getüpfelt. Längszellen mit eckigen Tüpfeln.

Farina Secalis, Roggenmehl.

Stammpflanze: *Secale cereale L.* und Varietäten. *Gramineae.* In Kultur.

Mikroskop: Die Stärkekörner sind Amylum Tritici sehr ähnlich, doch sind die Großkörner etwas größer, bis 0,052 mm, häufig mit einer deutlichen Kernspalte und mit Schichtung. Im Roggenmehl Querzellenschicht mit verdickten nicht getüpfelten Zellen. Jede Haarwand schmäler als das Lumen; Haarbasis rund, ungetüpfelt. Längszellen knotig verdickt.

Farina Hordei, Gerstenmehl.

Stammpflanze: *Hordeum sativum L.* und Varietäten. *Gramineae.* Zur Malzbereitung vielfach angebaut.

Mikroskop: Die Stärkekörner von gleicher Form wie Amylum Tritici, Großkörner kleiner, bis 0,030 mm, zuweilen bohnenförmig.

Im Gerstenmehl ist die Spelzenepidermis mit sehr dicken, stark gewellten Wänden versehen, verkieselt. Haare dünnwandig.

Amylum Maidis, Maisstärke, Mondamin, Maizena.

Stammpflanze: *Zea mays L.* und Varietäten. *Gramineae.* Heimisch wahrscheinlich in Mexiko; im südlicheren Europa, Asien und besonders in Amerika kultiviert. Gewinnung der Stärke wie Amylum Tritici. Ein weißes Pulver oder in Form von Brocken.

Mikroskop: Körner kugelig und polyedrisch (die anfänglich kugeligen Körner werden bei späterem Wachstum durch Druck abgeplattet und polyedrisch. Die Körner aus dem inneren mehligen Teil der Frucht mehr abgerundet, die aus dem hornartigen äußeren Teil der Frucht polyedrisch, alle mit runder oder dreistrahliger Kernhöhle. Schichtung nicht erkennbar. Die Körner hängen oft noch zu mehreren zusammen. Größe meist 0,015—0,020 mm.

Anwendung als Nahrungsmittel, zur Dextrin- und Sirupfabrikation.

Amylum Manihot, Manihokstärke, Tapiokastärke, brasil. Arrowroot.

Stammpflanzen: *Manihot utilissima Pohl,* heimisch in Brasilien, *Manihot Aipi Pohl,* heimisch in Westindien und Afrika. *Euphorbiaceae.* Kultiviert in den Tropen. Die Stärke wird aus der fleischigen, bei ersterer frisch sehr giftigen, bei letzterer ungiftigen Wurzel durch Zerkleinern, Abpressen des giftigen Saftes, Vermahlen, Auswaschen der Stärke und Trocknen gewonnen. Mattes, schmutzigweißes, sehr zartes, völlig unschädliches Pulver.

Mikroskop: Körner einfach, kugelrund oder zu meist 2—3 zusammengesetzt, in die einzelnen halbkugeligen oder polyedrischen Teilkörper von ziemlich gleicher Größe, 0,015—0,025 mm, zerfallen. Von der Seite paukenförmig, kurz und stumpf konisch, von oben gesehen kugelig. Schichtung undeutlich, konzentrisch; in der Mitte kleine bis stärkere, runde oder zerrissene Kernhöhle. Tapioka (westind. Sago) oder Mandioka (brasil. Sago) zeigen teilweise verkleisterte, unregelmäßig eckige Klümpchen und Körnchen. Hauptproduktionsland für Tapioka ist Brasilien, dann folgt Straits Settlements.

Anwendung als Nahrungsmittel.

Farina Avenae, Hafermehl.

Stammpflanzen: *Avena sativa L., Avena orientalis Schreb.* und Varietäten. *Gramineae.* Bis in die kälteren Gegenden angebaut.

Mikroskop: Die Stärkekörner (Ganzkörner) aus vielen zusammengesetzt, oval, mit runden Umrißkonturen, 0,018—0,044 mm groß, leicht in die kaum 0,0044 mm großen polyedrischen Teilkörner zerfallend. Ferner rundliche, oft zu zwei zusammenhängende Körner und größere und kleinere charakteristische spindelförmige Körner mit ein- oder beiderseitigem Nabel, 0,005 und 0,015 mm groß (Füllstärke). Außerdem im Hafermehl Zellkomplexe des Mehlendosperms, Stücke der Aleuronschicht, Fragmente der Frucht und Samenschale, lange Haare mit engem Lumen usw.

Anwendung als diätetisches Nährmittel. Quaker oats ist zerquetschter Hafer.

Amylum Oryzae, Reisstärke. D. Oe. Sch.

Stammpflanze: *Oryza sativa L.* und Kulturformen. *Gramineae.* Ostindien, Ostasien heimisch, dort wie in Afrika, im südl. Europa und wärmeren Amerika kultiviert. Sehr weiße, unregelmäßige, stengelige Stücke oder ein sehr weißes, glanzloses, feines Pulver.

Mikroskop: Körner fast ausnahmslos scharfkantig, 3—6 eckig, fast kristallartig, oft spitzwinklig, ziemlich gleichartig an Größe und Gestalt, 0,0045—0,0060, selten 0,0090 mm groß, häufig deutliche Kernhöhle. Rundliche Formen fast nie. Ferner größere, eirunde bis kugelige zusammengesetzte Körner, in Bruchstücke von Gestalt der kleinen Körner zerfallend; zuweilen hängen noch mehrere Körner zusammen.

Anwendung als Streupulver, Toilettepulver. Die ganze Frucht ein vorzügliches, leicht verdauliches Nahrungsmittel. Reisstärke darf beim Trocknen bei 100^0 höchstens $12\,^0/_0$ an Gewicht verlieren; Aschengehalt weniger als $1\,^0/_0$.

Sporen *(Sporae).*

Lycopodium, Bärlappsporen. D. Oe. Sch.

Stammpflanze: *Lycopodium clavatum L. Lycopodiaceae.* Mittel-, Nordeuropa, Sibirien, Japan, Nord-, Südamerika, Südafrika, Australien. Die aus den nierenförmigen, zweiklappig aufspringenden Früchten ausgestreute Sporenmasse. Blaßgelbes, leichtes, weich und fettig sich anfühlendes, geruch- und geschmackloses Pulver.

Mikroskop: Nahezu gleichgroße, tetraedrische Zellen von etwa 0,03 mm Durchmesser, von drei ziemlich flachen und einer konvex gewölbten Fläche begrenzt; letztere vollständig, die drei Seitenflächen bis nahe den Kanten mit netzartig verbundenen, stark vortretenden Leistchen (Wabennetz) bedeckt.

Enthält etwa 50% fettes Öl, Spuren eines Alkaloides, 2% Zucker usw. Aschengehalt höchstens 3%.

Anwendung als Diuretikum, Streupulver, zum Bestreuen der Pillen.

Verfälschungen: Gips, Kalziumkarbonat, Bariumsulfat, Talk, Schwefel, Fichtenharzpulver, Dextrin, Stärke, Mehl, Pinuspollen (zwei runde Luftbläschen), Haselnußpollen (fast kugelig, an drei oder vier Ecken je ein Porus), Typhapollen (Körner zu vier zusammenhängend) usw. Bruchstücke von Stengeln und Blättern dürfen nur in geringer Menge vorkommen.

Drüsen *(Glandulae)*.

Glandulae Lupuli, Lupulin, Hopfenmehl. Oe. Sch.

Stammpflanze: *Humulus lupulus L. Moraceae.* Osteuropa; in Mitteleuropa und Amerika kultiviert. Die Drüsen des frischen, getrockneten Fruchtstandes kultivierter Pflanzen, durch Abklopfen oder Abreiben gewonnen. Gröbliches, ungleiches, frisch klebendes Pulver, grünlichgelb, später braungelb, von eigentümlichem Geruch und gewürzhaftem Geschmack.

Mikroskop: Kreisel- oder hutpilzförmige, kurzgestielt-schüsselförmige Drüsen, der obere gewölbte Teil scharfkantig gegen den unteren stielartig verschmälerten abgesetzt, Größe etwa 0,2 mm. Die Schale aus einer einfachen Lage polyedrischer, derbwandiger, dunklerer, der Stiel aus rechteckigen, dünnwandigen, blaßgelben Zellen. Die Drüsen vielfach geschrumpft. Innen gelbe Harzmasse, die Kutikula durch das sich an der konvexen Seite absondernde Sekret emporgehoben, ein Abdruck der Zellenumrisse auf der Kutikula.

Bestandteile: Äth. Öl, Gerbstoff, Hopfenbitter, Hopfenharz, Wachs; weniger als 10 Aschenbestandteile.

Anwendung als Diuretikum, Narkotikum, usw., bei Blasenleiden, gegen Pollutionen.

Kamala, Glandulae Rottlerae, Kamala. D. Oe. Sch.

Stammpflanze: *Mallotus philippinensis (Lam.) Müll. Arg. Euphorbiaceae.* Heimisch im tropischen Asien, Australien. Der von den Früchten abgeriebene Haarüberzug. Hauptausfuhr aus Vorderindien. Ein leichtes, feines, ungleichförmiges, nicht klebendes Pulver von roter mit grau gemischter Färbung, ohne Geruch und Geschmack. Mit dem Finger auf Papier zerrieben, färbt es dasselbe gelb.

Mikroskop: Das Pulver besteht zum größten Teil aus unregelmäßig kugeligen, oben und unten etwas eingedrückten, 0,04—0,1 mm großen Drüsen, welche aus etwa 60 strahlig angeordneten, vom Anheftungspunkt der Drüse divergierenden, keulenförmigen Zellen gebildet werden. Zwischen den starkverdickten Wänden dieser Zellen und zwischen den Zellen und der das Ganze umhüllenden Kutikula eine gelblichrote Masse, das von ihnen ausgeschiedene Sekret. Ferner in dem Pulver Büschelhaare mit 5—20 kurzen, einzelligen, dickwandigen Armen. Struktur besser erkenntlich nach Behandlung mit Kalilauge bzw. Alkohol.

Bestandteile: 80% Harz, in Äther usw. löslich, der wichtigste Bestandteil des Harzes ist das Rottlerin. Ferner Zellstoff, Spuren ätherischen Öles, Wachs, Gerbstoff, Asche bis 6% zugelassen (hoch gegriffen!), im Handel Sorten mit beträchtlich höherem Aschengehalt.

Anwendung als Bandwurmmittel, technisch als Färbemittel.

B. Ganzdrogen (Pflanzen und Pflanzenteile).

I. Wurzeln *(Radices)*.

1. Schlüssel zum Bestimmen.

A. Wurzeln von dicotylen Pflanzen mit sekundärem Holzkörper und sekundärer Rinde, zwischen denen das zartwandige Kambium liegt.

I. Holzkörper mit deutlichen radialen Streifen. Holzstrahlen so breit oder breiter als die Markstrahlen. Markzylinder schmal.

A. Holzkörper einfach kreisrund. Mark im Zentrum.

1. Holzkörper mit mehr oder minder deutlichen Jahresringen, hart, sein Halbmesser wenigstens doppelt so groß als die Rindenbreite.

a) Holzkörper bräunlich mit breiten weißen Strahlen. Rinde nicht strahlig. Jahresringe oft undeutlich.
Radix Ononidis.

b) Holzkörper (im Kernholz) rot mit schmalen Markstrahlen, Rinde schwach strahlig. *Radix Ratanhiae.*

2. Holzkörper ohne Jahresringe.

a) Holzkörper wenigstens so dick als die Rinde.

1. Holzkörper holzig, Wurzel fast stielrund. Rinde strahlig.

α) Holz gelb, deutlich porös. *Radix Liquiritiae.*

β) Holz weiß oder grau.

* Rinde strahlig. Markstrahlen breit.
Radix Cichorii.

** Rinde nach innen strahlig, nach außen blätterig, Holz nur nach außen strahlig, nach innen schwammig. *Radix Bardanae.*

2. Holzkörper fleischig, wachs- oder hornartig, Wurzel von außen stark längsrunzelig. Rinde mit Balsamhöhlen in den Rindenstrahlen. Geschmack und Geruch aromatisch. Umbelliferenwurzeln.

α) Hauptwurzeln mit zahlreichen Nebenwurzeln, braun.

*) Einköpfig. Holzbündel einfach strahlig. Mark vorhanden. Balsamgänge weiter als die Gefäßöffnungen. Nebenwurzel mit zentralem strahligem Gefäßbündel. *Radix Angelicae.*

**) Mehrköpfig. Holzbündel nach innen netzartig verzweigt. Mark fehlend. Balsamgänge so weit wie die Gefäßöffnungen. Zentrales Gefäßbündel der Nebenwurzel nicht strahlig.
Radix Levistici.

β) Hauptwurzel fast einfach, spindelförmig, höchstens 3 cm dick.

*) Gelblich, ohne Faserschopf; Rinde deutlich strahlig. *Radix Pimpinellae.*

**) Braun; innen marmoriert und undeutlich strahlig. *Radix Petroselini*.

b) Holzkörper höchstens so dick als die Rinde, undeutlich strahlig, Mark verschwindend klein oder fehlend.

1. Holzkörper holzig mit undeutlichen Poren.

α) Rinde mehlig oder hornartig, weiß oder grau, Holz grau. *Radix Ipecacuanhae*.

β) Rinde rot, Holz rot. *Radix Ratanhiae* (Äste).

2. Holzkörper nicht holzig, sondern markig, scheinbar aus lauter Gefäßen bestehend. Holzkörper gelb, Rinde weiß, konzentrisch geschichtet. Zuweilen mit sekundären Holzkörpern in der Rinde.

Radix Taraxaci (*R. Taraxaci c. herba*).

B. Holzkörper anormal, exzentrisch.

1. Holzkörper an einzelnen Stellen an einer Seite offen mit großem keilförmigem Ausschnitt (Markstrahl). Rinde nach einer Seite stärker entwickelt und konzentrisch geschichtet, eine Längsleiste (Kiel) auf der Außenseite bildend.

Radix Senegae.

2. Holzkörper ringsum geschlossen, Mark exzentrisch, Holz bräunlich mit weißen Streifen. *Radix Ononidis*.

II. Holzkörper nicht oder undeutlich strahlig. Markstrahlen breiter als die Holzstrahlen oder das Mark breiter als der Holzring.

A. Holzbündel in einem Kreis. Mark wenigstens so groß als die Breite des Holzringes. Keine Markstrahlen im Holz. Rinde strahlig, wenigstens nach innen. Nicht mehlig. Rinde und Mark gelbbraun (ohne Stärke). Wurzel fleischig-zähe, oder harzartig-spröde, bitter. *Radix Gentianae*.

B. Holzbündel in einem Kreis, tief nach innen reichend. Mark klein oder verschwindend. Rinde und Holz mit dunklen Harzpunkten. Holzstrahlen sehr schmal, gelblich, Geschmack brennend scharf. *Radix Pyrethri rom*.

C. Holzbündel unregelmäßig durch den Holzkörper bis zum Zentrum zerstreut. Zwischengewebe weiß und marmoriert.

Radix Scammoniae.

D. Holzstrahlen in isolierte Gefäßgruppen zerteilt, welche in überwiegendem Parenchym verteilt sind.

1. Wurzel dick, meist geschält oder zerschnitten. Holzkörper mit konzentrischen Ringen. Mark klein.

a) Grundmasse weiß, von roten, unregelmäßig gekrümmten, flammigen oder maserigen Strahlen oder Adern durchzogen. Gefäßgruppen undeutlich. Rinde strahlig, meist abgeschält. Knollenförmig. Geschmack eigentümlich aromatisch, herbe, bitter.

Radix Rhei (siehe *Rhizoma Rhei*).

b) Grundmasse weiß, mehlig oder hornartig-grau, mit zahlreichen dunklen Harzpunkten. Gefäßgruppen undeutlich. Süßlich kratzend. *Radix Jalapae* (siehe *Tubera Jalapae*).

2. Holzkörper ohne konzentrische Ringe. An der Stelle des
Markes eine zentrale Gefäßgruppe; durchaus mehlig, durch
Jod blau gefärbt.

 a) Weiß, von der Mitte an bis nach außen feinstrahlig.
Rinde faserig. In zylindrischen geschälten Stücken.
Schleimig süß.   *Radix Althaeae.*

 b) Gelb, besonders die Rinde und der innere Teil des Holzkörpers; von grauen Strahlen durchzogen. Gefäßgruppen
in unterbrochenen Strahlen. In Scheiben, bitter.
            Radix Colombo.

 c) Schmutzigweiß. Rinde strahlig marmoriert; Gefäßgruppen zerstreut, meist nicht strahlig. In Rinde und
im Holzparenchym weiße Punkte (Kristallsandzellen)
zerstreut. Mehlig oder wachsartig. Zylindrisch, nicht
geschält. Süßlich bitter.   *Radix Belladonnae.*

B. Wurzel einer monokotylen Pflanze. Rinde. Zentralstrang durch
eine schmale dunkle Kernscheide (Endodermis) getrennt. Gefäßgruppen zahlreich, unregelmäßig, in Radialreihen, nicht konzentrisch
angeordnet. Mark nicht scharf begrenzt.   *Radix Sarsaparillae.*

2. Beschreibung der Wurzeldrogen.

Radix Althaeae, Eibischwurzel, Altheewurzel. D. Oe. Sch.

 Stammpflanze: *Althaea officinalis L., Malvaceae.* Mitteleuropa, Nordasien heimisch, Nordbayern, Ungarn, Belgien und Frankreich kultiviert.
Sammelzeit im Oktober—November oder im ersten Frühjahr. Weiße
bis gelblich-weiße, bis 3 dm lange und bis 2 cm dicke, fleischige nicht
holzige, ziemlich gerade Wurzeläste zweijähriger kultivierter Pflanzen; die
gelblich-graue Korkschicht und äußere Rindenschicht sind entfernt.
Die äußere Schicht im Bruch durch Bastfasern langfaserig, die innere
uneben körnig; die Oberfläche vom Eintrocknen wellig längsfurchig,
mit zahlreichen bräunlichen Wurzelnarben. Geschmack schleimig süß.

 Lupe: Der Querschnitt weiß, das Kambium als hellgelblichbrauner Ring. In
der Rinde zwischen den hellen Markstrahlen dunkle Bastfasergruppen, keilförmig
gruppiert. Im Holz zerstreut kleine, gelbliche Gefäßgruppen.

 Mikroskop: Die Grundmasse von Rinde und Holz aus dünnwandigem stärke-
reichem Parenchym. In der Rinde Bastfaserbündel (fast unverholzt) und Siebröhrengruppen in Tangentialreihen angeordnet, ferner Oxalatzellen (Drusen) und
Schleimzellen (die Schleimmassen deutlich konzentrisch geschichtet). Im Holz
Gefäßgruppen, reichlich Schleimzellen und Oxalatzellen. An der Stelle des Markes
eine zentrale Gefäßgruppe, meist nur hier verholzte Fasern.

 Pulver: Parenchymgewebefragmente mit Stärke (Körner einzeln, länglich,
unregelmäßig, meist mit Längsspalt, selten zusammengesetzt), Oxalatzellen und
Schleimzellen, Sklerenchymfasern und Bruchstücke von Faserbündel, Gefäßfragmente. Kein Kork.

 Bestandteile: Schleim (35%), Stärke (37%), Zucker (10%), Asparagin (2%),
Fett, Gerbstoff, Betain, Mineralbestandteile (5%).

 Anwendung als reiz- und hustenmilderndes Expektorans.

Radix Angelicae, Engelwurzel, Angelikawurzel. D. Oe. Sch.

 Stammpflanze: D. A. und Ph. austr. *Archangelica officinalis Hoffm.* =
Ph. helv. *Angelica archangelica L. Umbelliferae.* Zweijährig, nördl.

Europa, mitteleuropäisches Gebirge; angepflanzt bei Cölleda in der Provinz Sachsen, in Thüringen, im Erzgebirge, Riesengebirge, Harz, bei Schweinfurt in Bayern. Unzerschnittene, kurze, bis 6 cm dicke Wurzelstöcke kultivierter Pflanzen, mit zahlreichen Blattresten, Knospen usw. beschopft, die zahlreichen, bis 3 dm langen, unverzweigten, längsfurchigen Wurzeln in der Handelsware meist zu einem Zopfe verflochten. Geruch gewürzhaft, Geschmack scharf gewürzig, etwas bitter.

Lupe: Wurzel glattbrüchig. Kork dunkel graubraun, in der Rinde Luftlücken und in den Rindenstrahlen zahlreiche große schizogene Sekretgänge. Der Holzkörper meist grau.

Mikroskop: Wurzelquerschnitt. Die Sekretgänge in den Rindenstrahlen rundoval, bis 0,2 mm weit, von einem Epithel ausgekleidet, in Radialreihen angeordnet, sie nehmen vom Kambium nach außen an Weite zu. In der Umgebung der kleinen Siebröhrenbündel Gruppen von dickwandigen unverholzten Ersatzfasern. Markstrahlen 2—6 Reihen breit, die Zellen radial gestreckt. Im Holze keine Sekretgänge; Markstrahlen fast so breit oder breiter als die Holzstrahlen, Gefäße meist enger als die Sekretgänge der Rinde. Stärke reichlich im Parenchym von Rinde und Holz. Kein Mark.

Bestandteile: Äth. Öl (bis 1 %), Harz (6 %), Angelikasäure, Angelicin = Hydrocarotin, Bitterstoff, Gerbstoff, Rohrzucker, Stärke, Baldriansäure.

Anwendung als aromatisches Stomachikum.

Verwechslung: Die Wurzel von *Angelica silvestris L.*, wilde Engelwurzel, hat weniger Sekretgänge, ist daher weniger aromatisch.

Radix Bardanae, Klettenwurzel. Oe.

Stammpflanzen: *Lappa (Artium) vulgaris Neilreich* und andere. *Compositae.* Europa, Nordasien, Nordamerika. Sammelzeit im Herbst des ersten oder Frühjahr des zweiten Jahres, gesammelt besonders in Deutschland und Frankreich von wildwachsenden Pflanzen. Die Wurzeln meist einfach, spindelförmig, frisch fleischig, getrocknet zähe, bis 1 cm dick, graubraun, tief längsfurchig und oft noch mit dem weißlichfilzigen Stengelrest versehen, die dickeren Wurzeln meist längsgespalten. Bruch hornartig, weißgrau. Ohne Geruch, von süßlich-schleimigem, später etwas bitterem Geschmack.

Lupe: Querschnitt. Rinde ziemlich dick, Rinde und Holz dunkel radial gestreift, sehr breite Markstrahlen in Rinde und Holz. Im Zentrum ein schwammiges, durch Zerreißen oft lückiges, markartiges Gewebe.

Mikroskop: In jüngeren Wurzeln in der Rinde ein Kranz einfacher Sekreträume, diese fehlen bei älteren, an deren Stelle ein Kreis von gelben Bastfaserbündeln. In den schmalen Holzstrahlen dunklere, bräunliche, lockere Gefäßgruppen. Inulin im Parenchym von Rinde und Holz. Keine Stärke, kein Oxalat.

Bestandteile: Zucker, Schleim, Gerbstoff, Spuren äth. Öles und fetten Öles, Inulin. Aschengehalt bis 5 %.

Anwendung als wassertreibendes und schweißtreibendes Mittel, als Blutreinigungsmittel, bei Gicht, Hautkrankheiten usw. Ferner als Haarwuchsmittel gebräuchlich (unwirksam).

Radix Belladonnae. Belladonnawurzel, Tollkirschenwurzel, Oe. Sch.

Stammpflanze: *Atropa belladonna L. Solanaceae.* Heimisch in Mittel-, Südeuropa, Vorderasien und Südamerika; in England, Frankreich, Amerika in Kultur. Wurzeln und Wurzeläste wildwachsender, 3—4-jähriger Pflanzen, gesammelt frühestens vor dem Abblühen. Die Wurzel ästig, frisch spindelförmig-zylindrisch, fleischig, im Handel in zylindrischen, oft längs gespaltenen, bis 2 cm dicken, außen hellgraubraunen, innen weißlichen, mehligen, am Bruch fast ebenen Stücken. Geschmack anfangs süßlich, dann bitter und zuletzt scharf, würgend. Unzulässig sind ältere holzige, nicht körnig brechende Herbstwurzeln und im Frühjahr gesammelte stärkearme Wurzeln, wie auch zu junge Wurzeln.

Lupe: Kork. Dünne, undeutlich strahlige Rinde; dunklere Kambiumlinie; starker, fleischiger Holzkörper mit zerstreuten, in der äußeren Partie des Holzes zu einem Kreise angeordneten gelben Gefäßgruppen, nach dem Inneren zu verschwinden diese allmählich, im Zentrum ein zentrales Bündel.

Mikroskop: Kork aus wenigen Reihen. Zwischen dem stärkehaltigen Parenchym der Rinde und des Holzes zahlreiche dunkle Kalkoxalatzellen (Sand). Keine Bastfasern. Obige Gefäßgruppen aus großen, von engerem Holzparenchym begleiteten Treppengefäßen; zwischen den Gefäßgruppen mehrreihige Markstrahlen. Im Holzteil vereinzelt Siebröhrengruppen.

Bestandteile: 4% Alkaloide = Hyoscyamin und Scopolamin neben wenig Atropin, ferner Cholin, Chrysatropasäure, Leukatropasäure, Bernsteinsäure, Stärke, Kalziumoxalat. Nicht über 6% Asche.

Anwendung wie Folia Belladonnae; zur fabrikmäßigen Darstellung des Atropin.

Radix Colombo (Calumbae), Kolombowurzel. D. Oe. Sch.

Stammpflanze: D. A. und Ph. helv. *Jatrorrhiza palmata (Lamarck) Miers* = Ph. austr. *Jatrorrhiza Calumba Miers. Menispermaceae.* Schlingstrauch, heimisch in Ostafrika (Küstenländer), dort und auf Ceylon kultiviert. Quer-, seltener Längsscheiben der rübenförmig verdickten, fleischigen Nebenwurzeln, die Scheiben auf den Schnittflächen graugelb, am Rande bräunlich, rundlich, oft gebogen, bis 8 cm breit, bis 2 cm dick, außen runzlig. Ohne Geruch, von bitterem, schleimigem Geschmack.

Lupe: Dunkles, graubraunes Periderm, etwa 5 mm davon entfernt das Kambium. Die sekundäre Rinde mit dunklen radialen Streifen (Rindenstrahlen), denen sich nach innen zu die Holzstrahlen anschließen. Der eigentümliche kurze, stäubende Bruch der Droge wird bedingt durch das fast völlige Fehlen aller faserförmigen Sklerenchymzellen und die dichte Anfüllung des Parenchym mit Stärke.

Mikroskop: Kork aus abwechselnden Lagen von zarten, meist gelben Inhalt führenden und größeren unregelmäßigen, etwas verdickten Korkzellen. In der Außenrinde einzelne kurze, verholzte, gelbwandige Steinzellen, oft mit Kristallen. Die Rindenstrahlen aus Siebsträngen, welche durch breite Parenchymmassen voneinander getrennt sind, die Siebstränge obliterieren bald. In den Holzstrahlen einzelne, in einfachen oder mehrfachen Reihen angeordnete Gefäßgruppen; Markstrahlen und Rinden- wie Holzparenchym nicht deutlich voneinander geschieden. Die Gefäße sind kurzgliedrige Netzgefäße.

Pulver: Gelb. Reichlich Parenchymgewebestücke mit exzentrisch geschichteten Stärkekörnern (0,030—0,055, höchstens bis 0,090 mm groß, kugelig keulenförmig, mit großem Spalt), daneben Kleinkörner (bis 0,015 mm). Gelbe, dickwandige Zellen mit Kristallen (vereinzelt); Kork, Gefäße (kurze Glieder, breite Tüpfel). Nur sehr spärlich finden sich schwach verdickte Sklerenchymfasern.

Enthält die Alkaloide Columbamin, Jatrorrhizin, Palmatin, alle drei dem Berberin verwandt; Columbin (Bitterstoff), Colombosäure. Aschengehalt höchstens 8%.

Anwendung als Amarum, Styptikum, bei Diarrhöe, Ruhr.

Verfälschungen: Die amerikanische Kolombowurzel von *Frasera carolinensis Walter (Gentianaceae)*, ohne strahligen Holzkern, ohne Stärke, besitzt Gerbsäure. Die gelbgefärbten Wurzeln von *Bryonia alba L.* und *Bryonia dioica Jacquin (Cucurbitaceae)* zeigen unregelmäßige konzentrische und höckerige Ringe und zusammengesetzte Stärkekörner.

Radix Gentianae, Enzianwurzel, Bitterwurz. D. Oe. Sch.

Stammpflanzen: Hauptsächlich *Gentiana lutea L.* 1, daneben *G. pannonica Scopoli* 2, *G. punctata L.* 3, *G. purpurea L.* 4. *Gentianaceae.* Die Handelsware stammt vorherrschend von *Gentiana lutea.*

1. Schwarzwald, Vogesen, Alpen.
2. Alpen Österreichs, Süddeutschlands und der Schweiz.
3. Alpen Mitteleuropas.
4. Alpen, Karpathen, Sudeten.

Die Hauptmasse der Droge wird von den mehr oder weniger verästelten Wurzeln gebildet, vielfach sind auch Rhizomstücke darunter, welche scheidenförmige Niederblätter aufweisen. Trocknen der frischen Wurzeln häufig erst nach vorausgegangener Gärung, wodurch der eigentümliche Geruch und die rote Farbe erzeugt wird; die pharmazeutische Ware soll entweder gut und schnell (sie nimmt dann nach längerem Liegen, 6—8 Monate, Geruch und Farbe der langsam getrockneten Wurzeln an) oder langsam, aber ohne Gärung getrocknet werden. Die frisch fleischigen Wurzeln schrumpfen beim Trocknen und werden stark längsrunzelig, die Oberfläche ist dunkelrotbraun, die Bruchfläche rötlichbraun, glatt, weder holzig noch faserig noch mehlig. Geruch aromatisch, Geschmack rein bitter.

Lupe: Der Querschnitt rötlichbraun, weich, fast wachsartig, die Rinde nach innen strahlig, das Holz ohne radiale Struktur.

Mikroskop: Außen 5—10 Lagen Korkzellen mit getüpfelten Wänden. In der Rinde unregelmäßig verteilte Siebröhrenstränge, begleitet von dickwandigeren Zellen, kein Sklerenchym vorhanden. Im Holz viel Parenchym, unregelmäßig gelagerte einzelne Gefäße und kleinere Gefäßgruppen, keine Markstrahlen. Gefäße sind Netzfasertracheen mit kreisförmig durchbrochener Zwischenwand; neben den Gefäßen im Holze auch Siebröhren (zahlreiche kleinere oder größere Stränge). Parenchymzellen stärkefrei, enthalten gelbliche, in Wasser lösliche Massen, kleine Öltröpfchen und sehr kleine Oxalatkristalle.

Pulver: Hauptsächlich Stücke des stärkefreien Parenchymgewebes, in den Zellen sehr kleine Oxalatkristalle, gelbliche Massen und in kleinen Tropfen fettes Öl. Keine mechanischen Elemente (Steinzellen können bei mitvermahlenen Rhizomen vereinzelt vorkommen aus dem Gewebe der Blütensproßnarben). Die Wände der Parenchymfetzen quellen in Wasser auf.

Enthält den glykosidartigen Bitterstoff Gentiopikrin (3,5%), die Glykoside Gentiin und Gentiamarin, Gentisin, fettes Öl (6%), Gentianose (zersetzt sich bei der Gärung), Rohrzucker usw. Aschengehalt bis 5%. Stärke fehlt fast völlig; in den Zellwänden Pektinstoffe.

Anwendung als Tonikum und Stomachikum. Frische Wurzeln zur Enzianbranntweinbereitung.

Verwechslungen: Andere Gentianaarten, diese besitzen einen deutlich strahligen Holzkörper.

Radix Ipecacuanhae. Brechwurzel. D. Oe. Sch.

Stammpflanze: *Uragoga Ipecacuanha Baillon (Cephaëlis (Psychotria) Ipecacuanha Willd.) Rubiaceae.* Heimisch in Südbrasilien in feuchten Wäldern, auf der malayischen Halbinsel kultiviert. Mit Ausnahme der Regenzeit wird das ganze Jahr gegraben, man entnimmt der Pflanze die verdickten, aus den Blattknoten entsprungenen, großenteils zu stärkespeichernden Reservestoffbehältern gewordenen Wurzeln, dann setzt man die Pflanze wieder ein. Über Rio de Janeiro in den Handel.

Wurzeln höchstens 5 mm dick, bis 20 cm lang, meist in 5—7 cm lange Stücken zerbrochen, wurmförmig gekrümmt, durch Wulste und durch beim Trocknen sich bildende Querrisse eigentümlich geringelt. Rinde weißlich, stellenweise abgesprungen; Holz hell, nicht porös, $1/_3$—$1/_5$ des ganzen Wurzeldurchmessers. Kein Mark. Geruch dumpfig, Geschmack bitter.

Mikroskop: Dünnes Periderm, die Korkzellen mit stark gebräuntem Protoplasmarest. Die Rinde besteht hauptsächlich aus isodiametrischen Parenchymzellen mit meist zusammengesetzten Stärkekörnern (ungleich große Teilkörner); in einzelnen Rindenzellen Bündel von nadelförmigen Kalkoxalatkristallen. Die Siebröhrenstränge klein, in nächster Nähe des Kambium erhalten, außen obliteriert. Bastfasern und Steinzellen fehlen. Der Holzkörper hart, hellgelb, marklos, mit abnormen Markstrahlen. Die Zellen dieser Markstrahlen verlaufen auf dem Querschnitt nicht radial, sondern sind in der Längsachse der Wurzel gestreckt, sie enthalten Stärke von kleinster Form, sind verdickt, einfach schräg getüpfelt und funktionieren als Markstrahlgewebe. Zwischen den Markstrahlen gefäßartige Tracheiden mit Hoftüpfeln, sie stehen durch kreisrunde Löcher miteinander in Verbindung, ferner Holzparenchym, selten Libriformfasern.

Pulver: Parenchymzellen mit Stärke (zusammengesetzt oder auch einfach, ohne Schichtung, höchstens bis 0,020 mm groß); Ersatzfasern mit Stärkeinhalt; Oxalatraphiden; Korkfetzen mit braunem Inhalt; gefäßartige Tracheiden mit Hoftüpfeln, an den abgestutzten Enden meist kreisrundes Loch). Keine Sklerenchymfasern, keine Steinzellen (letztere vereinzelt anzutreffen bei mitvermahlenem Wurzelstock bzw. Stengel).

Bestandteile: Hauptsächlich in der Rinde die 3 Alkaloide Emetin, Cephaëlin und Psychotrin, zusammen etwa zu 3 %, ferner saponinartige Stoffe, Cholin, Bilineurin, Zucker, Stärke, Ipecacuanhasäure, Gerbsäure; nicht über 5 % anorganische Bestandteile.

Anwendung als Expektorans, Emetikum, gegen Ruhr.

Verwechslungen: Die mehlige Ipecacuanhawurzel von *Richardsonia scabra (L.) St. Hil.*, die weiße Ipecacuanhawurzel von *Jonidium Ipecacuanha St. Hil.* und die schwarze Ipecacuanhawurzel von *Psychotria emetica Mutis* = wenige Rindenwülste, kein Emetin. Die in Kolumbia gewonnene Carthagena-Ipecacuanha von *Uragoga granatensis Baill.* ist hingegen sehr ähnlich, sie enthält weniger Emetin, mehr Cephaëlin.

Radix Levistici, Liebstöckelwurzel. D. Oe. Sch.

Stammpflanze: *Levisticum officinale Koch, Umbelliferae.* Wildwachsend nicht bekannt, seit alter Zeit angebaut, größere Kulturen bei Cölleda (Prov. Sachsen). Der Wurzelstock mit der Hauptwurzel und den stärkeren Nebenwurzeln von 2- oder 3jährigen Pflanzen, im Frühjahr gesammelt; die Seitenwurzeln meist abgeschnitten, die Hauptwurzel gespalten. Etwa bis 40 cm lange, 4 cm dicke Stücke, im Bruch glatt, im Schnitt wachsartig weich. Geruch aromatisch eigentümlich. Geschmack süßlich, gewürzhaft, später bitter.

Lupe: Korkschicht rötlichgelb; Rinde sehr weit, durch große Luftlücken in den Markstrahlen schwammig, radial gestreift, mit zahlreichen tangential angeordneten Sekretgängen in den Rindenstrahlen. Holz gelb, Markstrahlen kaum erkennbar. Die Wurzeln ohne Mark.

Mikroskop: Dünnes Periderm; lockeres stärkereiches Parenchym; die Markstrahlen meist nur 2—3 Zellen breit mit Ausnahme der keilförmig verbreiterten. Die Sekretgänge in den Rindenstrahlen von dünnwandigem Epithel umschlossen, meist bis 0,08 mm, im äußeren Teile der Rinde bis 0,16 mm weit. Kleine Siebröhrenbündel umgeben von Kollenchym. Im Holz weite Gefäße mit spaltenförmigen Tüpfeln, kollenchymatisch verdickte Holzfaserzellen. In älteren Wurzeln zwischen den Holzstrahlen Lücken.

Bestandteile: Frisch bis 0,2 %, trocken 0,6—1 % äth. Öl, Harz, Gummi, Zucker, Apfelsäure, Angelikasäure, Gerbstoff, Stärke.

Anwendung als harntreibendes Mittel bei Wassersucht, Entzündungen der Harnwege usw.

Radix Liquiritiae, Süßholz. D. Oe. Sch.

Stammpflanzen: *Glycyrrhiza glabra L.* und Varietäten, *Leguminosae-Papilionatae.* Das russische Süßholz stammt von der als glandulifera bezeichneten Varietät. Südeuropa, Mittelasien usw., kultiviert in Spanien, Italien, Südfrankreich, Rußland, geringe Mengen bei Bamberg.

Russisches Süßholz besteht meist aus Nebenwurzeln, spanisches meist aus Ausläufern, die mehrere Meter lang werden können. D. A. und Ph. helv. fordern die geschälten, gelben, spindelförmigen Wurzeln und zylindrischen unterirdischen Achsen der russischen Varietät, Ph. austr. die ungeschälte spanische und die geschälte russische Wurzel. Der Bruch grob- und steiffaserig, sehr zähe, der Querschnitt grobstrahlig, locker, bei der russischen meist dicker als 1 cm. Geschmack eigenartig süß, schleimig, bitterlich.

Lupe: Ungeschälte Wurzel. Kork. Breite, gelbe Rinde, die Innenrinde mit hellen Markstrahlen und dunkleren Rindenstrahlen, letztere charakterisiert durch graue Punkte (Bastfaserstränge). Das Holz stark porös, deutlich strahlig, mit grauen Punkten (Holzfaserstränge), bei den Ausläufern mit, bei den Wurzeln ohne Mark, die Holzstrahlen hellgelb, große Gefäße. Russisches Süßholz ist ohne Kork, die Rinde oft bis auf das Kambium abgeschält, von Struktur grobstrahliger, die Markstrahlen relativ schmal, oft durch Austrocknen zerrissen.

Mikroskop: Spanisches Süßholz mit dünner Korkschicht; sekundäre Rinde mit Bastfastersträngen, mit denen Siebröhrenstränge abwechseln, letztere obliterieren zu „Hornprosenchym“. Bei der russischen Wurzel nur sek. Rinde. Im Holz Tracheenstränge und Faserstränge, letztere wie in der Rinde von Kristallkammerfasern mit Einzelkristallen begleitet. Die Tracheen mit Hoftüpfeln, die Querwände der Gefäßglieder ganz perforiert. Im Parenchymgewebe reichlich Stärke.

Pulver: Hauptsächlich Teile des Parenchymgewebes mit Stärke (Körner rundlich, ei- oder stäbchenförmig, meist einzeln, bis 0,020 mm groß, selten zu zwei zusammengesetzt), ferner lange, schmale, fast vollständig verdickte Sklerenchymfasern oder Stücke von zitronengelben Faserbündeln, von Kristallkammerfasern begleitet; Einzelkristalle; Gefäßfragmente von grünlich gelber Farbe.

Bestandteile: Kalium-Kalziumsalz der Glycyrrhizinsäure = Glycyrrhizin (5—7 %), Zucker, Mannit, Asparagin (bis 4 %), Stärke, Gummi, Harz, gelber Farbstoff usw.

Anwendung als Expektorans bei Husten und Katarrhen, als Geschmackskorrigens.

Radix Ononidis, Hauhechelwurzel. D. Sch.

Stammpflanze: *Ononis spinosa L. Leguminosae — Papilionatae.* In fast ganz Eruopa wildwachsend. Die 3 dm und darüber lange, bis 2 cm dicke, graue bis graubraune Hauptwurzel, im Herbste von meist vieljährigen Exemplaren gesammelt. Die Wurzeln meist zusammengedrückt, gefurcht, gedreht, in der Handelsware oft gespalten, im Bruch feinfaserig. Geschmack kratzend, etwas herbe und süßlich.

Lupe: Der Querschnitt meist nicht rund, das Mark klein, exzentrisch. Fast schwarze Borke, darunter eine dünne, höchstens 1 mm dicke, braune, festanhaftende sek. Rinde. Das Holz durch weiße, ungleich breite, nach außen keilförmig erweiterte Markstrahlen scharfstrahlig, Jahresringe meist wenig deutlich.

Mikroskop: Außen Schuppenborke, in der Rinde sek. Phellogenschichten. Die infolge der Borkenbildung nur wenig dicke, stärkereiche Rinde mit obliterierten Siebröhrensträngen, einzelnen Bastfasern und zahlreichen Oxalatzellen von eigentümlichem Bau (bergen zwei, drei und mehrere Kristalle, durch verholzte Querwände der Zellen abgesondert). Markstrahlen oft 20—30 Zellen breit. Im Holz zahlreiche breite primäre und schmalere sekundäre Markstrahlen; in den Holzstrahlen Bündel sehr stark verdickter Holzfasern, Tracheen mit kurzen, spaltenförmigen, schwach behöften Tüpfeln und Holzparenchym. Den Holzfasergruppen anliegend Kristallkammerfasern mit Einzelkristallen.

Pulver: Kork, Bastfasern (dickwandig, unverholzt), Holzfasern, Oxalateinzelkristalle, Stärke (einfach, kugelig mit zentraler Kernhöhle und zusammengesetzt).

Enthält die Glykoside Ononin und Ononid, ferner Onocerin = Onocol, Rohrzucker, Gummi, Harz, Spuren äth. Öl, Stärke usw.

Anwendung als blutreinigendes und harntreibendes Mittel, bei Wassersucht, Blasenkatarrh, Gicht, Rheuma.

Verwechslung: Die Wurzeln von *Ononis repens L.*, *O. arvensis L.* = dünner, nicht gefurcht, innen großes Mark.

Radix Petroselini, Petersilienwurzel. Oe.

Stammpflanze: *Petroselinum sativum Hoffm. Umbelliferae.* Heimisch in Südeuropa, Kleinasien, als Küchengewürz in den gemäßigten Klimaten angebaut. Sammelzeit Frühjahr. Die Wurzel frisch weiß, etwas rübenförmig, fleischig, geringelt; getrocknet gelblich, grob längsrunzelig, tief quergefurcht, bis 20 cm lang, bis 2,5 cm dick, oft längsdurchschnitten. Geruch eigenartig aromatisch, Geschmack süß, etwas scharf.

Lupe: Rinde fast ohne Luftlücken, schwammig, breit, radial gestreift, mit dunkelbraunen 'Punkten; starkes, außen zitronengelbes, innen weißliches Holz.

Mikroskop: Die Markstrahlen der Rinde hellbraun; Balsambehälter klein, sehr zahlreich, nach innen zu in dichten Gruppen, nach außen vereinzelt und etwas tangential gestreckt. Der Holzkörper durch graubraune, unterbrochene Holzstrahlen grob gestreift, die Markstrahlen breit, braun. Im Parenchym von Rinde und Holz reichlich Stärke.

Bestandteile: Äth. Öl, Schleim, Zucker, Stärke, Apiin (Glykosid). Aschengehalt bis zu 5 %.

Anwendung als Diuretikum. Volksmittel.

Radix Pimpinellae, Bibernellwurzel, Pimpinellwurzel. D. Sch.

Stammpflanzen: *Pimpinella saxifraga L. var. hircina Leers.* und *P. magna L. Umbelliferae.* Mitteleuropa, Vorderasien. Die Droge ist nicht gleichmäßig, weil von zwei Pflanzen gesammelt. Sammelzeit Frühjahr oder Herbst; Rhizome und Wurzeln wildwachsender Pflanzen. Der Wurzelstock gelblichgrau, kurz, meist mehrköpfig, durch Blattnarben geringelt; die Hauptwurzel hellgraugelb, wenig oder gar nicht verzweigt, bis 20 cm lang, 1,5 cm dick, längsfurchig, höckerig. Geruch stark und eigenartig, gewürzig, Geschmack brennend aromatisch.

Lupe: Hellgelber Kork. Rinde breit, sehr zerklüftet, mit zahlreichen kleinen, in Radialreihen geordneten braungelben Punkten (Sekretbehälter). Holzkörper gelb, gleichfalls mit radialen Lücken. Wurzeln ohne Mark, Wurzelstock mit Mark.

Mikroskop: Ähnlich wie Rad. Angelicae und Rad. Levistici. Die Sekretbehälter zahlreich, bräunlich, in Radialreihen, 0,03—0,04 mm (bei P. magna bis 0,06 mm) im Durchmesser, kleiner als bei Angelica und Levisticum. Ersatzfasern in der Rinde besonders reichlich, im Holze an Stelle der Ersatzfasern zuweilen echte Sklerenchymfasern. Stärke (Körner klein) besonders reichlich in der Herbstwurzel.

Pulver: Reichlich Parenchym mit kleiner Stärke; zahlreiche Sekreträume; viele deutlich getüpfelte Ersatzfasern; dickwandige Sklerenchymfasern (letztere fehlen sonst den schwierig zu unterscheidenden Wurzelpulvern der offiz. Umbelliferenwurzeln). Gefäßfragmente. Geruch und Geschmack sind maßgebend für die Feststellung der Umbelliferenpulver.

Bestandteile: Äth. Öl, Harz, Gummi, Zucker, Eiweiß, Stärke, Pimpinellin, Mineralsalze.

Anwendung bei Heiserkeit, Rachen- und Mandelentzündung, zu Zahnpulver. Volksmittel.

Verwechslung: Hauptsächlich die Wurzel von *Heracleum sphondylium L.* = breitere Rinde, in dieser nur wenige ovale Balsambehälter; Geruch bedeutend schwächer.

Radix Pyrethri (romani, veri), Bertramwurzel. Oe.

Stammpflanze: *Anacyclus pyrethrum DC. Compositae.* Heimisch Nordafrika, Arabien, Syrien; kultiviert in Nordafrika. Die Wurzel ohne die Nebenwurzeln, am oberen Ende mit weißfilzigen Stengelresten. Sie ist einfach, spindelförmig, fast zylindrisch, häufig gebogen, abgestutzt, bis 14 und mehr Zentimeter lang, bis 3, meist 1 cm dick, graubraun, längsrunzelig, frisch fleischig, getrocknet hart, kurzbrüchig. Ohne Geruch, Geschmack brennend scharf, speichelabsondernd.

Lupe: Querschnitt harzigglänzend. Kork dunkelbraun. Die Rinde $^1/_6$ des Durchmessers, weißlichbraun, die dunkleren Rindenstrahlen mit zahlreichen schwarzbraunen Balsamgängen. Der Holzkörper dick, schwammig, grob radialgestreift, schmale gelbliche Holzstrahlen, breitere weißlichgraue Markstrahlen mit Balsamgängen. Kein scharfbegrenztes Mark.

Mikroskop: Im äußeren Teil der Rinde Reihen von Sklereiden; die primäre Rinde und die ziemlich breiten Markstrahlen von Rinde und Holz mit Balsamgängen. Inulin im Parenchymgewebe. Keine Stärke.

Hauptbestandteile: Inulin (etwa bis 50%), ein scharf schmeckendes Harz, Pyrethrin (Weichharz), aeth. Öl, Gerbstoff, Gummi. Aschengehalt nicht mehr als 5%

Anwendung als ein die Speichelabsonderung beförderndes Mittel, bei Zahnschmerzen, in Kaumittel, Mund- und Gurgelwässer. Volksmittel.

Radix Ratanhiae, Ratanhiawurzel, Peru-Ratanhia. D. Oe. Sch.

Stammpflanze: *Krameria triandra Ruiz et Pavon, Caesalpiniaceae.* Kordillere von Peru und dem angrenzenden Brasilien und Bolivien, auf sandigen Abhängen. Bis 60 cm lange, bis 3 cm, meist bis 1,5 cm dicke Wurzeläste (nicht die Hauptwurzeln) wildwachsender Pflanzen. Bruch der Rinde kurzfaserig, des Holzkörpers grobfaserig. Geschmack herbe, stark zusammenziehend, etwas bitter, nur von der Rinde herrührend.

Lupe: Die Wurzeläste mit rotbrauner, runzeliger, oft schuppiger, rissiger Borke bedeckt, unter dieser die rote, bis 1,5 mm dicke kurzfaserige Rinde. Der Holzkörper sehr zähe, der Splint weiß, das Kernholz rot, auch im Splint in den Markstrahlen und Holzparenchymzellen rotbraune Massen. Im Kernholz die Markstrahlen, Holzparenchymzellen, Holzfasern und selbst Gefäße von rotbraunen Harzmassen erfüllt.

Mikroskop: Ein breiter Kork aus dünnwandigen mit rotbrauner Masse erfüllten Zellen. Die sek. Rinde von einreihigen, nach außen hin sich stark verbreiternden Markstrahlen durchzogen. In den Rindensträngen die Siebröhren meist undeutlich und nach außen hin stets obliteriert, ferner in den Rindenstrahlen kleine Bündel breiter, weitlumiger, zuweilen starkverdickter Bastfasern, denen zahlreiche Oxalatzellen mit Einzelkristallen oder Kristallsand anliegen. Das Holz mit einreihigen Markstrahlen, verbunden durch Parenchymbrücken; in den Holzstrahlen dickwandige, oft bogenförmig gekrümmte und verbogene Holzfasern und kurzgliedrige, weite, behöftgetüpfelte, stets einzeln liegende Gefäße.

Pulver: Borkenstücke; Bruchstücke der Bast- und Holzfaserbündel; Gefäße. Stärke (einfach, 0,01—0,03 mm, oft zu 2—5 Körnern zusammengesetzt); Oxalatkristalle in Prismen oder Oxalatsand (Kristallkammerfasern); Parenchymzellen mit amorphem rotbraunen Inhalt.

Enthält: Ratanhiagerbsäure, Ratanhiarot, Wachs, Gummi, Zucker, Stärke usw. Asche nicht über 5%.

Anwendung als innerliches Adstringens, äußerlich zu Mund- und Gurgelwässer.

Verfälschungen: Savanilla-, Texas-, Para- und Guagaquil-Ratanhia von verwandten Krameria-Arten, keine rötliche Färbung des Holzes.

Radix Sarsaparillae, Sarsaparillwurzel. D. Oe. Sch.

Stammpflanzen: Nicht genügend bekannte *Smilax*-Arten, *Smilaceae*. In Zentralamerika und dem nördlichen Teil von Südamerika, an Flußufern und in Sümpfen. Rhizome mit zahlreichen, oft meterlangen Nebenwurzeln oder letztere allein. Die allein offiz. *Honduras*-Sarsaparilla kommt in 60—70 cm langen, 7—15 cm dicken Puppen in den Handel. Sehr lange (bis über 1 m), graubräunliche bis rötlichgelbe, 3—5 mm dicke, zylindrische, streifig längsfurchige Nebenwurzeln. Rhizome sollen der Droge nicht beigemengt sein. Geschmack schleimig, dann kratzend.

Lupe: Rinde doppelt so breit als der Zentralzylinder, nach außen mit dünner, brauner fester Schicht, enthält viel Stärke, die bei den am Feuer getrockneten Wurzeln verkleistert ist. Zentrales polyarches Leitbündel, nach außen durch eine braune Linie (Kernscheide, Endodermis) scharf abgegrenzt; innen weites Mark.

Mikroskop: Querschnitt. Die Epidermiszellen fast kubisch, vielfach zu Wurzelhaaren ausgewachsen (diese an der Droge meist abgerissen), darunter 2 bis 4 Lagen Hypodermzellen mit verdickten Wänden, dann Rindenparenchym mit Stärke. Im Rindengewebe Kristallschläuche mit Raphiden und Zellen mit gelbem Harz. Die Verdickung der Endodermiszellen ist bei den einzelnen Sorten verschieden, charakteristisch (s. u.). Der Leitbündelzylinder polyarch, 30—40 radial angeordnete Holz- und Siebteile, Tracheen nach innen weiter werdend; im Zentrum als Mark ein dicker Strang stärkeführender verholzter Parenchymzellen.

Pulver: Epidermiszellen, verdickte Wurzelhaare, Hypoderm- und Endodermiszellen, Gefäße, Sklerenchymfasern, Oxalatraphiden, Stärke (meist aus 2—3, seltener 4—6 Teilkörnern, bei Honduras-S. unverquollen, bei Veracruz-S. verquollen, mit deutlichem, oft sternförmigen Kern).

Bestandteile: Parillin, Sarsasaponin, Sarsaparillsaponin, Stärke (etwa 50%), Harz (2,5%), Spuren eines äth. Öles, Oxalat.

Anwendung als blutreinigendes Mittel.

Sorten:

I. *Honduras* (die offizinelle Wurzel) und *Jamaica Sarsaparilla.*

Hypoderma: Zellen quadratisch, gleichmäßig verdickt (oder Außenseite nur wenig stärker als die Innenseite).

Endodermis: Zellquerschnitt quadratisch, ringsum gleichmäßig verdickt.

II. *Caracas* und *Para S.*

Hypoderma: Zellen mit rundem Lumen, außen nur wenig stärker verdickt als innen.

Endodermis: Zellen fast quadratisch, innen etwas stärker verdickt als außen.

III. *Veracruz S.*
  Hypoderma: Zellen auf der Außenseite stark verdickt, rel. kleines
    Lumen.
  Endodermis: desgleichen.
IV. *Guatemala S.*
  Hypoderma: wie bei III, nur das Lumen relativ weit und die Ver-
    dickungsschichten rotbraun.
  Endodermis: desgleichen.

Radix Scammoniae, Scammoniawurzel. Sch.

Stammpflanze: *Convolvulus scammonia L. Convolvulaceae.* Heimisch
östl. Mittelmeergebiet bis Kaukasus. Wurzel einfach, bis 1 m lang, bis
über 5 cm dick, spindel- oder walzenförmig, von den Nebenwurzeln befreit, holzig, längsfurchig, meist gedreht, im Handel in Querscheiben
oder seltener Längsstücken. Die Außenseite graubaun, der Querschnitt
marmoriert. Geschmack süß, dann bitterlich scharf.

Lupe: Eine dünne, dem Holzkörper fest anliegende Rinde; die Grenze zwischen
Rinde und Holz ist undeutlich. Zahlreiche ungleichgroße und zerstreut liegende
Holzkörper als dunkle Punkte im helleren Grundgewebe. In Innenrinde und
Holzparenchym reichlich braungelbe Harzzellen.

Mikroskop: Kork; schmale Rinde mit Sklereiden, Harzzellen und Kristallzellen (Einzelkristalle). Die isolierten Gefäßbündel des Holzes mit einem stark
zerklüfteten, von sek. Kambien umschlossenen Holzteil und einem reichliche Harzzellen führenden Siebteil. Im weiten Grundgewebe Zellen mit kleinkörniger Stärke,
kleinen Kalkoxalatkristallen und braunem Harz.

Hauptbestandteile: Harz (bis 12%), Gummi, Zucker (15%), Gerbstoff.

Anwendung: Zur Darstellung eines abführend wirkenden Harzes.

Radix Senegae, Senegawurzel, virginische Schlangenwurzel. D.Oe.Sch.

Stammpflanzen: *Polygala senega L.* und die Varietät *P. latifolia T.
et G., Polygalaceae.* Nordamerika, nördlich des Tenesseeflusses. Der
Wurzelstock mit der Hauptwurzel, die Wurzelfasern entfernt; oben ein
kurzer, rundlicher, höckerig-knorriger, aus den Resten der Sprosse
und den an ihrer Basis stehenden, von roten Niederblättern umhüllten
Knospen bestehender Schopf (polsterförmiges Sympodium). Die bis
1,5 cm dicken, bis 20 cm langen, graugelben oder graubräunlichen,
spindelförmigen, mit wenigen sparrig abstehenden Ästen versehenen
Wurzeln sind häufig wellig gebogen und zeigen dann auf der konkaven
(inneren) Seite einen mehr oder weniger scharfen Kiel, auf der konvexen (äußeren) einen mit quer verlaufenden Einschnürungen versehenen Wulst. Beim Aufweichen im Wasser verschwindet der Kiel.
Manche Wurzeln sind normal. zeigen weder Kiel noch Wulst. Geschmack
scharf kratzend.

Lupe: Querschnitt an den Stellen, wo ein Kiel liegt. Gelblicher
Kork; weißer Holzkörper, dieser auf der dem Kiel gegenüberliegenden Seite mehr
oder weniger flach oder tief eingeschnitten, dadurch, daß hier einzelne Markstrahlen mächtig entwickelt sind und so als in den Holzkörper eingesprengte
Parenchymmassen erscheinen. An der Kielseite ist die Rinde stärker entwickelt
und deutlich radial und tangential gestreift.

Mikroskop: Querschnitt durch eine normale Wurzel. Dünnes
Periderm aus Korkzellen mit hellgelber Wand. In der Rinde weder Bastfasern noch
Steinzellen noch geformte Inhaltskörper (keine Stärke, keine Oxalatkristalle usw.),
wohl aber fettes Öl. Die sek. Rinde kenntlich an der Anordnung ihrer Zellen in

radialen Reihen, die Siebröhrengruppen ersichtlich durch ihr engeres Lumen. Markstrahlen 1—3 reihig, sie sind im Holz vielfach nicht deutlich, weil die Markstrahlzellen meist gleichfalls in Längsrichtung gestreckt sind. Die Gefäße unregelmäßig verteilt, die Querwände der Gefäßglieder kreisförmig durchbrochen, die Wände behöft getüpfelt. Die Holzfasern mit schrägen, spaltenförmigen Tüpfeln. Bei nicht normalem Holzkörper in den Ausschnitten im Holze nur verbreitertes Markstrahlengewebe und an diesen Stellen in der Rinde keine Siebröhren.

Pulver: Weder Stärke noch Kristalle, keine Sklerenchymfasern und keine (oder fast keine) Steinzellen. Reichlich Parenchymgewebe, die Zellen von ölreichem Plasma erfüllt. Im übrigen die Bestandteile der Rinde und des Holzes.

Enthält: Senegin (neutrales, dem Saponin ähnliches Glykosid), Polygalasäure (saures Glykosid, ähnlich der Quillayasäure), fettes Öl ($8—9\,\%$), Gerbstoff, Harz ($0{,}9\%$), Salizylsäuremethylester ($0{,}3\%$) und Baldriansäuremethylester, Invertzucker ($1—2\,\%$) usw.

Anwendung als expektorierendes Mittel bei Bronchialkatarrh usw.

Verwechslung: Radix Ginseng vom *Panax quinquefolius L.* = kurz spindelförmig, reich an Stärke, Geschmack anfangs bitter, dann süßlich. Die Wurzeln von Cypripedium-Arten besitzen sehr viele Nebenwurzeln; die Wurzeln anderer Polygala-Arten meist keinen Kiel, verlaufen gerade mit geringer Verästelung.

Radix Taraxaci (c. herba), Löwenzahnwurzel.   D. Oe. Sch.

Stammpflanze: *Taraxacum officinale Wiggers (Taraxacum vulgare Schrk.) Compositae.* Unkraut der nördlichen Halbkugel. D. A. Die im Frühjahr vor der Blütezeit gesammelte und getrocknete ganze Pflanze, d. h. die ausdauernde Wurzel mit den grundständigen, grob-schrotsägeförmigen Rosettenblättern; Ph. austr. Die im Frühjahr gesammelten Blätter und gesondert die im Spätherbst gesammelten getrockneten Wurzeln; Ph. helv. Nur die im Spätherbst gesammelten Wurzeln. Diese sind mehr- bis vielköpfig, spindelförmig, frisch fleischig und mit reichlich Milchsaft, getrocknet stark eingeschrumpft, hart, spröde, grob längsrunzelig, bis 2 cm dick, dunkelgraubraun, im Bruch glatt. Geschmack bitterlich, etwas süßlich.

Lupe: Rinde so dick oder dicker als der Holzkörper, mit zahlreichen, abwechselnd dunkleren und helleren konzentrischen Zonen. Holz gelb, porös, nicht strahlig. Markstrahlen nicht erkennbar.

Mikroskop: Dünner Kork. In der zumeist sek. Rinde charakteristisch die Ringzonen von Siebröhren und Milchröhren, häufig 20 und mehr solcher Schichten, die Milchgefäße gegliedert. Im Holz Netzfasertracheen, wenig gestreckte, unverholzte Holzfasern und reichlich Parenchym, letzteres enthält wie in der Rinde Inulinklumpen. Zwei breite primäre Markstrahlen, keine sek. Markstrahlen.

Bestandteile: Taraxazin (Bitterstoff) und Taraxazerin (wachsartig), beide im Milchsaft; ferner Inulin (bis fast $40\,\%$), Lävulin, Zucker, Mannit, Gerbstoff usw.

Anwendung als harntreibendes und blutreinigendes Mittel, Bittermittel.

II. Knollen *(Tubera)*.

1. Schlüssel zum Bestimmen.

1. Knollen außen dunkel gefärbt.

a) Knollen rübenförmig, nach unten allmählich verschmälert.

Tubera Aconiti.

b) Knollen kugel- oder birnförmig, nach unten plötzlich verschmälert. In der Droge meist in Stücken.   *Tubera Jalapae.*

2. Knollen gelblich, durchscheinend, hornartig.

Tubera Salep.

2. Beschreibung der Knollendrogen.

Tubera Aconiti, Akonitknollen, Eisenhutknollen. D. Sch.

Stammpflanze: *Aconitum napellus L. Ranunculaceae.* Heimisch in den Gebirgen Mitteleuropas und Asiens, vielfach kultiviert, variierend. Offiz. sind nur die zu Ende der Blütezeit von wildwachsenden Pflanzen gesammelten Tochterknollen, diese 4—8 cm lang, bis über 2 cm dick, gestreckt rübenförmig, meist allmählich in eine einfache Spitze auslaufend. Im Querbruch weiß, glatt, mehlig, nicht braun und hornartig (ältere Knollen). Geschmack anfangs süßlich, später scharf würgend. Die Knollen sind giftig; vorsichtig aufzubewahren.

Lupe: Außen die dünne, braunschwarze primäre Rinde. In der starken, weißen sek. Rinde vereinzelte dunkle Pünktchen = Querschnitte der Siebröhrenstränge. Der Kambiumring schmal, meist ausgebuchtet (sternförmig, 5—8- und mehrstrahlig), innerhalb desselben in den vorgeschobenen Spitzen des Sternes als kleine Punkte Tracheenquerschnitte. Im Mark ein stärkehaltiges Parenchym.

Mikroskop: Die Epidermis ist meist nur in den unteren Teilen der Knollen erhalten; Kork fehlt, Absterben der äußeren Zellreihen unter chemischer Änderung der Membranen. Das Parenchym der primären Rinde aus stärkeführenden, getüpfelten Zellen, dazwischen einzelne kurze Steinzellen. Die Endodermis ist als einfache Lage quergestreckter, dünnwandiger, verkorkter, stärkefreier Zellen nahe dem Rande erhalten, die schmale primäre von der breiteren sek. Rinde trennend. Sek. Rinde mit Siebröhrensträngen (als Gruppen kleinerer Zellen leicht erkennbar). Der Holzteil größtenteils aus Parenchym, nur wenige Gefäßgruppen nahe dem Kambium in den Spitzen und Buchten des Sternbildes.

Pulver: Metamorphosiertes Gewebe der Außenschicht; reichlich Parenchymgewebefetzen mit Stärke (Körner sehr klein, rundlich, einzeln oder zu 2—5 zusammengesetzt); Steinzellen (oft quadratisch, gleichmäßig verdickt); Gefäßstücke. Keine Sklerenchymfasern, kein Oxalat.

Enthalten etwa $0,8\,^0/_0$ Akonitin, ferner Napellin und Pikroakonitin, Stärke (bis $25\,^0/_0$), Harz, Fett, Lävulose usw.

Anwendung gering, zur Herabsetzung von Temperatur und Puls im Fieber,

Verfälschungen: Unter anderen die Knollen von *Aconitum ferox Wallich, Himalaya* = größer, innen hornartig und bräunlich. Die früher gebräuchlichen, meist etwas kleineren Knollen von *Aconitum Stoerkianum Reich.* und *A. variegatum L.* sind gleich wirksam, besitzen nicht den anhaltend scharf würgenden Geschmack und ein nicht so sternförmiges Holz und Mark.

Tubera Jalapae, Jalapenknollen. D. Oe. Sch.

Stammpflanze: *Exogonium purga (Wenderoth) Bentham (Ipomoea purga Hayne) Convolvulaceae.* Östlicher Abhang der Kordillere von Mexiko in Höhe von 1200—2500 m; kultiviert in Ostindien, auf Jamaika. Gesammelt hauptsächlich von wildwachsenden Pflanzen. Die im oberen Teile knollig verdickten, fast kugeligen, birnförmigen oder etwas verlängerten, walnuß- bis faustgroßen, getrocknet sehr harten Nebenwurzeln; Wurzelzweige, Wurzelspitze und Achsenteile sind entfernt. Die Oberfläche tief längsfurchig-höckerig, dunkelbraun mit kurzen, quergestreckten hellen Lentizellen. Der Bruch ist eben, weder faserig noch holzig, nach der Art des Trocknens bei starker Erwärmung hornartig (Stärke verkleistert), bei niedriger Erwärmung fast mehlig und hellgrau. Die Zeichnung des Querschnitts ist hauptsächlich bedingt durch die dunklen Sekretbehälter, durch zahlreiche meist konzentrische dunklere Linien bzw. durch kleine, unregelmäßig verteilte Kreislinien (anormale Kambien der sekundär entstandenen konzentrischen Gefäßbündel). Bei jüngeren Knollen deutlich konzentrische Zonen, bei älteren Zonenbildung nur im äußeren Teile, innen Marmorierung durch Linien, Bänder, Flecken. Geschmack fade, kratzend, Geruch oft rauchartig.

Mikroskop: Korkschicht. Die Rinde aus Parenchym mit Stärke und Oxalatdrusen (meist zu mehreren in einer Zelle), aus zahlreichen Sekretbehältern mit verkorkter Membran (graugelber harziger Inhalt) und wenig hervortretenden Siebröhrensträngen; Sklerenchym fehlt. Im Holz überwiegend Parenchym; um die Gefäßstränge sekundäre Kambien, welche nach außen Siebröhren, Sekretbehälter, Parenchym und Oxalatzellen bilden, nach innen Parenchym und einzelne Gefäßgruppen, die sich neuerdings mit Kambien umgeben. Nur diese sek. Kambiumzonen erzeugen die anfangs im Holze fehlenden Sekretbehälter.

Pulver: Hauptsächlich dünnwandiges Parenchym mit verkleisterter und unverkleisterter Stärke (Körner groß, bis 0,06 mm, exzentrisch geschichtet, im Innern zerklüftet, einfach oder zusammengesetzt, die Begrenzungslinie der zusammengesetzten Körner verläuft vielfach schief). Oxalatdrusen; Tracheenfragmente; gelbe Harzzellen und Harztröpfchen; braune bis schwarzbraune Korkstücke. Mechanische Elemente fehlen.

Enthält bis 20% Harz (meist 10 bis 13%), im Harz 95% Convolvulin; Stärke, Zucker, Gummi, Mineralstoffe usw.

Anwendung als Abführmittel.

Verfälschungen: Schon ausgezogene Knollen und Knollen anderer Ipomöaarten.

Tubera Salep, Salepknollen. . D. Oe. Sch.

Stammpflanzen: Arten der Gattungen *Orchis, Ophrys, Platanthera, Gymnadenia* mit nur einfachen (D. A.) oder auch handförmig geteilten (Ph. aust., Ph. helv.) Knollen. *Orchidaceae.* Hauptsächlich *Orchis mascula* L., *O. militaris* L., *O. morio* L., *O. ustulata* L., *O. fusca Jacq., Anacamptis pyramidalis Rich, Platanthera bifolia Rich.* = mit ungeteilten, *O. maculata* L., *O. latifolia* L., *O. incarnata* L., *Gymnadenia conopea R. Br., G. odoratissima Rich.* = mit lappig geteilten Knollen. Europa (Orient), Kleinasien, hauptsächlich über Smyrna im Handel. Für Deutschland: Rhöngebiet, Taunus, Odenwald. Nur die Tochterknollen sind zu sammeln, zur Blütezeit oder kurz darnach.

Die Knollen, zwecks Abtötung in Wasser gebrüht und dann an der Luft getrocknet, sind entweder fast kugelig, eiförmig, länglich-eiförmig oder handförmig geteilt, 0,5—3 cm dick, bis 4 cm lang, grau oder gelblich, außen glatt oder meist rauh. Bruchfläche hornartig. Oben ein kleines in der Droge meist abgefallenes Knöspchen. Ohne Geruch, von stark schleimigem Geschmack.

Lupe: In der Knolle nicht ein radiales Gefäßbündel, sondern eine größere Zahl (ca. 30), von denen jedes seine eigene Endodermis besitzt.

Mikroskop: Epidermis. Im dünnwandigen, sehr viel Stärke führenden parenchymatischen Grundgewebe viele große Schleimzellen, teilweise mit Kalkoxalatkristallen (Raphiden). Die Stärke ist verkleistert. Gefäßbündel radial, jedes von einer Endodermis umgeben. Mechanische Elemente fehlen. Der Schleim liefert mit Salpetersäure keine Schleimsäure, färbt sich mit Jodjodkalium orange bis braunrot.

Pulver: Parenchymgewebe mit verkleisterter Stärke; Trümmer von Schleimzellen bzw. Schleimballen; spärlich Gefäßbruchstücke; Raphiden; sehr wenig Epidermis. (Jodjodkalium = Schleimzellen braunrot, gequollene Stärke blau.)

Enthält: 48% Schleim, 27% Stärke, 5% Albuminsubstanz, 1% Zucker, 2% Asche.

Anwendung als Mucilaginosum, gegen Durchfall bei Kindern.

Verwechslungen: Zwiebelknollen von *Colchicum autumnale L.* = braun, weniger hart, geben mit Wasser keinen Schleim, sind bitter und kratzend.

III. Wurzelstöcke *(Rhizomata)*.

1. Schlüssel zum Bestimmen.

A. Dikotyle Wurzelstöcke. Gefäßbündel in einfachem Kreis, wodurch nach außen die Rinde, nach innen das Mark abgegrenzt wird.

I. Langgegliedert, Glieder länger als dick.

    a) Wurzelstock krautartig, mit den Wurzeln und den Grundblättern gebräuchlich. Gefäßbündel klein, isoliert, in einem Ringe angeordnet. Mark breiter als der Holzring. Geschmack pfefferartig. *Rhizoma Asari.*

    b) Wurzelstock mit spiralständigen Knospen. Inwendig gelb, holzig. Geschmack süß.

        Stolones Liquiritiae (siehe *Radix Liquiritiae*).

II. Kurz gegliedert.

    a) Dunkelrotbraun. Gefäßbündel in einem Kreis, nicht strahlig. Mark groß. Bitterlich-aromatisch. Balsamgänge einzeln oder zu 2—3 vor den Gefäßbündeln. Mit Nebenwurzeln.

        Rhizoma Arnicae.

    b) Braunrot. Gefäßbündel kreisförmig angeordnet, isoliert, nicht strahlig. Adstringierend. Rinde und Mark hart, spröde. Knollig, mit Narben der abgefallenen Stengel, ohne Nebenwurzeln und Blattschuppen, nicht geringelt. *Rhizoma Tormentillae.*

    c) Blaß-graubraun. Mit zahlreichen fast stielrunden glattbrüchigen Nebenwurzeln.

    1. Gleichmäßig braun, widerlich aromatisch.

        Rhizoma Valerianae.

    2. Außen graubraun, innen gelb. Hornartig. Rein bitter.

        Rhizoma Hydrastis.

III. Knollenförmig. Geschält und zerschnitten. Grundmasse weiß, von roten unregelmäßig gekrümmten, flammigen oder maserigen Adern durchzogen. Geschmack eigentümlich aromatisch, herbe, bitter. *Rhizoma Rhei.*

B. Monokotyle Wurzelstöcke. Leitbündel im inneren Gewebezylinder (dem Kern) und zum Teil auch in der Rinde ohne Ordnung zerstreut. Mit ringförmigen Blattnarben oder ohne Blattnarben.

I. Langgegliedert, halmartig. Glieder viel länger als dick. Rinde und Mark ohne Gefäßbündel. Strohgelb, glänzend. Rinde weiß, oft schwammig zerklüftet. Mark hohl. *Rhizoma Graminis.*

II. Kurz gegliedert, ohne Blattreste, oft durch Schälen auch ohne deutliche Blattansätze. Gefäßbündel zum Teil auch in der Rinde, im „Kern" bis ins Zentrum verteilt.

    a) Scharf aromatisch. Hornartig oder mehlig.

    1. Platt, fiederartig verzweigt. Ohne Narben von Nebenwurzeln. Im ganzen Parenchym orangegelbe Harzpunkte.

        Rhizoma Zingiberis.

2. Rundlich oder walzenrund, meist in Scheiben oder der Länge
   nach gespalten. Mit Nebenwurzeln oder deren Narben. Im
   Parenchym braune Harzpunkte zerstreut.
   Rhizoma Zedoariae.
3. Rundlich oder zylindrisch, nicht zerschnitten. Gelblich oder
   graubraun. Dicht, hornartig. Keine besonderen Harzpunkte
   sichtbar. *Rhizoma Curcumae.*
4. Zylindrisch, deutlich geringelt, verästelt. Weiß mit braunen
   Harzpunkten dicht meliert, faserig. *Rhizoma Galangae.*

b) Bitter aromatisch. Zylindrisch, gegliedert, auf der unteren Seite
   mit den Narben der Nebenwurzeln oder geschält und gespalten.
   Markig. *Rhizoma Calami.*
c) Brennend scharf, nicht aromatisch. Eiförmig oder gespalten.
   Graubraun. Ringsum mit Nebenwurzeln oder deren Narben.
   Rhizoma Veratri.
d) Mehlig-bitter. Geruch veilchenartig. Aus mehreren Jahrestrieben, deren jeder glatt, nach vorn breiter als nach hinten, oben
   geringelt, unterseits mit Narben der Nebenwurzeln. Geschält
   weiß. *Rhizoma Iridis.*

C. Kryptogamische Wurzelstöcke. Gefäßbündel isoliert in einem
Kreis stehend. Stock mit dicken schuppenförmigen Blattresten und
Fasern dicht besetzt. Gefäßbündel etwas halbmondförmig.
Rhizoma Filicis.

2. Beschreibung der Wurzelstockdrogen.

Rhizoma (Radix) Arnicae, Arnikawurzel, Wolverleiwurzel. Oe.
Stammpflanze: *Arnica montana L. Compositae.* Auf Bergwiesen in
West- und Mitteleuropa, Asien und Amerika. Der im Frühjahr oder
Herbst gesammelte Wurzelstock mit den Wurzeln. Das Rhizom bis
10 cm lang, bis 5 mm dick, fast zylindrisch, gebogen, dunkelrotbraun,
undeutlich dunkler geringelt, kleinhöckerig, hart, oben mit Resten des
abgestorbenen Stengels und der Blätter, unterseits mit zahlreichen, bis
1 mm dicken Wurzeln. Geruch eigentümlich scharf, Geschmack bitterlich, aromatisch, kratzend.

Lupe: Unter dem rotbraunen Kork eine breite, weißliche Rinde mit einem
Kranz von Balsambehältern nahe dem Holzkörper. Letzterer aus breiten, fast
keilförmigen, blaßgelben Holzbündeln und zahlreichen schmalen Markstrahlen.
Weites, zerklüftetes, weißliches Mark.

Mikroskop: In der Rinde ein Kranz bald einzeln liegender, bald zu 2—3
genäherter brauner Balsambehälter; Gefäßbündel aus je einem Kern aus starkverdickten Sklerenchymfasern, ringsum von engen Gefäßen umgeben. Mark mit
großen Interzellularen. Im Parenchym reichlich Inulin in formlosen Klumpen;
keine Stärke. In der breiten Rinde der Wurzeln die gleichen in einem Kreise angeordneten Balsamgänge.

Enthält: Äth. Öl, Arnizin, Gerbstoff, Harz, Gummi, Wachs, Inulin.
Anwendung wie Flores Arnicae. Volksmittel.

Rhizoma Asari. Haselwurzel. Sch.
Stammpflanze: *Asarum europaeum L. Aristolochiaceae.* Europa,
Sibirien, Kaukasus, auf Kalkboden. Sammelzeit August. Der Wurzel-

stock mit den Wurzeln und den nierenförmigen Grundblättern. Das Rhizom fadenförmig, hin- und hergebogen, vierkantig, gegliedert, kriechend, meist verzweigt, bis 3 mm dick, eingeschrumpft, graubraun, an den Knoten mit langgestielten Blättern bzw. deren Narben, unterseits mit dünnen Wurzeln. Geruch eigenartig, kampfer-pfefferartig, Geschmack pfefferartig-scharfgewürzhaft.

Die Blätter rundlich, nierenförmig, ganzrandig, glänzend, etwas steif.

Lupe: Die Rinde stärker als das Holz. Die kleinen Gefäßbündel des Holzes in einem braunen, lockeren, unregelmäßig vierkantigen Ring angeordnet. Breite Markstrahlen. Im Innern ein weites stärkehaltiges Mark.

Mikroskop: In Rinde und Mark zahlreiche rundliche Ölzellen mit verkorkter Membran; Stärke reichlich (Körner klein, oft zu zwei bis vier zusammengesetzt). In den Gefäßbündeln undeutliches Kambium, der Siebteil bogenförmig, keine Sklerenchymfasern. Den Gefäßbündeln angelagert ein Kranz von braunroten Einschlüssen.

Bestandteile: Äth. Öl (1 $^0/_0$, mit Asaron), Gerbstoff, Harz, Saccharose, Stärke und in geringen Mengen ein Glykosid.

Anwendung als Brechmittel, Niesepulver.

Rhizoma Calami, Kalmus. D. Oe. Sch.

Stammpflanze: *Acorus calamus L. Aroideae.* Stammt aus Südasien, in Europa und Amerika weit verbreitet. Sammelzeit Spätherbst, hauptsächlich in Deutschland, Holland und Rußland gesammelt. Zylindrisches, flach kriechendes Rhizom mit nach der Oberseite verschobenen dreieckigen Narben von Blattansätzen, auf der Unterseite mit Wurzelnarben (in schrägen Zeilen angeordnet). Die Internodien kurz, die Oberfläche braun, längsrunzelig. Offiz. ist nach D. A. das geschälte, längsgespaltene Rhizom, nach Ph. austr. und Ph. helv. das ungeschälte, ganze oder oft gespaltene Rhizom. In der Handelsware die Stücke etwa 1,5 cm dick, bis 20 cm lang, etwas plattgedrückt, im Bruch kurz und körnig. Geschmack bitter, gewürzhaft, Geruch eigentümlich, stark.

Lupe: Querschnitt fast kreisrund, bei guter Ware weißlich, bei schlechterer gelblich oder bräunlich. Eine Endodermis (Kernscheide) trennt den Leibbündelzylinder (Kern) von der Rinde, die Leitbündel zahlreich, besonders im Kern nahe der Endodermis gehäuft. Durch die zahlreichen Interzellularräume erscheint das Rhizom porös.

Mikroskop: Epidermis kleinzellig, nur an den Blattnarben Kork. Darunter einige Reihen lückenlos aneinanderschließender Zellen. Die Interzellularräume der Rinde werden von außen nach innen größer und durch Parenchymzellplatten aus rundlich-polyedrischen Zellen voneinander getrennt. Im Rinden- und Markparenchym eingestreut kugelige Sekretzellen, meist an den Stellen, wo die einschichtigen Zellplatten zusammentreffen. Leitbündel in der Rinde kollateral, von einer Sklerenchymfaserscheide umgeben, daneben einige Kristallkammerfasern; Bündel im Kern konzentrisch, ohne Sklerenchym. Das Grundgewebe innerhalb der Endodermis wie das der Rinde; Stärke in sehr großer Menge im ganzen Parenchymgewebe, daneben Gerbstoff.

Pulver: Fragmente des Grundgewebes; stärkeführende Parenchymzellen (Stärkekörner rundlich, oval, bis 0,008 mm, meist einzeln); Gefäßbündelfetzen; vereinzelte Sekretzellen; nur wenige Sklerenchymfasern, noch seltener Oxalatkristalle. Bei der ungeschälten Droge zuweilen Kork.

Bestandteile: Äth.Öl (bis 3,5 $^0/_0$), Akorin (Bitterstoff, 0,2 $^0/_0$), Kalamin, Cholin, Harz, Stärke, Gerbstoff; höchstens 6 $^0/_0$ Asche.

Anwendung als Amarum, Stomachikum, zu Mundwässer, Zahntinkturen, Bädern.

Verwechslung: Das Rhizom von *Iris pseudacorus L.* = ist geruchlos, von herberem Geschmack.

Rhizoma Curcumae, Gelbwurzel (nicht offizinell).

Stammpflanze: *Curcuma longa L. Zingiberaceae.* In Ost- und Westindien, China, Japan und anderwärts in tropischen Gebieten kultiviert,
wildwachsend nicht bekannt. Die Rhizome werden nach der Ernte gebrüht, deshalb ist die Stärke verkleistert. Der Wurzelstock eirund, wal-
nußgroß (C. rotunda) oder walzenrund, bis 14 mm dick (C. longa), hart,
schwer, fast hornartig, gelblich oder graubraun, gerunzelt, quergeringelt.
Querschnitt orangegelb, Querbruch eben, feinkörnig, harzglänzend.
Geschmack gewürzig, bitter, beim Kauen brennend; färbt den Speichel
gelb.

Lupe: Graue Korkschicht, sonst auf der gleichmäßig gelben Fläche nur als
hellere kreisförmige Linie die Endodermis erkennbar. Das Gewebe erscheint dadurch gleichmäßig gelb, daß durch das Brühen der gefärbte Inhalt der Sekretbehälter gelöst wird und die gequollenen Stärkemassen der Parenchymzellen von
dem gelösten Farbstoff (Kurkumin) durchtränkt werden. Dicht an der Endodermis
ein Kreis von Gefäßbündeln, die gleichen Bündel im markigen inneren Gewebe.

Mikroskop: Dünne Korkschicht, Epidermis teilweise erhalten. In der Rinde
Leitbündel, zahlreicher sind dieselben im „Kern". Zwischen den stärkereichen
Parenchymzellen Sekretbehälter mit verkorkter Membran, in der Form von Parenchymzellen wenig unterschieden, im frischen Zustand führen dieselben ein schön
gelbes Sekret. Die Endodermis aus dünnwandigen verkorkten Zellen. Bemerkens-
wert ist das Fehlen der Bastfasern (vgl. Rh. Zingiberis und Rh. Galangae).

Pulver: Verkleisterte Stärkeballen, gelb gefärbt; einzelne unverkleisterte
Stärkekörner (farblos, einfach, groß, scheibenförmig, sackförmig, exzentrisch geschichtet = Zingiberazeen-Typus); Parenchymgewebefetzen mit feinkörnigem
gelben Farbstoff und gelben Öltropfen; Harzklumpen. Spärlich Gefäße, Kork
und Oberhautgewebe. Keine Bastfasern, keine Steinzellen.

Enthält: Äth. Öl (bis 5%), Kurkumin (gelber Farbstoff, bis 0,3%), Stärke
(30—40%), Gummi, fettes Öl. Aschengehalt bis 7%.

Anwendung früher als Magenmittel und bei Gelbsucht, jetzt als Färbemittel
und als Gewürz.

Rhizoma Filicis, Wurmfarnwurzel, Johanniswurzel. D. Oe. Sch.

Stammpflanze: D. A. und Ph. austr. *Aspidium filix mas Sw.* =
Ph. helv. *Nephrodium filix mas Michaux, Polypodiaceae.* In Europa,
einem Teile Asiens, Nordamerika, Mexiko, Südamerika; in Deutschland,
Österreich, der Schweiz sehr häufig. Im Herbst von wildwachsenden
Pflanzen gesammelt. Der dicht mit ungefähr 3 cm langen, 0,5—1 cm
dicken, aufsteigenden, kantigen Blattresten besetzte, bis 3 dm lange
Wurzelstock; die jüngsten von den mit braunen Spreuschuppen be-
deckten Blättern sind an der Stammknospe noch vorhanden und
schneckenförmig eingerollt, auch an den Blattstielen häutige Spreuschuppen (paleae). Die Droge soll von Wurzeln, Spreuschuppen und
abgestorbenen älteren Teilen möglichst befreit, nicht geschält und un-
zerschnitten sein. Geschmack süßlich, kratzend, etwas herbe.

Lupe: Querschnitt bei Stamm- und Blattstiel ziemlich gleich. Parenchym
gelblich grün, im Alter rötlich. Im Wurzelstock etwa bis 12 im Kreis stehende
isolierte, etwas halbmondförmige Gefäßbündel, außerhalb derselben kleinere
Bündel; im Querschnitt des Blattstieles 5—10 in einem Halbkreis bis Dreiviertel-
kreis angeordnete Gefäßbündel (Unterschied von anderen Aspidium-Arten).
Grundgewebe porös und schwammig, Zellen mit Stärke vollgepfropft.

Mikroskop: Außen und unterhalb der dünnwandigen Epidermis braune,
langgestreckte, schmale, starkwandige, sklerenchymfaserähnliche Zellen = Hypodermis. Das Parenchym dünnwandig, stärkeführend, in den Interzellularräumen
charakteristische, ein Sekret absondernde, birnen- oder flaschenförmige Drüsen-

haare. Gefäßbündel bikollateral-konzentrisch, mit deutlicher Scheide, umgeben ein ziemlich großes Mark. Holzkörper oval, aus leiterförmig oder treppenförmig verdickten Tracheiden mit spitzen Enden.

Pulver: Reichlich Parenchymgewebefetzen aus polyedrischen, mit Stärke gefüllten Zellen (Stärkekörner bis 0,018 mm groß, zusammengesetzt); charakteristische innere Drüsenhaare; Tracheidenfragmente; langgestreckte, starkwandige, gelbe Hypodermzellen. Keine Oxalate.

Enthält: Filixgerbsäure (etwa 10 %), Filixsäure = Filizin, Flavaspidsäure, Albaspidin, Aspidinol, Phloraspin, Filmaron, Filixnigrin, Zucker, äth. Öl, fettes Öl, Filixrot, Stärke.

Anwendung als Bandwurmmittel.

Rhizoma Galangae, Galgant. D. Sch.

Stammpflanze: *Alpinia officinarum Hance. Zingiberaceae.* Heimisch wahrscheinlich in China, kultiviert in Hainan, Lei-chon, Siam. Meist 5—10 cm lange, bis 2 cm dicke, zylindrische, oft knieförmig gebogene und verästelte Rhizomstücke von mattbrauner bzw. kupferroter Farbe, an den Enden die beiden Schnittnarben, auf der Unterseite Wurzelnarben, die Oberfläche mit ringförmigen, kahlen oder gefransten hellen Resten von Scheidenblättern. Bruch zähe, faserig, zimtbraun. Geruch gewürzig, Geschmack gewürzig, brennend.

Lupe: Dünne braune Epidermis (im Gegensatz zu anderen Zingiberazeen-Rhizomen erhalten); sehr breite hellere Rinde mit nicht sehr zahlreichen Leitbündelquerschnitten und vielen dunkeln Sekretzellen. Leitbündelzylinder (Kern) mit zahlreichen, nach außen hin gedrängt stehenden Leitbündeln, durch eine deutliche Endodermis von der Rinde getrennt.

Mikroskop: Kleinzellige unbehaarte Epidermis; in älteren Rhizomen Rinde aus derbwandigem Parenchym mit eingestreuten braunen Sekretzellen. In den Parenchymzellen Stärke von charakteristischem Bau (abweichend von dem der anderen Zingiberazeen-Rhizome). Endodermis aus stärkefreien, dünnwandigen Zellen. Leitbündel an der Innenseite der Endodermis dicht gelagert, kollateral, von einer Scheide aus gelbgefärbten Sklerenchymfasern umgeben. In den Gefäßbündeln Gerbstoffschläuche. (Vgl. *Rhiz. Curcumae* und *Zingiberis*).

Pulver: Stärke von charakteristischem Bau (keulenförmig, Kern exzentrisch im dickeren Ende, bis 0,04 mm lang); dickwandige gelbliche Sklerenchymfasern; Epidermis mit Spaltöffnungen; Gefäßstücke; Sekretzellen. Kein oder nur selten Kork.

Enthält: Äth. Öl (0,5—1,5 %), Kaempferid, Galangin, Galanginmethyläther, Stärke (20—25 %), Asche bis 4 %.

Anwendung als Stomachikum, Aromatikum, Gewürz.

Verwechslung: *Rhizoma Galangae major.,* von *Alpinia galanga Willd.* = viel dicker, außen heller, weniger gewürzhaft.

Rhizoma Graminis, Graswurzel, Queckenwurzel. Oe. Sch.

Stammpflanze: Ph. austr. *Triticum repens L.* = Ph. helv. *Agropyrum repens Pal. et Beauv., Gramineae.* Nördliche Halbkugel, ein überall wucherndes lästiges Unkraut mit weithin kriechenden Ausläufern. Im Frühjahr zusammengeeggt. Wurzelstock sehr lang, getrocknet bis 4 mm dick, ästig, stielrund, blaß-strohgelb, platt, langgliedrig-knotig, nur an den nicht hohlen Knoten mit Wurzeln und mit häutigen Scheiden, in den Internodien hohl. Im Handel meist geschnitten. Geschmack süßlich.

Lupe: Querschnitt rund. In der Rinde als feine Punkte etwa 6 Blattspurstränge. Gefäßbündelzylinder durch Endodermis abgetrennt, Leitbündel in einem helleren dichten Ring angeordnet. Mark zerrissen, unregelmäßiger Hohlraum.

Mikroskop: Epidermis aus zweierlei Zellen. Im stärkefreien Rindenparenchym kleine Leitbündel, in denen der Gefäßteil sehr zurücktritt. Der Leitbündelzylinder umschlossen von einer Endodermis, deren Zellwände hufeisenförmig nach innen zu verdickt sind. Ein Ring aus zahlreichen kollateralen Gefäßbündeln (Monokotylen-Typus) nahe der Innenseite der Endodermis. Näher dem Inneren zu ein weiterer Kranz aus 10—14 isolierten Bündeln.

Enthält: Tritizin (5 %), Schleim, eine nicht kristall. Zuckerart, Inosit, Mannit. Keine Stärke.

Anwendung als lösendes, reizmilderndes, hustenstillendes Mittel, Blutreinigungsmittel.

Rhizoma Hydrastis, Hydrastisrhizom, kanadische Gelbwurzel. D. Oe. Sch,

Stammpflanze: *Hydrastis canadensis L. Ranunculaceae.* Kanada, nordöstl. Vereinigte Staaten; z. Z. auch in Kultur. Gesammelt im Herbst von nur dreijährigen Pflanzen. Knotiges, aufrecht wachsendes, hin- und hergebogenes, wenig verzweigtes, bis 5 cm langes, 4—8 mm dickes Rhizom von dunkelbraungrauer Farbe und grünlichgelbem Querbruch, mit Ansatzstellen von Wurzeln, Niederblättern, Laubblättern und Blütensprossen (letztere als breite, große Narben). Bruch glatt, Bruchfläche hornartig.

Lupe: Querschnitt. Außen brauner Kork. Im gelben Parenchym eingebettet ein Ring von 8—20, meist bis 10 evtl. 14 verschieden großen Gefäßbündeln, der sich durch seine Färbung abhebt. Breite Markstrahlen.

Mikroskop: Wenige Reihen von Korkzellen. Alle Parenchymzellen (auch die des Markes und der Markstrahlen) dicht angefüllt mit kleinen Stärkekörnern. Die Rindenstrahlen als helleres Gewebe sichtbar, die Siebröhren bisweilen obliteriert. In dem von einem Kambiumring umgebenen Holzkörper treten in den einzelnen, ziemlich voneinander getrennt liegenden Gefäßteilen die Tracheen, Tracheiden, Holzfasern durch die gelbe Farbe der Wände hervor; in den inneren Teilen der Holzbündel auch die Gefäße mit einer glänzenden gelben Masse erfüllt. Die Holzfasern nur wenig zugespitzt, oft mit 2 oder 3 kleinen Zacken endigend, mit großen, schräg gestellten Spalttüpfeln. Kambium sehr deutlich innerhalb der Gefäßbündel, weniger deutlich in den sehr weiten Markstrahlen.

Pulver: Reichlich Parenchymgewebefetzen, die Zellen gefüllt mit Stärke (Körner klein, 0,003—0,02 mm groß, einzeln oder zu 2—4 zusammengesetzt); Kork; schmale, mäßig verdickte Libriformfasern; gelbgefärbte Gefäße mit kreisförmigen Öffnungen. Kein Oxalat.

Bestandteile: Berberin (3,5—5 %), Hydrastin (durchschnittlich 3,3 %, davon $^1/_6$ frei, $^5/_6$ an Säure gebunden), Kanadin, Phytosterin, Mekonin, Eiweiß, Zucker, Fett, Harz, Stärke, Spuren äth. Öl. Aschengehalt 4,5—4,8 %.

Anwendung bei Blutungen usw.

Prüfung: Ein Tropfen Salpetersäure einem Schnitt oder dem Pulver zugesetzt, zeigt bald zahlreiche gelbe, nadelförmige Berberinkristalle, dasselbe auf Zusatz von Chloraljod in dunkleren Kristallen.

Rhizoma Iridis, Veilchenwurzel. D. Oe. Sch.

Stammpflanzen: *Iris germanica L., I. pallida Lamk., Iridaceae,* Mittel- und Südeuropa (Mittelmeergebiet); bei Florenz, Verona kultiviert. Von 2—3jährigen Pflanzen im August geerntet. Die Angabe der Arzneibücher beruht betreff. Iris florentina L. auf einem Irrtum. Die Arzneibuchware ist geschält, Endknospe, Wurzeln und Korkschicht sind entfernt; die Rhizome werden zuweilen mit schwefliger Säure gebleicht. Bis 15 cm lange, bis 4 cm dicke Stücke, weiß, grob geringelt, aus mehreren Jahrestrieben bestehend, deren jeder nach vorn breiter als nach hinten; unterseits braun punktiert (Austrittstellen der Wurzeln), oberseits zweizeilig geordnete Ansatzstellen der Blätter. Die Rhizome sind sehr hart, auf dem Bruche glatt, weißlich, mehlig. Geruch veilchenartig, Geschmack schwach aromatisch-bitterlich, etwas kratzend.

Lupe: Querschnitt elliptisch oder fast kreisrund. Kein Kork. In der schmalen Rinde keine oder wenige Leitbündel, innen erscheinen die Querschnitte der Leitbündel als dunkle Punkte. Besonders an der Grenze von Rinde und dem sehr weiten Zentralzylinder innerhalb der Endodermis zahlreiche Leitbündel, speziell an der Bauchseite. Viel Stärke.

Mikroskop: Parenchymzellen ziemlich dickwandig, getüpfelt, dazwischen lange Kristallzellen mit meist nur einem prismatischen Kristall (etwa 0,5 mm lang). Der Kristall ist nicht in Schleim eingebettet. Keine ausgeprägte Endodermis; die inneren Leitbündel durch Vereinigung mehrerer kollateraler Bündel konzentrisch, von einer Scheide stärkeführender, auf dem Längsschnitt gestreckter Parenchymzellen umgeben. Sklerotische Zellen fehlen.

Pulver: Sehr viel Stärke (fast stets Einzelkörner, bis 0,05 mm, eiförmig, kegelförmig, seltener kugelig, mit abgeflachter Basis, exzentrisch geschichtet, zangenförmige Kernspalte, Doppelkörner seltener); große zertrümmerte Säulenkristalle; Parenchymgewebereste; Gefäßbündelstücke (Ring- und Spiralgefäße). Kein Kork, keine Sklerenchymfasern.

Enthält: 0,1—0,2 % äth. Öl (hauptsächlich aus Myristinsäure, 85 %, und Iron), Wachs, Harz, Glykose, Saccharose, Schleim, Eiweiß, Stärke (17 %). Asche 3—5 %.

Anwendung zu Zahnpulvern, Wasch- und Streupulver, zu Sachets.

Prüfung auf kohlensauren Kalk, Bleiweiß, Zinkweiß = zum Einreiben der Stücke benutzt.

Rhizoma Rhei, Rhabarber. D. Oe. Sch.

Stammpflanzen: *Rheum palmatum L.* und *Rheum officinale Baill.,* *Polygonaceae.* Westliches und nordwestliches China und Tibet; wildwachsende, vieljährige Exemplare. Die beste Droge besteht aus den blühreifen Hauptrhizomen oder kräftigen Rhizomzweigen. Sie werden von dem oberen Teil, den Blattresten, Knospen und Wurzeln befreit, mehr oder weniger tief geschält (dreiviertel-, halb-, ganzmundiert), häufig halbiert oder in kleine Stücke gespalten, auf Schnüre gereiht und teils an der Luft, teils am Ofen getrocknet; später nochmals nachgeschält. Pharmazeutisch allein zulässig ist nur die beste Handelssorte = Shensi-Rhabarber. Feste, mundierte, zylindrische, kegelförmige, fast kugelige oder flach konvexe Stücke, oft durchbohrt, hart, schwer, auf der Bruchfläche uneben, körnig, nicht faserig. Geruch milde, Geschmack schwach aromatisch, bitter, etwas herbe. Rhabarber knirscht beim Kauen zwischen den Zähnen.

Lupe: Auf Querschnitten sehr junger Rhizome ist noch eine regelmäßige Anordnung = verhältnismäßig schmale Rinde, Kambiumzone, schmaler Holzkörper, mächtiges Mark, radial verlaufende Markstrahlen (dunklere Linien) zu erkennen; an älteren Stucken ist infolge der außerordentlichen Kürze der Internodien, der Vielzahl der entwickelten Triebe und Blattansätze der innere Bau recht verwickelt. Das sehr dichte Gewebe ist auf der frischen Bruchfläche marmoriert, weiße Grundmasse und braunrote Gefäßbündel. Kork und primäre Rinde (meist auch die sek. Rinde und der normale Holzkörper) sind entfernt, hauptsächlich stellen das Mark und die innersten Partien des Holzes die Droge dar.

Mikroskop: In den Parenchymzellen Stärke und Oxalatdrusen, andere in Nestern zusammenstehende Zellen führen gelben Inhalt. Sek. Rinde und Holz sind, wenn vorhanden, von gelblichen Markstrahlen durchzogen. Rindenstrahlen aus Siebsträngen und gestreckten Parenchymzellen, in den Holzstrahlen Stränge von Netzfasergefäßen. Außerdem liegen im Holzkörper zahlreiche Strahlenkreise (im äußeren Teile) oder Masern (mehr im inneren Teile), diese bestehen aus einem System schlängelig von einem Zentrum nach allen Seiten ausstrahlender gelbroter Linien (Markstrahlen) und werden durch einen Kambiumring in eine innere (Siebröhren enthaltende) und eine äußere (Gefäße enthaltende) Partie geteilt.

Pulver: Viel Stärke (einzeln oder bis zu 5 zusammengesetzt, bis 0,02 mm groß); viele Oxalatdrusen (bis 0,2 mm groß); Stücke von Fasertracheen; dünnwandige Parenchymzellen (mit Stärke bzw. Oxalatdrusen oder mit Farbstoff); Siebröhrenfragmente. Kein Kork, keine mech. Elemente. Das Pulver gibt mit Kalilauge blutrote Färbung.

Hauptbestandteile: Oxymethylanthrachinone. Chrysophansäure (bis $5\,^0/_0$), Chrysophansäuremethyläther, Emodin (bis $2\,^0/_0$), Isoemodin, Rhein, Glycogallin, Tetrarin, Katechin, Pektin, Arabinsäure, Zucker, Fett, Rheumgerbsäure, Oxalsäure, Stärke usw. Mineralbestandteile bis $20\,^0/_0$.

Anwendung in kleinen Dosen als Stomachikum, Styptikum und Antidiarrhoikum, in größeren Dosen als Purgans.

Verfälschungen: *Kanton*-Rhabarber, Maserung verschwommener, Geschmack bitter, zusammenziehend, knirscht nicht beim Kauen. *Shanghai*-Rhabarber, Geruch räucherig, Geschmack bitter, zusammenziehend, schleimig.

Europäischer Rhabarber, wird in England, Frankreich und Österreich gebaut, *Rhizoma Rhei europaei*, von verschiedenen Rheum-Arten = Querbruch regelmäßig strahlig, es fehlt die charakteristische unregelmäßige Marmorierung. Verfälschung des Pulvers mit Kurkumawurzel usw.

Rhizoma Tormentillae, Tormentillwurzel. Sch.

Stammpflanze: *Potentilla silvestris Necker* = *P. tormentilla Schrnk.*, *Rosaceae.* Mittel- und Nordeuropa, Nordasien. Im Frühjahr von wildwachsenden Pflanzen gesammelt. Rhizome und Rhizomäste. Wurzelstock zylindrisch, spindelförmig oder knollig, gerade oder gekrümmt, vielköpfig, bis über 1,5 cm dick, bis 8 cm lang, sehr hart, spröde, außen dunkelrotbraun, höckerig uneben, mit Resten der abgeschnittenen Wurzeln und den quergestreckten und vertieften Narben der oberirdischen Sprosse. Im Bruch harzartig spröde, löcherig zerklüftet. Geschmack scharf zusammenziehend.

Lupe: Der Querschnitt dunkelrot oder rotbraun mit einigen größeren, weißen Punkten oder aus der Bruchfläche hervorragenden weißen Fasersträngen. Kambium nicht scharf zu erkennen. In der Mitte ein breites Mark. Nur wenige und schmale Holzstränge, bei jungen Exemplaren in einem, bei alten in zwei oder mehr Kreisen, im Längsverlauf anastomosieren dieselben netzförmig.

Mikroskop: Korkschicht ziemlich dick, rotbraun. In der Rinde obliterierte Siebröhrenstränge, im Holz Stränge von Gefäßgruppen, Holzfasern mit Gefäßen dazwischen und nur Holzfasern. Die Radialreihen der Holzstränge durch zwischentretendes Parenchym oft weit unterbrochen. Zwischen den verhältnismäßig schmalen Holzstrahlen sehr breite Markstrahlen. Mark aus stärkehaltigem isodiametrischem Parenchym mit einzelnen Oxalatdrusen führenden Zellen. Alles Parenchym dicht mit Stärke erfüllt, im Alter Harz an Stelle der Stärke.

Enthält: Bis $20\,^0/_0$ Gerbstoff, Tormentillrot, Chinovasäure, Ellagsäure, Spuren äth. Öl, Harz, Gummi, Stärke, Kalkoxalat. Aschengehalt $3,2\,^0/_0$.

Anwendung als Adstringens und Styptikum bei Diarrhöe usw., zu adstringierenden Zahnpulvern, Gurgelwässern, als Gerb- und Färbemittel.

Rhizoma Valerianae, Baldrianwurzel. D. Oe. Sch.

Stammpflanze: *Valeriana officinalis L. Valerianaceae.* Europa, Kleinasien und südlich. asiat. Rußland; kultiviert in Deutschland, Frankreich, Holland, Belgien, England, Nordamerika. Ausgegraben im Herbst (Ph. austr. im Frühjahr) von kultiv. Exemplaren; besonders geschätzt wildgewachsene Ware (fast nur im Harz gesammelt). Das kurze (höchstens 5 cm lange, 2—3 cm dicke), dunkelbraune, aufrechte Rhizom ist allseitig dicht bewurzelt und trägt an seinem oberen Ende die Knospe oder den Stengelrest, seitlich meist Ausläufer (bei der Droge von kultivierten Pflanzen abgeschnitten). Die Blattnarben sind im unteren Teile durch die zahlreichen Wurzeln unkenntlich geworden; die ungefähr bis 3, meist 1 mm dicken, stielrunden, graubraunen Wurzeln besitzen noch die stärkehaltige, primäre Rinde. Geschmack aromatisch-süßlich, zugleich bitterlich, Geruch stark, eigentümlich, nicht angenehm.

Lupe: Der Rhizom-Querschnitt ist oft unregelmäßig gebuchtet, braun, hornartig glänzend, zeigt einen Kranz etwas hellerer Gefäßbündel, welche das weite, oft lückige Mark umgeben. Die Wurzeln werden fast nie älter als ein Jahr, deshalb wenig Änderung durch sek. Dickenwachstum; breite Rinde, dünner zentraler Holzkörper, weites oder enges Mark.

Mikroskop: Wurzel. Epidermis mit Papillen (am Rhizom statt derselben Periderm), darunter eine Schicht stärkefreier Zellen mit verkorkten Wänden (Hypodermis), welche allein das gewürzig riechende Sekret der Droge = Öltropfen führen; dann breite, stärkehaltige, primäre Rinde, durch eine kleinzellige, dünnwandige Endodermis gegen den Zentralzylinder abgegrenzt. In letzterem je nach dem Alter der Wurzel der primäre Bau oder schon sek. Dickenwachstum. Wurzeln 2—7-, meist 3—4 strahlig, teils großes Mark, teils derber Holzzylinder mit Sklerenchymfasern.

Pulver: Parenchymgewebe mit reichlich Stärke (Körner einfach oder zusammengesetzt, bis 0,02 mm, mit deutlichem Kern); Wurzelhaare; Epidermis; Steinzellen (nur aus dem Rhizom); Kork. Vereinzelt Sklerenchymfasern aus den Befestigungswurzeln. Kein Oxalat.

Enthält: Bis 1 %/₀ äth. Öl, Baldriansäure, Zucker, Baldriangerbsäure usw. In der frischen Wurzel Chatinin resp. Valerin (Alkaloid), verschwinden beim Trocknen.

Anwendung als krampfstillendes und anregendes Mittel, Nervenmittel.

Verwechslungen zahlreich, am fehlenden Baldriangeruch, wie am äußeren und inneren Bau erkenntlich.

Rhizoma Veratri, Weiße Nieswurzel. D. Sch.

Stammpflanze: *Veratrum album L. Liliaceae.* Auf feuchten Gebirgswiesen Mittel- und Südeuropas und Nord- und Mittelasiens; im Herbst speziell im Jura und in den Alpen gesammelt. Dunkelgraubrauner, aufrechter, eiförmiger oder gespaltener, bis 8 cm langer Wurzelstock mit den gelblichen, bis 3 dm langen, 3 mm dicken, nahe dem oberen Rande hervortretenden Wurzeln. Die Narben der Blätter als Ringlinien erkennbar. An der Spitze meist Reste der quer abgeschnittenen Blätter. Geschmack anhaltend scharf und bitter, nicht aromatisch.

Lupe: Wurzelstockquerschnitt weißlich-gelblich. Die Endodermis grenzt als wellige, dunkle Linie die weißliche, bis 3 mm dicke Rinde vom „Kern" ab. Im letzteren die Leitbündel zahlreicher als in der Rinde. Auf Zusatz von einem Tropfen Schwefelsäure zu einem Schnitt in Wasser hell- bis grasgrüne Färbung der nicht verholzten oder verkorkten Zellen (Pseudojervin- und Protoveratrin-Reaktion). Wurzelquerschnitt: Rinde breit, dreimal so breit als der Gefäßbündelzylinder. Monokotylentypus.

Mikroskop: *Rhizom.* Äußerste Rindenzellen durch langsames Absterben schwarz (Metadermis), keine Korkbildung. Rindenparenchym aus grob getüpfelten stärkeführenden Zellen und solchen mit Raphidenbündeln von Kalkoxalat. Endodermis aus einseitig (innen) verdickten Zellen, in einfacher oder stellenweise doppelter Lage. Gefäßbündel der Rinde und die äußeren des Zentralzylinders kollateral, die inneren durch Vereinigung mehrerer kollateraler Bündel konzentrisch. Die Wurzeln haben allgemeinen monokotylen Bau; Zentralzylinder 8—13-, meist 10 strahlig; Mark aus sklerotischen Faserzellen.

Pulver: Abgestorbenes Außengewebe (Metaderm); reichlich stärkehaltiges Parenchym; Stücke von Sklerenchymfasern des Markes; spiralig verdickte Gefäßstücke. Stärke zusammengesetzt, häufig Drillinge, mit ungleich großen Teilkörnern. Verdickte Endodermiszellen; Oxalat-Raphiden.

Bestandteile: Eine Anzahl Alkaloide, z. B. Jervin, Rubijervin, Pseudojervin, Veratroidin, Veratralbin, Protoveratrin, Protoveratridin, das bittere Glykosid Veratramarin, Veratrinsäure, Jervasäure (identisch mit Chelidonsäure) usw., ferner Stärke, Zucker, Harz.

Anwendung äußerlich in Salbenform gegen Krätze; zu Niese- und Schnupfpulver. In der Tierheilkunde als Brechmittel usw.

Rhizoma Zedoariae, Zittwerwurzel. D. Oe. Sch.

Stammpflanze: *Curcuma zedoaria Rosc.Zingiberaceae.* Heimisch wahrscheinlich in Ostindien, kultiviert hier, auf Ceylon usw. Getrocknete, nicht gebrühte Querscheiben, seltener Längsstücke des knolligen Rhizoms, von ähnlichem Bau wie Rhiz. Curcumae. Durchmesser der Querscheiben 2,5—4 cm; auf der Außenseite runzeliger Kork mit einzelnen starren Haaren und zahlreichen Wurzelnarben oder hier und da Nebenwurzeln. Bruch glatt, im Parenchym braune Harzpunkte. Geschmack aromatisch, bitter, Geruch an Kampfer erinnernd.

Lupe: Unter der Außenschicht eine schmale Rinde, diese durch eine feine, dunklere Linie (Endodermis) von dem weiten Kern (Leitbündelzylinder) getrennt.

Mikroskop: Dicke Korkschicht, die Epidermis darüber meist noch erhalten, diese mit langen, dickwandigen, meist einzelligen Haaren. Rinde 2—5 mm dick. Das Grundparenchym führt reichlich Stärke, dazwischen zahlreiche kugelige Sekretzellen mit farblosem, seltener gelblichem Inhalt. Die Endodermis aus kleinen dünnwandigen Zellen, die Gefäßbündel kollateral, besonders zahlreich an der Innenseite der Endodermis, ohne Sklerenchymscheide, nur in der Rinde manchmal mit wenigen Bastfasern. Sonst keine mechanischen Elemente; keine Kristalle.

Pulver: Reichlich Stärke (Körner bis 0,06 mm groß, flach, scheibenförmig, linsenförmig, exzentr. geschichtet, Kern in einem dem schmalen Ende ansitzenden Vorsprung = Zingiberaceentypus); große dickwandige, ein- und mehrzellige Haare; keine oder sehr wenige Bastfasern. Reichlich Parenchymgewebe; Ölzellen; Kork; Epidermiszellen. Kein Oxalat, keine Steinzellen.

Enthält: Äth. Öl, Harz, Stärke, Gummi, Schleim, Aschengehalt nicht über 7 %.

Anwendung als Aromatikum, Magenmittel, Geschmackskorrigens, Gewürz.

Rhizoma Zingiberis, Ingwer. D. Oe. Sch.

Stammpflanze: *Zingiber officinale Rosc. Zingiberaceae.* Heimisch wahrscheinlich im tropischen Asien, in den Tropen allseits kultiviert. Im Handel in bis 10 cm langen, etwa 2 cm breiten, bis 1 cm dicken, in einer Ebene verzweigten, seitlich zusammengedrückten, harten Stücken. Um das Trocknen zu erleichtern, meist teilweise oder ganz von der Korkschicht befreit, an den übrigen Stellen runzelig. Die Arzneibücher fordern, daß die Korkschicht nur an den Seiten entfernt ist. Bruch weißlich oder hellgrau, körnig, mehlig, oft hornartig, durch hervortretende Gefäßbündel faserig. Geschmack scharf, gewürzig, Geruch eigenartig, stark aromatisch.

Lupe: Querschnitt. Dicht mehlig oder (bei stärkerem Brühen) hornartig. Rinde und Kern weißlich, mit zahlreichen orangegelben bis hellgelben Ölzellen und reichlichen, schon mit bloßem Auge als dunkelbraune Punkte erkennbaren Leitbündeln. Zentralzylinder von einer Endodermis umgeben. Der Querschnitt des Rhizoms ist stets oval.

Mikroskop: Die Epidermis zuweilen erhalten, die Korkschicht aus 10—12 Zellagen. Darunter meist zusammengefallenes, dann stärkehaltiges Rindenparenchym mit sehr zahlreichen Ölbehältern. Die Stärkekörner flachscheibenförmig (s. u.). Endodermiszellen sehr schwer erkennbar. Die Gefäßbündel kollateral, teilweise von einigen wenigen, schwach verdickten Sklerenchymfasern umscheidet, den zahlreichen, dicht zusammenliegenden Bündeln unter der Endodermis fehlt diese Sklerenchymscheide vielfach; die Gefäße meist leiterförmig verdickt. In der Begleitung der Gefäßbündel dünnwandige, rotbraune Pigmentzellen.

Pulver: Viel Stärke (Körner sackförmig, einfach, bis 0,050 mm groß, an dem spitzeren Ende mit einem kleinen den Kern bergenden Vorsprung, stark exzentrisch = Zingiberaceentypus). Parenchymgewebe; Sklerenchymfasern; Kork; Gefäßfragmente. Keine Kristalle, keine Haare, keine Steinzellen.

Enthält: Äth. Öl $(1,2—3\,^0/_0)$, Gingerol (verleiht den scharfen Geschmack), Stärke (bis $20\,^0/_0$), Fett, Harz, Harzsäure, Gummi, Zucker. Aschengehalt höch stens $7\,^0/_0$.

Anwendung als magenstärkendes Gewürz, Geschmackskorrigens.

IV. Zwiebeln *(Bulbi)*.

Bulbus Scillae, Meerzwiebel. D. Oe. Sch.

Stammpflanze: *Urginea (Scilla) maritima (L.) Baker. Liliaceae.* Im Mittelmeergebiet wildwachsend; eingeführt aus Spanien, Portugal, Malta, Cypern, Kleinasien, die rote Varietät aus Algerien. Von mehrjähr. Pflanzen im Herbst gesammelt, nach dem Abblühen, aber vor dem Austreiben der Blätter. D. A. und Ph. helv. fordern die Varietät mit weißer, Ph. austr. die Varietät mit roter Zwiebel. Die Schuppen der Zwiebel (mit Ausnahme der äußersten, trockenen braunroten Zwiebelschuppen und der sehr fleischigen und schleimigen Stammknospen), in Längsstreifen geschnitten und schnell getrocknet. Gelblich-weiße (Ph. austr.: rötliche), etwa 4 cm lange, 3 mm dicke, hornartig-durchscheinende Stücke von fast glasigem Bruch. Geruch frisch scharf, beim Trocknen verschwindend; Geschmack widerlich bitter, schleimig.

Lupe: Auf dem Querschnitt sind eine Reihe von Gefäßbündeln als erhabene Punkte sichtbar.

Mikroskop: Auf beiden Seiten Epidermis mit kreisrunden Spaltöffnungen. Die Parenchymzellen ziemlich groß, kugelig abgerundet, zwischen ihnen zahlreiche, verschieden große Zellen, welche in Schleim eingebettete, in der Längsrichtung gestellte Bündel kleiner oder größerer Raphiden, selten einzelne Kristalle von oxalsaurem Kalk enthalten. Die Gefäßbündel sind normal gebaut, sie verlaufen parallel. Stärke nur sehr vereinzelt.

Pulver: Viel Kristalle (meist hängen die Nadeln noch zu Bündel zusammen); keine Stärke oder nur sehr wenige Körner (aus der Umgebung der Gefäßbündel); Stücke der Spiraltracheen; tafelförmige Epidermiszellen mit Spaltöffnungen. Kein Sklerenchym.

Enthält: Scillipikrin, Scillitoxin, Scillin, Scillain (Glykosid, soll der wirksame Stoff sein), Sinistrin (Kohlehydrat), Weichharz, Traubenzucker, äth. Öl, oxals. Kalk; $4—5\,^0/_0$ Asche.

Anwendung als Herzmittel und wassertreibendes Mittel.

V. Sproßachsen *(Stipites)*.

Stipites (Caules) Dulcamarae, Bittersüßstengel. Oe.

Stammpflanze: *Solanum dulcamara L. Solanaceae.* Europa, Asien, besonders an Gräben und niederen Flußufern, Zäunen usw. Die 2—3-jährigen, im Herbst, Frühjahr oder nach dem Abfallen der Blätter gesammelten, zerschnittenen Triebe. Der Stengel hin- und hergebogen, häufig gedreht, bis 8 mm dick, mit zerstreuten Blatt- und Zweignarben. Geschmack bitter in der Rinde, süß im Holz.

Lupe: Außen eine grünlichgelbe oder bräunlichgelbe, glänzende Korkschicht (mit Lentizellen), darunter die dünne, dunkle Rinde und der gelbliche Holzring. Hohles Mark.

Mikroskop: Die Epidermis noch vorhanden, darunter eine Korkschicht, dann prim. Rinde aus dickwandigen chlorophyllhaltigen Parenchymzellen, an der inneren Grenze vereinzelte oder Gruppen von Sklerenchymfasern (fehlen zuweilen). In der sek. Rinde einreihige Markstrahlen, diese führen wie die Rinde Kristallsandzellen. Das Holz blaßgelb, deutlich strahlig, mit ein oder zwei Jahresringen; Tüpfelgefäße, Holzfasern und wenig Holzparenchym. In den „Markkronen" Siebröhrenstränge (die Gefäßbündel der Solaneen sind bikollateral). Eine weite Markhöhle, durch Zerstörung des inneren Markgewebes entstanden. Stärke.

Enthält: Dulcamaretinsäure, Dulcamarinsäure, Solacein (Glykosid) usw.

Anwendung als wassertreibendes Mittel, Blutreinigungsmittel, gegen Hautkrankheiten, Rheuma usw.

Verwechslungen: Der Stengel von *Lonicera caprifolium L.*, *Humulus lupulus L.* = gegenständige Blattnarben oder Knoten, bei *Solanum dulcamara* abwechselnd.

VI. Rinden *(Cortices)*.

1. Schlüssel zum Bestimmen.

A. Geschmack aromatisch. Bruch meist glatt.

  I. Ölzellen mit bloßem Auge nicht zu unterscheiden.

    a) Geschmack rein zimtartig. Farbe gelbbraun. Korkschicht teilweise oder ganz entfernt. Bruch etwas faserig oder eben. Geschlossener Steinzellring. Meist Zweigrinden, höchstens 2 mm dick, in Röhren. *Cortex Cinnamomi.*

    b) Geschmack aromatisch. Bruch glatt. Rötlich braun. Röhrenoder rinnenförmig. *Cortex Cascarillae.*

  II. Ölzellen auf dem Querschnitt mit bloßem Auge deutlich sichtbar. Stammrinden mindestens 2 mm dick.

    a) Geschmack fenchelartig. Hellbraun. Korkartig weich. Auf dem Querschnitt fast gleichförmig. *Cortex Sassafras.*

    b) Geschmack brennend aromatisch. Außenrinde weiß. Hart, nach außen steinig. Ölzellen goldgelb. Innenwände gelb oder hellbraun. *Canella alba.*

B. Geschmack scharf, brennend, nicht aromatisch.

    a) In dünnen, zähen, bandartigen Streifen, außen hellbraun, glänzend. Innenrinde weiß, lang- und feinfaserig. *Cortex Mezerei.*

    b) In flachen Stücken, beim Brechen stäubend, Niesen erregend, holzig, weiß. Innenrinde schachbrettartig gefeldert. Geschmack kratzend. *Corter Quillajae.*

C. Geschmack rein bitter.

    a) Bruch weichfaserig. $^1/_2$—2 mm dick. In engen Röhren. *Cortex Frangulae.*

    In flachen Röhren. *Cortex Rhamni Purshianae (Cascara Sagrada).*

    b) Bruch nach außen lang fadenförmig, nach innen kurz grobkörnig. 2—5 mm dick. *Cortex Condurango.*

c) Bruch zähe, sehr lang- und weichfaserig. Gelblich oder hellbraun. *Cortex Simarubae.*

D. Geschmack bitter adstringierend oder rein adstringierend.

a) Bruch spröde, ganz eben. Querschnitt grünlichgelb. Den
Speichel gelb färbend. *Cortex Granati.*

b) Bruch zähe, nach außen korkig-körnig, nach innen band-
faserig. *Cortex Quercus.*

c) Bruch der röhrenförmigen Stücke außen eben, markig (nicht
körnig), innen steiffaserig (nicht zähe bandartig).
Cortex Chinae.

2. Beschreibung der Rindendrogen.

Cortex Cascarillae, Cascarillrinde. D. Oe. Sch.

Stammpflanze: *Croton eluteria Bennet, Euphorbiaceae.* In Westindien
einheimisch (Bahamas-Inseln, Cuba). Röhren- oder rinnenförmige Stücke
der Zweigrinden, 0,5—2 mm dick, meist etwa 0,5 cm breit und meist
unter 10 cm lang. Wo die zum Teil mit Krustenflechten bedeckte Korkschicht noch vorhanden ist, erscheint die Rinde weiß, wo sie fehlt graugelb bis dunkelbraun. Im Kork quergestreckte Lentizellen und unregelmäßige Längsrisse; wo der Kork fehlt, zeigt die Rinde linienförmige
Eindrücke, welche von den Lentizellen herrühren. Bruch fast glatt,
harzglänzend. Häufig an der Rinde Holzsplitter, diese sind zu entfernen. Geruch aromatisch, Geschmack aromatisch und bitter.

Lupe: Kork als hellabgegrenzte Linie; primäre Rinde weiß und braun marmoriert. Sek. Rinde dunkelrotbraun; Markstrahlen zart, nach außen teilweise
keilförmig verbreitert, erscheinen durch Oxalatkristalle weiß.

Mikroskop: Die Korkschicht aus ungleich stark verdickten, tafelförmigen
Zellen, sie enthalten sehr zahlreiche Oxalatkriställchen, denen die Korkschicht
ihre weiße Farbe verdankt. Das Phelloderm aus dünnwandigem, stärkeführendem
Parenchym, dazwischen Sekretbehälter (farbloses äth. Öl), Zellen mit Oxalatdrusen
oder Einzelkristallen und Zellen mit rotbrauner Gerbstoffmasse. In der sich
ebenso verhaltenden primären Rinde Bündel von Sklerenchymfasern (ursprünglich
ein geschlossener Ring) und lange, von braunem Sekret gefüllte, ungegliederte
Milchröhren. Die sek. Rinde mit sehr zahlreichen, dichtstehenden, zweireihigen
Markstrahlen, teilweise mit Oxalat (hauptsächlich Drusen). Die Rindenstrahlen
schmal, mit Siebröhren, stärkehaltigem Parenchym, ölführenden Sekretzellen und
meist einzeln stehenden Sklerenchymfasern. Im Parenchym der Rindenstrahlen
Zellen mit einem braunen Farbstoff und solche mit Drusen oder Einzelkristallen
von Kalkoxalat; Siebelemente sehr undeutlich, in den äußeren Partien stets
obliteriert. Milchsaftschläuche fehlen in der sek. Rinde.

Enthält: Cascarillin (Bitterstoff), äth. Öl (1—3%), Harz (15%), Gallussäure,
Farbstoff, Gerbstoff, Stärke, Mineralbestandteile.

Anwendung als Stomachikum, bei Magen- und Darmkatarrhen, Diarrhöen,
Ruhr usw.

Verwechslung: Cortex Copalchi von *Croton niveus Jacq.,* Mexiko. Leicht
am anatom. Bau zu unterscheiden. Meist in stärkeren Röhren, bis über 50 cm
lang, 4 mm dick, Röhren von 2 cm Durchmesser. Bruch nach außen körnig, nach
innen etwas zähe feinfaserig. In der primären Rinde zahlreiche Steinzellen, in
der dunkler braunen sek. Rinde zahlreiche Sklerenchymfasern. Enthält Copalchin
(Bitterstoff).

Cortex Chinae (Cinchonae), Chinarinde, Fieberrinde. D. Oe. Sch.

Stammpflanze: *Cinchona succirubra Pavon* und Varietäten, *Rubiaceae.*
Heimat: Ostabhänge des nördlichen Teiles der südamerik. Kordilleren.

1000—3500 m Höhe; kultiviert in der Heimat, in holl. und engl. Ostindien, Westindien (Jamaika), Mexiko, Westafrika usw. Offizinell sind
nur die Rinden kultivierter Pflanzen Südasiens (holl. und engl. Indien),
Röhren oder Halbröhren, 30—40 cm und darüber lang, 2—4 mm dick,
1—4 cm im Durchmesser. Außen graubrauner Kork, grobe Längs-
runzeln, feinere Querrisse; die Innenfläche glatt, rotbraun, zart längs-
gestrichelt. Geschmack bitter und zusammenziehend.

Lupe: Charakteristischer Bruch, außen glatt, innen faserig. In dem äußeren,
glattbrechenden Teile mehr oder weniger zahlreiche, unregelmäßig verlaufende
konzentr. Linien. Der innere durch die Sklerenchymfasern faserige Teil der Rinde
läßt in der braunen Grundmasse zahlreiche Oxalatzellen als weiße Punkte erkennen.
Querschnitt braunrot, Grenze der Korkschicht deutlich.

Mikroskop: Die Korkschicht aus dünnwandigen, mit einer rotbraunen Masse
erfüllten Zellen; die prim. Rinde aus stärkehaltigem Parenchym mit rotbraunen
Wänden, an der Innengrenze einzelne Sekretschläuche und Sklerenchymfasern,
im Gewebe verteilt Zellen mit feinkörnigem Kalkoxalat. Die sek. Rinde bedeutend breiter als die primäre, 1—3 reihige Markstrahlen, zwischen diesen die durch
kurze, 0,5—0,8 mm lange, spindelförmige, etwa 0,05 mm dicke Sklerenchymfasern
charakterisierten Rindenstrahlen. Die Siebröhren mehr oder weniger obliteriert,
das Parenchym aus etwas langgestreckten, dünnwandigen, rotbraunen Zellen.
Die sehr zahlreichen, nach innen zu dichter auftretenden Sklerenchymfasern
meist einzeln, seltener in kleinen Gruppen, die Wände stark verdickt, deutlich
geschichtet (mit Tüpfelkanälen), hellgelb, seidenglänzend. Andere mechan.
Elemente (Steinzellen) fehlen völlig. Stärke feinkörnig, Körner meist einfach,
seltener zu 2—4 zusammengesetzt.

Von diesem Bau weichen die Rinden einiger anderen Cinchona-Arten dadurch
ab, daß die Zellen der primären Rinde zu Steinzellen werden. Die Remija-Rinden
(China cuprea) haben Steinzellen und Bastfasern, welche dicht beieinander liegend
in deutliche radiale Reihen angeordnet sind. Anlage und Form der Sklerenchymfasern vielfach charakteristisch.

Pulver: Braune Korkzellen; gleichmäßig rotbraune Parenchymgewebefetzen;
Siebröhren; Sklerenchymfasern (ganz oder zerbrochen, s. o.); Kristallsandzellen;
Stärkekörner. Keine Steinzellen.

Bestandteile: Bis 17 % Alkaloide, davon Chinin (1,5—3, selten 5—13 %),
Chinidin (bis 4 %), Cinchonin und Cinchonidin (bis 8 %), Cinchotin, Cinchamidin,
Cinchonamin, Chinamin, Conchinamin usw., Chinasäure, Chinagerbsäure, Chinova-
säure, Chinarot, Wachs, Harz, Stärke, Kalkoxalat usw. Etwa 3 % Asche.

Anwendung als Tonikum, Amarum, Styptikum, Antipyretikum, äußerlich
zu Mund- und Gurgelwässer.

Cortex Cinnamomi, Zimt. D. Oe. Sch.

I. *Cortex Cinnamomi chinensis,* chinesischer Zimt. Ph. helv.

Stammpflanze: *Cinnamomum cassia Bl. Lauraceae.* Heimisch und
kultiviert im südl. China und Cochinchina. 1—3 mm dicke, meist
2—5 cm breite Rindenstücke von 2—3 cm dicken Zweigen. Die Außenseite, wo die Korkschicht und mit ihr die Außenrinde entfernt, rötlich
oder gelblichbraun, wo dieselben noch vorhanden, grau; die Innenseite
feinkörnig oder fast glatt, gelblichbraun. Zu 30—60 cm langen Röhren
oder Halbröhren eingerollt in Bündeln im Handel. Der Bruch der harten,
nicht zähen Rinde fast glatt, nur auf der Innenseite wenige Fasern.
Die dicke Rinde älterer Stämme wie die Rinde der dünnsten Zweige
dient nicht dem pharmazeut. Gebrauch. Geruch nach Zimtöl, Geschmack
nicht herb, etwas schleimig.

Lupe: Ungeschälte Rinden mit kleineren rundlichen Lentizellen. Auf dem Querschnitt in der Mitte oder näher der Außenseite ein hellerer Streifen = Steinzellenring.

Mikroskop: An ungeschälten Stellen die Korkschicht aus verdickten, mit einer dunkelroten Masse angefüllten Zellen; Epidermis oft noch sichtbar. In der primären Rinde braune, mehr oder weniger tangential gestreckte Parenchymzellen mit verdickten, getüpfelten Wänden, einzelne Schleimzellen; an der Innengrenze langgestreckte Sklerenchymfaserbündel, zwischen denselben (meist einseitig verdickte) Steinzellen, so daß ein Ring sklerotischer Zellen entsteht. In der sekund. Rinde zahlreiche zwei, seltener eine Reihe breite Markstrahlen, manche Zellen mit sehr kleinen Kalziumoxalatnadeln; ferner deutliche, meist obliterierte Siebröhrenstränge, einzelne Bastfasern, Schleimzellen und kleine Sekretzellen. Stärke.

Pulver: Gelbbraune Parenchymzellen; Elemente des Korkes; Steinzellen; Bastfasern (0,5 mm lang, 0,03—0,04 mm dick); Oxalatnädelchen (in Zellen und frei); Schleimzellen (mit Tusche nachweisbar); Stärke (Körner einfach, bis 0,02 mm, und solche zu 2—4 zusammengesetzt).

Enthält: Äth. Öl (1—2 %), Stärke, Schleim, Harz, Gerbstoff, 2—7 % Mineralbestandteile.

Anwendung als Gewürz.

Verwechslung: Die Holzkassia, Cassia lignea = flachere und dickere Stücke, meist mit einer grünlich-grauen Korkschicht, Geschmack herb, schleimig.

Verfälschungen des Pulvers: Holz vom Zimtbaum, Cedrelaholz, Mehl, Eichelmehl, Baumrinde, Walnuß-, Haselnußschalen usw.

II. *Cortex Cinnamomi zeylanici,* Ceylon-Zimt. D. A., Ph. austr., Ph. helv.

Stammpflanze: *Cinnamomum zeylanicum Breyne Lauraceae.* Auf Ceylon heimisch und dort in sog. Zimtgärten kultiviert, ferner auf Java, in Westindien, Südamerika usw. angepflanzt. Rinde der höchstens zwei Jahre alten, noch sehr dünnen Schößlinge, durch Schaben vom Kork und der primären Rinde sorgfältig befreit. Im Handel als 1 cm dicke, bis 1 m lange Zylinder, aus 8—10 ineinander gesteckten, von beiden Seiten eingerollten Rinden bestehend. Bruch splitterig, eben, an der inneren Fläche kurzfaserig. Geschmack feurig-gewürzhaft, süß, etwas schleimig, nur wenig herb; Geruch eigenartig, feiner gewürzhaft.

Lupe: Rinde meist etwa 0,05 mm dick, glatt, hellbraun, geschält, brüchig, auf der Außenseite durch Bastfaserbündel fein längsstreifig; die braune matte Innenfläche undeutlich gestreift. Unterscheidet sich anatomisch vom chinesischen Zimt dadurch, daß der Sklerenchymring (weil geschälte Rinde) auf der Außenseite zu suchen ist und aus größeren, stärkeren, vorwiegend allseitig gleichmäßig verdickten, meist dicht aneinanderschließenden Sklerenchymzellen besteht.

Pulver: Wie bei Cort. Cinnamomi chinensis. Kein Kork. Bastfasern zahlreicher, gestreckter, bis 0,7 mm lang; Stärkekörner kleiner, bis 0,007, selten bis 0,015 mm groß; Gehalt an Kalkoxalat größer.

Enthält bis 4 % äth. Öl, sonst wie Cort. Cinnamomi chinensis.

Anwendung wie die vorige.

Cortex Condurango, Kondurangorinde. D. Oe. Sch.

Stammpflanze: *Marsdenia condurango Rchb. fil. Asclepiadaceae.* Ekuador und Peru, an den Westabhängen der Kordilleren. Rindenstücke oberirdischer Achsen, 2—7 mm dick, 5—10 cm lang, 1—3 cm breit, meist etwas gebogen, röhren- oder rinnenförmig. Geruch schwach aromatisch, Geschmack bitterlich, schwach kratzend.

Lupe: Bei jungen Rinden dünne, braune Korkschicht, bei älteren Borke mit rundlichen oder quergestreckten Lentizellen. Innenfläche hellgrau, derb, längsfurchig. Querbruch hellgelblichgrau, körnig, durch vereinzelte Bastfasern des äußeren Teils jüngerer Rinden faserig. In der feinstrahligen sek. Rinde dunkle, gelbliche oder bräunliche Flecken = Steinzellgruppen.

Mikroskop: Der Kork aus 10—15 Reihen dünnwandiger Zellen, darunter schwach verdickte Phellodermzellen mit Einzelkristallen von Kalkoxalat. Es folgt Kollenchym, dann Rindenparenchym aus zahlreichen Oxalatzellen (Drusen), stärkeführenden Zellen, sowie mit einzelnen Milchröhren. In der äußeren primären Rinde Bündel von langen Sklerenchymfasern (ursprünglich ein geschlossener Ring, später durch eingeschobenes Parenchym getrennt). An der Grenze zur sek. Rinde Gruppen sehr großer Steinzellen. Sek. Rinde mit meist einreihigen Markstrahlen, teilweise Oxalat (Drusen) führend. In den Rindenstrahlen Milchröhren und Siebröhrenstränge, durch verhältnismäßig wenige Parenchymzellen voneinander getrennt, ferner im äußeren Teile obige Steinzellennester, zu lockeren Tangentialreihen angeordnet. Die Milchröhren ungegliedert. Im Parenchym reichlich Stärke.

Pulver: Viele Steinzellen von gelber Farbe; Korkgewebe; Stücke des Phelloderms mit Einzelkristallen; Rindenparenchym mit Stärke und Oxalatdrusen; Milchsaftschläuche; Stärke (einfach oder zusammengesetzt, bis 0,015 mm groß); Bastfasern; vereinzelt liegende Oxalatkristalle.

Enthält: Kondurangin, ferner Harz, äth. Öle, Zucker, Stärke, Oxalate usw. Mineralbestandteile bis 12 %.

Anwendung als Stomachikum.

Cortex (Rhamni) Frangulae, Faulbaumrinde. D. Oe. Sch.

Stammpflanze. *Rhamnus frangula L. Rhamnaceae.* Europa, Nordwestasien. Die Rinde der Äste und Stämme jüngerer Sträucher; vor dem Gebrauch mindestens ein Jahr abgelagert, frische Rinde wirkt brechenerregend. Im Handel in bis 30 cm langen, 1—2 cm dicken eingerollten Röhren. Jüngere Zweige haben außen rotbraune, ältere graue Rinde, mit weißen, quergestreckten Lentizellen. Die Innenfläche fast glatt oder längsrunzelig, gelbrot (bei schlecht getrockneter oder aufgeweichter Ware rotbraun), die Farbe variiert sehr nach dem Standort. Im Bruch gelb bis gelblich, weichfaserig oder ganz glatt. Geschmack schleimig, süßlich bitterlich.

Lupe: Kork dunkelrot; die grünliche primäre Rinde zuweilen weißlich gefärbt durch Anhäufung von Oxalatzellen. Sek. Rinde gelbbraun, feinstrahlig, die Bastfasergruppen erscheinen als kleine dunkle Punkte.

Mikroskop: Der Kork aus zahlreichen Lagen dünner Zellen mit rotem Inhalt; Lentizellen. Der äußere Teil der primären Rinde etwas kollenchymatisch verdickt, der innere Teil aus dünnwandigem Parenchym, Zellen mit Oxalatdrusen und hier und da mit schwach verholzten langen Sklerenchymfasern. Dazwischen in nicht zu alten Rinden Überreste stark tangential gedehnter Schleimzellen. In der sek. Rinde 1—3 Zellen breite Markstrahlen; die Rindenstrahlen aus Parenchym und Siebröhrenstränge, mit diesen abwechselnd breite Bündel langer, farbloser Bastfasern, von Längsreihen kleiner, Einzelkristalle führender Zellen begleitet (Kristallkammerfasern). Auch hier im Parenchym Zellen mit Oxalatdrusen. Keine Steinzellen.

Pulver: Intensiv grünlich-gelbe Teilchen, durch Kalilauge purpurrot. Viel Kalkoxalat (Drusen und Einzelkristalle); Fetzen des Korkes mit rotem Inhalt; Bastfasern; Kristallzellen; Parenchymgewebe; wenig Stärke. Keine Steinzellen.

Bestandteile: Emodin, Frångulin, Chrysophansäure, Frangularhamnetin, Frangularhamnin, Gerbstoff, Zucker, Stärke, Oxalate usw.

Anwendung als Abführmittel.

Cortex Granati, Granatrinde. D. Oe. Sch.

Stammpflanze. *Punica granatum L. Myrtaceae.* In Nordwestindien, Nordafrika heimisch, im Mittelmeergebiet häufig kultiviert. Rindenstücke von Stämmen, Zweigen oder Wurzeln verschiedenen Alters, meist von den als Obstbäume nicht mehr verwendbaren Exemplaren geerntet.

Röhren- oder rinnenförmige, bis 20 cm lange, 0,5—3 mm dicke, unregelmäßige Stücke. Die jüngsten Stücke außen gelblichgrün, ältere graugrün bis bräunlich, auf der Innenseite gelblich, wenn schlecht getrocknet bräunlich. Jüngste Stücke mit zarter Korkschicht und runden Lentizellen, bei älteren sind letztere deutlicher und längsgestreckt. Stammrinden oft mit schwarzen Flechten, bei den Wurzelrinden fehlen diese, hier auch nur wenige Lentizellen. Kork bei Wurzelrinden mehr bräunlich, an alten Rinden durch starke Borkenbildung muldenförmig abgeschuppt, dunkler gefärbte Narben zurücklassend. Bruch spröde, glatt. Geschmack herb, kaum bitter.

Lupe: Querschnitt scheinbar homogen, bei genauer Betrachtung schachbrettartig gefeldert, die Markstrahlen als dunklere radial verlaufende Linien.

Mikroskop: An jüngeren Rindenstücken Kork (Korkzellen innen mit deutlich getüpfelter U-förmiger Verdickungsschicht), darunter Phelloderm (kollenchym. Zellen, vereinzelt mit Einzelkristallen, in der Stammrinde mit Chlorophyll). In der primären Rinde große, geschichtete Steinzellen, vereinzelt oder zu 2—3. In den Rindenstrahlen der sek. Rinde wechseln tangentiale, Oxalatdrusen führende Zellreihen mit schmalen Tangentialbändern von Siebröhren führendem, stärkehaltigem Parenchym ab (dadurch die tangentialen Streifen der Lupenansicht). Primäre Markstrahlen ein-, selten zweireihig, nach außen sehr verbreitert, sekundäre stets einreihig. Keine Sklerenchymfasern, doch hier und da auch in der sek. Rinde Steinzellen. Die Wurzelrinde ist von der Stammrinde anatomisch nur wenig verschieden.

Pulver: Viel Stärke (rundlich, einzeln, 0,0025—0,008 mm groß, selten zusammengesetzt); sehr viel Kristalle (hauptsächlich Drusen); eigenartiger Kork; vereinzelte auffallend große Steinzellen; Parenchymgewebe; Siebröhren; kristallführende Zellen. Keine Bastfasern.

Bestandteile: Pelletierin (= Punicin), Pseudopelletierin, Isopelletierin, Methylpelletierin, Isomethylpelletierin, Gerbsäure (22 %, zum Teil Granatgerbsäure, zum Teil Gallusgerbsäure), Mannit, Harz, Stärke und (bis 20 % Mineralbestandteile.

Anwendung als Bandwurmmittel.

Cortex Mezerei, Seidelbastrinde. Sch.

Stammpflanze: *Daphne mezereum L. Thymelaeaceae.* Europa, Westasien. Die Rinde der Stämme und dickeren Zweige, im Frühjahr vor dem Blühen abgelöst, im Handel in Knäuel oder längliche Bündel aufgerollt. Bis über 1 m lange, 2—3 cm breite, bis 1 mm dicke, band- oder rinnenförmige, zähe, biegsame Streifen; Außenrinde glatt, glänzend, leicht abtrennbar, rotbraun, seltener graubraun, Innenrinde seidenglänzend, weißgelblich, feinfaserig. Bruch langfaserig. Geschmack nach längerem Kauen brennend scharf, die Rinde nimmt der Zunge die Empfindungsfähigkeit.

Mikroskop: Braune Korkschicht; kollenchymatische grüne Mittelrinde mit Bündel stark verdickter primärer Bastfasern an der Grenze zur Innenrinde. Die Markstrahlen einreihig, nach außen sich erweiternd; in den Rindenstrahlen der Innenrinde abwechselnde Schichten von Bastfasern und Rindenparenchym, die Bastfasern schwach verdickt, ungleich weit, einzeln oder in Gruppen (an den Enden oft gegabelt). Ältere Rinden mit stärkeren, verdickten Fasern. Stärke spärlich; keine Kristallbildungen.

Enthält: Daphnin (= Mezerein), ein Glykosid (spaltbar in Daphnetin und Zucker), Anhydrit der Mezereinsäure (der reizende Bestandteil), Gummi, Wachs, äth. Öl, Apfelsäure, Farbstoffe. Aschengehalt etwa 4 %.

Anwendung als Hautreizmittel, Kaumittel bei Lähmung der Zunge usw.

Cortex Quebracho, Quebrachorinde. Oe. Sch.

Stammpflanze: *Aspidosperma quebracho blanco Schlechtendal Apocynaceae.* Argentinien, Chile, Bolivien, Südbrasilien. Ziemlich flache, bis 3 cm dicke, schwere, harte Rindenstücke älterer Stämme. Äußerst starke Borkenbildung im Vergleich zur ganzen Rinde. Die Außenseite graubraun, tief längsfurchig und querrissig; die Innenseite hellgelblichbraun bis hellrötlichgrau. Bruch im äußeren Teile bröckelig, im inneren hart, splitterig, faserig. Von bitterem Geschmack.

Lupe: Querschnitt. Die Borke gelblichrot, sie nimmt an Ausdehnung über die Hälfte des Querschnittes ein und zeigt zahlreiche feine Korkbänder. Nur sek. Rinde, heller gefärbt, mit vielen Sklerenchymgruppen als eingesprengte weißliche Punkte.

Mikroskop: Die sek. Korkschichten aus regelmäßigen Reihen kleiner Zellen, zwischen denselben Sklerenchymgruppen. Primäre Rinde durch Borkenbildung verbraucht. Sek. Rinde mit 3—5reihigen Markstrahlen; die Rindenstrahlen aus ungleich verdicktem, braunwandigem, stärkehaltigem Parenchym, oblit. Siebröhren und aus vereinzelten oder in Gruppen zusammenliegenden Sklerenchymzellen. Diese Sklerenchymgruppen bestehen in der Hauptsache aus stark verdickten Steinzellen, zwischen diesen einzelne, fast völlig verdickte, spindelförmige Bastfasern; letztere auch für sich vereinzelt ohne die Steinzellen. Die Fasern von Kristallkammerfasern mit Einzelkristallen begleitet. Diese einzeln liegenden, sehr starken Fasern sind für die Droge charakteristisch.

Bestandteile: Zu $0,3—1,4\,^0/_0$ die Alkaloide Aspidospermin, Quebrachin, Quebrachamin, Aspidospermatin, Aspidosamin, Hypoquebrachin, ferner Quebrachol (cholesterinartiger Alkohol), Quebrachit (Zuckerart), Gerbstoff (ca. $3,5\,^0/_0$). Asche nicht mehr als $10\,^0/_0$.

Anwendung als Mittel bei Atemnot, Asthma.

Cortex Quercus, Eichenrinde. D. Oe. Sch.

Stammpflanze: *Quercus robur L.* resp. deren beide Formen: *Quercus sessiliflora Smith*, Steineiche, *Quercus pedunculata Ehrh.*, Stieleiche, *Fagaceae.* Europa ziemlich allgemein, spez. zur Rindengewinnung gezogen. Rinde von jüngeren (12—20 Jahre alten) Bäumen oder von Stockausschlägen, mit keiner oder nur geringer Borkenbildung = Spiegelrinde. Stücke röhrig eingerollt, 1—2 mm dick, außen glänzendsilbergrau oder graubraun, mit nicht sehr zahlreichen ovalen Lentizellen. Die Innenseite der Rinde hellbraun bis braunrot, matt, mit groben Längsstreifen. Bruch außen körnig, nach innen bandartig-zähe. Geschmack sehr stark zusammenziehend.

Lupe: Querschnitt. Bräunliche Korkschicht; etwa 1 mm von dieser entfernt eine scharfe Linie = Sklerenchymring, bezeichnet die Innengrenze der primären Rinde. Außerdem einzelne Steinzellennester als größere, weißliche, wachsartig glänzende Körner. Die sek. Rinde mit relativ breiten, nach außen sich etwas verbreiternden Markstrahlen und mit tangentialen Reihen zarter dunkler Punkte = Bastfasergruppen.

Mikroskop: Jüngere Rinde. Korkschicht aus gleichmäßigen, dünnwandigen Korkzellen mit braunem Inhalt, dann Kollenchym und dünnwandiges Rindenparenchym mit Oxalatdrusen und Steinzellennestern (primäre Rinde). Zwischen prim. und sek. Rinde die aus Bastfasern und Steinzellen bestehende Grenzschicht = Sklerenchymring; dieser zeigt anfangs nur Bastfasern, wird dann gesprengt, dazwischengeschobenes Parenchym wird in Steinzellen umgewandelt, die Steinzellen nehmen an Zahl zu, die Bastfasern ab. In der sek. Rinde Markstrahlen und Rindenstrahlen, letztere aus abwechselnden Lagen von 0,5 mm langen Bastfasern und Parenchymgewebe mit undeutlich wahrnehmbaren Siebröhren, ferner Steinzellengruppen. Die sehr zahlreichen Bastfasergruppen von Kristallzellen (Kristallkammerfasern mit Einzelkristallen) begleitet. Stärke fehlt fast gänzlich.

Pulver: In Kalilauge untersuchen. Reichlich kleinzelliges Rindenparenchym; Korkzellen; Bastfaserbündel mit Kristallzellenbelag; Steinzellengruppen; sehr viele Oxalatdrusen und Einzelkristalle. Keine oder fast keine Stärke.

Enthält: Eichengerbsäure (16—20 $^0/_0$), Gallussäure, Ellagsäure, Quercin, Lävulin, Quercit (Eichenzucker), Eichenrot, Harz, Mineralsubstanzen (nicht mehr als 10 $^0/_0$).

Anwendung als Adstringens, Hämostatikum, Styptikum, Antiseptikum, Antidot gegen Alkaloid- und Metallvergiftungen, zu Mund- und Gurgelwässer, Bäder.

Cortex Quillajae, Seifenrinde, Panamarinde. D. Oe. Sch.

Stammpflanze: *Quillaja saponaria Mol. Rosaceae.* Peru, Chile, Bolivien. Flache, tafelförmige, bis 1 m lange, oft 10 cm breite, bis 1 cm dicke, holzähnliche, weißliche Rindenstücke ohne Borke und primäre Rinde. Die Außenseite grob längsgestreift, oft rissig, weißlich oder hellbraun, die Innenseite fast glatt, weißlich-bräunlich oder rötlichbraun. Bruch zähe, außen splitterig, innen eben, beim Brechen stäubend, Niesen erregend. Geschmack kratzend, bitter, schleimig.

Lupe: Der Querschnitt im äußeren älteren Teile der Rinde ist schachbrettartig gefeldert, große Bastfasergruppen werden durch konz. angeordnete Rindenelemente, andererseits durch die Markstrahlen getrennt; im jüngeren inneren Teile der Rinde fehlen noch die erst später sich ausbildenden Bastfaserbündel.

Mikroskop: Nur sek. Rinde. Die äußere Partie sehr hart, die innere weich; viele umfangreiche, meist die Breite des ganzen Rindenstrahles einnehmende Bastfaserbündel, daneben kleinere Bündel. Bastfasern eigentümlich gekrümmt, knorrig, oft mit ihren Enden oder kurzen Abzweigungen zwischen benachbartes Parenchym eingekeilt. Im Weichbast zahlreiche Kristallzellen mit je einem prismatischen Kalkoxalatkristall. Markstrahlen 4—6reihig, die Zellen radial gestreckt, zartwandig, kristallfrei, hier und da einige sklerosiert. Die schmale, nicht sklerosierte innere Partie der sek. Rinde ist aus der jüngsten der vom Kambium gebildeten Anlage hervorgegangen.

Pulver: Charakteristisch die knorrigen Bastfasern und die Kristallprismen (0,06—0,2 mm lang). Wenig Stärke (einzeln, seltener zu dreien); Parenchymgewebe.

Enthält: Bis 10 $^0/_0$ Saponin = Quillajin, Quillaja-Sapotoxin, Lactosin, Quillajasäure, Stärke, 10 $^0/_0$ Mineralbestandteile.

Anwendung als Expektorans, äußerlich als Kopfwaschwasser, Mundwasser, gegen übelriechenden Schweiß; technisch als Ersatz für Seife.

Cortex Rhamni Purshianae (Cascara Sagrada), amerikan. Faulbaumrinde. D. Oe. Sch.

Stammpflanze: *Rhamnus Purshiana DC. Rhamnaceae.* Westl. Nordamerika; der *Rhamnus frangula* sehr ähnlich. Bis 3 mm dicke (selten dickere), bis 15 cm lange, bis 6 cm breite, flache, seltener verbogene Stücke oder Röhren. Geschmack bitterlich, unangenehm, die Rinde färbt beim Kauen den Speichel gelb.

Lupe: Kork grau oder braun, mit nicht sehr zahlreichen, quer verlängerten Korkwarzen; ohne Kork dunkelbraun, inneres Gewebe heller. Die Innenfläche glatt, gelbbraun, mit hellen Längsstreifen (Bastbündel). Bruch außen glatt, innen kurzfaserig.

Mikroskop: Cort. Frangulae sehr ähnlich. Unterschiede: In der primären wie sek. Rinde Steinzellengruppen, Markstrahlen breiter (bis vierreihig), Siebröhren weiter als das Parenchym. In der sek. Rinde außer den Kristallen der Kammerfasern nur sehr spärlich Drusen. Die Innenseite der Rinde wird wie *Cort. Frangulae* durch Kalkwasser schön rot gefärbt.

Pulver: Wie *Cort. Frangulae pulv.,* doch Steinzellennester.

Bestandteile: wie bei *Cortex Frangulae.*

Anwendung als Abführmittel.

Cortex Sassafras, Sassafrasrinde. Sch.

. **Stammpflanze:** *Sassafras officinalis Nees et Esenbeck Lauraceae.* Nordamerika. Die Wurzelrinde; im Handel in flachen oder gebogenen, bis 1 cm (meist bis 5 mm) dicken, leichten, korkartig weichen Stücken. Die Außenseite höckerig, rissig, weißlichgrau bis graubraun mit dunkleren Flecken; die Innenseite flach, dunkelrostbraun. Bruch kurz, feinfaserig, korkartig-blätterig, die ganze Rinde leicht zerbrechlich. Geruch stark aromatisch, fenchelartig, Geschmack süßlich.

Lupe: Querschnitt. Borke nur stellenweise, grau, sonst meist nur sek. Rinde, daher rostbraun; porös (Ölzellen), undeutlich strahlig.

Mikroskop: In der sek. Rinde kurze, spindelförmige, einzeln oder in kleineren Gruppen zusammenliegende Bastfasern, radial oder tangential angeordnet; zahlreiche quergestreckte Ölzellen; Steinzellen und Schleimzellen. Im Rindenparenchym Gerbstoff und Stärke.

Enthält: 7,5 % äth. Öl (mit 80 % Safrol), Harz, festes Fett, Wachs, Gerbsäure, Gummi, Stärke usw.

Anwendung als blutreinigendes Mittel, bei Hautleiden, Rheuma, Gicht usw.

Cortex Simarubae, Simarubarinde. D. Sch.

Stammpflanze: *Simaruba officinalis DC.* (= *S. amara Aublet*) *Simarubaceae.* Heimisch in Venezuela, franz. Guyana, Brasilien. Die Rinde älterer, dickerer Wurzeln. Etwa 5 mm dicke, flache bis eingerollte Stücke, außen auf gelblichem bis blaßbräunlichem Grunde verschwommen braun gefleckt, kurz längsfurchig, weich feinfaserig, innen etwas dunkler, längsstreifig, glatt. Bruch zäh, langfaserig. Geschmack bitter.

Lupe: Auf hellem Grunde zahlreiche dunklere, geschlängelte, radial oder schief verlaufende Linien.

Mikroskop: Die nach außen hin sich verbreiternden Markstrahlen verlaufen unregelmäßig und sind oft stark gebogen. Die Rindenstrahlen enthalten innen wenige, außen zahlreichere, vereinzelte oder zu Nestern (in der Längsrichtung der Rinde gestreckt) vereinigte, gelbe Steinzellen. Diese bis 5 mal so groß als die Parenchymzellen, verschieden stark verdickt, ziemlich spärlich getüpfelt, oft unregelmäßig gestaltet, sehr häufig stark tangential gestreckt und sehr deutlich geschichtet. Daneben sehr zahlreiche Gruppen von zu undeutlich tangentialen Binden angeordneten langgestreckten, weitlumigen Bastfasern mit dünnen, zart geschichteten, oft wellig verbogenen Wänden. Im Gewebe der Markstrahlen und im Parenchym häufig rhombische Einzelkristalle von Kalziumoxalat, die Zellen erscheinen auf dem Längsschnitt als Kristallkammerfasern.

Pulver: Charakterisiert durch die Steinzellen und Steinzellnester, die Bastfasern und die Kristalle.

Enthält: Äth. Öl, Harz, Apfelsäure, Gallussäure, Bitterstoff.

Anwendung gegen Dysenterie.

Cortex Viburni prunifolii, amerikan. Schneeballenbaumrinde. Oe.

Stammpflanze: *Viburnum prunifolium L. Caprifoliaceae.* Vereinigte Staaten von Nordamerika,. Kanada. Stamm- und Zweigrinden. Bis 3 cm lange, 1—3 cm breite, bis 5 mm dicke, röhrige oder flache Stücke, außen je nach dem Alter sehr rauh, graubraun oder schwärzlichbraun, stellenweise weißlich, mit helleren Korkwarzen oder dicht kleinwarzig, fast schuppig. Die Innenseite glatt, rot- der gelbbraun, der Bruch fast eben. Geruch eigentümlich, Geschmack bitter, zusammenziehend.

Lupe: Querschnitt weißlich, mit zahlreichen orangegelben Punkten und Flecken.

Mikroskop: Die Korkschicht aus großen dünnwandigen tafelförmigen Zellen mit braunem Inhalt; die primäre Rinde aus tangentialgestreckten derbwandigen

Zellen, zwischen diesen kleine Steinzellen (können auch fehlen). Bei jüngeren Rinden an der Grenze zur Innenrinde vereinzelt oder in kleinen Bündeln stark verdickte primäre Sklerenchymfasern, bei älteren Rinden diese durch Borkenbildung entfernt. In den Rindenstrahlen in unregelmäßiger Verteilung verschieden umfangreiche Gruppen sehr stark verdickter Steinzellen; keine Sklerenchymfasern. Die Markstrahlen 1—2 Reihen breit. Die Zellen des Parenchyms etwas verdickt und porös, führen Stärke und Gerbstoff; zahlreiche Zellen zu Kristallkammerfasern mit Drusen, seltener Einzelkristallen von Kalkoxalat umgebildet.

Die nicht offizinelle Wurzelrinde zeigt gleichen Bau, aber reichlicher Steinzellnester.

Bestandteile: Viburnin (harzartiger Bitterstoff), Baldriansäure, Oxalsäure, Zitronensäure, Äpfelsäure, Gerbstoff, Stärke, ein Alkaloid.

Anwendung. Als Antispasmodikum bei Menstruationsschmerzen und zur Verhütung von Abortus.

VII. Hölzer *(Ligna)*.

1. Schlüssel zum Bestimmen.

A. Ohne Gefäße (Koniferenhölzer), weich, mit deutlichen Jahresringen.

  a) Ohne oder nur mit wenigen Harzgängen.

    1. Holz dicht, Jahresringe höchstens 2 mm breit.

        Lignum Juniperi.

    2. Holz locker, Jahresringe meist breiter als 2 mm.

        Lignum Piceae u. Lignum Abietis.

  b) Mit zahlreichen Harzgängen, welche als gelbe Punkte auf dem Querschnitt erscheinen.   *Lignum Pini.*

B. Mit Gefäßen (die auf dem Querschnitt als Poren erscheinen).

  a) Holzparenchym bei Lupenvergrößerung undeutlich.

    1. Weich und leicht.

      α) Weißlich, bitter, Gefäße eng.

        Lignum Quassiae surinamense.

      β) Braun, wohlriechend.   *Lignum Sassafras.*

    2. Hart und schwer. Grünlich-braun, Gefäße mit Harz erfüllt, benzoeartig riechend, nicht spaltbar.   *Lignum Guajaci.*

  b) Holzparenchym deutlich.

    1. Gelblich-weiß, weich und leicht, bitter. Holzparenchym als helle peripherische Linien.   *Lignum Quassiae jamaicense.*

    2. Rot, hart und schwer.

      α) Holzparenchym als hellrote, peripherische Linien, in welchen die weiten, zum Teil mit Harz erfüllten Gefäße einzeln liegen. Blutrot, geruchlos.   *Lignum santalinum rubrum.*

      β) Holzparenchym als hellrote, peripherische, meist netzartig verbundene Linien, in denen die kleinen, aber mit bloßem Auge sichtbaren Gefäße liegen, braunrot, den Speichel färbend. Veilchenartig riechend.   *Lignum Haematoxyli.*

2. Beschreibung der Hölzer.

Koniferenhölzer:

Lignum Juniperi, Wacholderholz. Oe.

  Stammpflanze: *Juniperus communis L. Cupressineae.* Einheimisch. Wurzel-, Stamm- und Astholz. Wurzelholz am meisten geschätzt.

Stücke 2—10 cm dick, zum Teil mit einer dünnen Rinde bedeckt. Weich, leicht, dick, feinfaserig, leicht spaltbar. Geruch und Geschmack schwach aromatisch.

Lupe: Splint weiß bis gelblich, Kernholz etwas rötlich. Zahlreiche schmale, bis höchstens 2 mm breite Jahresringe, ziemlich dicht gestellte feine Markstrahlen.

Mikroskop: Holzkörper aus langen, spitz endigenden, rundlich behöft getüpfelten, bis 0,026 mm breiten Tracheiden, im Spätjahrsholz sehr dickwandig und englumig, im Frühjahrsholz dünnwandiger und weitlumiger. Markstrahlen einreihig, 1—5 Zellen hoch, aus langgestreckten, einfach getüpfelten Parenchymzellen. Harzgänge nur in der Rinde.

Pulver: Koniferenholzelemente. Tracheiden bis 0,026 mm breit, keine Spiraltracheiden; farblose Markstrahlzellen alle von gleicher Art.

Enthält: Geringe Mengen von äth. Öl und Harz.

Anwendung als Diuretikum und Diaphoretikum, äußerlich zu Räucherungen.

Lignum Juniperi virginianae, virginisches Wacholderholz, von *Juniperus virginiana L.* und *J. bermudiana L.*, virginisches Zederholz, Cupressineae. Gleicher Bau, doch Markstrahlenzellen mit blutrotem Harz.

Lignum abietinum alb., Tannenholz, von *Abies pectinata DC.*, *Abietineae.* Zeigt ähnlichen Bau wie Lignum Juniperi, doch große bis 0,040 mm breite Tracheiden; ebenfalls keine Spiraltracheiden. Harzgänge spärlich.

Lignum Piceae, Fichtenholz, von *Picea excelsa Lk.*, *Abietineae.* Zeigt keine Spiraltracheiden, doch Markstrahlen von zweierlei Art: einfache Leitzellen und behöft getüpfelte Quertracheiden. Harzgänge spärlich.

Lignum Pini, Kiefernholz. von *Pinus silvestris L.*, *Abietineae.* Besitzt gleichfalls keine Spiraltracheiden, doch Markstrahlen von zweierlei Art: Leitzellen mit großen rundlichen bzw. quadratischen Lochtüpfeln und Quertracheiden mit gänzlich unregelmäßigen zackenförmigen Vertiefungen. Die dichte Partie der Jahresschicht breiter als bei Juniperus; zahlreiche Harzbehälter besonders in dem dichten Holzgewebe.

Lignum Taxi baccat., Eibenholz, von *Taxus baccata L.*, *Taxaceae.* Besitzt z. T. spiralförmig verdickte Tracheiden.

Dikotylenhölzer:

Lignum Guajaci, Guajakholz. D. Oe. Sch.

Stammpflanzen: *Guajacum officinale L.* und *G. sanctum L. Zygophyllaceae*; erstere im trop. Amerika, letzte auf den Bahamas-Inseln, in Florida. Im Kleinhandel kommt das von der Rinde befreite Holz nur geraspelt oder geschnitten vor. D. A. und Ph. austr.: das von dem gelblichweißen Splint befreite Kernholz, Ph. helv.: Kernholz und Splint, doch soll das Kernholz überwiegen. Splint bis 2 cm dick, gelblich, minder dicht; Kernholz sehr hart und schwer (wegen der sehr stark verdickten Fasern und des Harzgehaltes, der die Holzelemente durchtränkt), hellbraun, an den Schnittflächen dunkelgrünlichbraun. Ausgezeichnet ist das Guajakholz durch den nicht senkrechten, sondern schiefen Verlauf der

Fasern und Gefäße, so daß das Holz nicht der Länge nach spaltbar ist. Geschmack etwas kratzend, Geruch aromatisch, beim Erwärmen deutlicher.

Lupe: Keine Jahresringe. Unregelmäßige konzentrische Streifen von dunklerer und hellerer Farbe rühren von ungleichmäßiger Einlagerung des das Holz färbenden Harzes her. Die Markstrahlen als sehr feine, hellere, dichtstehende Linien, die Gefäße als dunkle Punkte.

Mikroskop: Die Markstrahlen einreihig, 3—6, meist 4 Zellen hoch; die dickwandigen, kurzgliedrigen einzeln stehenden Gefäße füllen den Zwischenraum zwischen zwei Markstrahlen aus. Die Hauptmasse des Holzes aus stark verdickten, sehr langen, gebogenen und fast verflochtenen Sklerenchymfasern; Holzparenchym in ein oder zwei Zellreihen dicken Bändern, teilweise den Gefäßen anliegend, einzelne Zellen mit Oxalatkristallen. Die Gefäße des Kernholzes und des älteren Splintes sind mit hellbraunem, selten ziegelrotem Harz erfüllt, das im Kernholz teilweise auch im Lumen und in der Wand der Holzfasern auftritt.

Pulver: Elemente des Holzes, hauptsächlich sehr stark verdickte, verholzte Sklerenchymfasern, Gefäße treten zurück; Stücke mit einreihigen Markstrahlen; selten Parenchymzellen mit Einzelkristallen. Mit Eisenchloridalkohol (1 : 10) Blaufärbung, ebenso mit Chloraljod.

Enthält: Etwa 15 $^0/_0$ Harz (mit Guajakharzsäure, Guajakonsäure, Guajakgelb, äth. Öl usw.), ferner Guttin, Saponin, Saponinsäure. Aschengehalt 0,6 $^0/_0$, Ph. austr. nicht mehr als 2 $^0/_0$.

Anwendung als Blutreinigungsmittel, gegen Hautkrankheiten usw.

Lignum Haematoxyli, Blauholz, Kampecheholz. Oe.

Stammpflanze: *Haematoxylon campechianum L. Caesalpiniaceae.* Mexiko, Zentralamerika, Westindien. Das Kernholz, befreit von Rinde und gelblichem Splint; hart, grobfaserig, innen braun oder gelbrot, außen dunkelbraun bis blauschwarz. Geschmack süßlich, schwach zusammenziehend, beim Kauen färbt sich der Speichel violett.

Lupe: In der dichten Holzmasse verlaufen tangential hellrote, meist netzförmig miteinander verbundene Linien von Holzparenchym, in demselben die mit bloßem Auge sichtbaren Gefäße. Diese Linien bewirken das Aussehen von Jahresringen. Markstrahlen fein genähert.

Mikroskop: Die Markstrahlen 1—7, meist 2—4 reihig. Die Holzfasern langgestreckt, sehr verdickt, zu viereckigen Bündeln zusammengestellt, nach außen und innen durch Holzparenchym, seitlich durch die Markstrahlen getrennt; die Gefäße fast so weit als der Abstand zweier Markstrahlen, häufig mit roten Harzmassen. Im Holzparenchym hier und da Oxalatzellen.

Enthält: Gerbstoff, äth. Öl, Harz, Hämatoxylin (süßlich schmeckender Farbstoff) usw. Nicht mehr als 3 $^0/_0$ Asche.

Anwendung als Adstringens gegen Durchfall bei Kindern. In der Färberei zum Schwarzfärben.

Lignum Quassiae jamaicense. Jamaika-Quassiaholz, Jamaika-Bitterholz.

Stammpflanze: *Picrasma excelsa (Swartz; Planchon Simarubaceae.* Westindien. Bis 30 cm dicke Stammstücke; Rinde (bis 1 cm dick) bisweilen noch vorhanden, schwärzlichbraun. Gebräuchlich ist nur das Holz der Stämme. Geschmack stark und anhaltend bitter.

Lupe: Das leichte, gelbe oder gelblichweiße lockere Holz zeigt 2—10 mm breite falsche Jahresringe, welche von fast geradlinigen hellen Markstrahlen durchzogen werden. Weiße, wellig gebogene, zum Teil netzartig verbundene Linien (gebildet von Holzparenchym und Gefäßen) verlaufen in tangentialer Richtung. Im Zentrum schwacher Markzylinder.

Mikroskop: Markstrahlen 2—5 Zellen breit (Unterschied gegenüber der nächsten Sorte), 10—25 Zellen hoch, auf dem Tangentialschnitt als beiderseits zugespitzte, gegitterte Felder erscheinend. Brücken von etwa 2—5 Tangentialreihen von Parenchymzellen verbinden die benachbarten Markstrahlen. Im Holzparenchym einzelne Oxalatzellen mit großen einzelnen Kristallen oder Kristallsand; dem Parenchym eingelagert große, weite, einzeln oder in Gruppen von 2—5 stehende Gefäße; die Holzfasern nicht so sehr stark verdickt. Die Gefäße mit kleinen vieleckigen, sehr dicht stehenden Hoftüpfeln, die Zwischenwände kreisförmig durchbrochen.

Pulver: Mit Ferrichloridalkohol gelb, mit Chloraljod gelb. Elemente des Holzes (weite Gefäße, Holzfasern); einzelne Oxalat-Einzelkristalle und Kristallsand; wenige Stärkekörner. Ist Rinde beigemengt wenig Oxalatdrusen und keine Steinzellen (s. Quassia amara).

Enthält: Quassiin (0,07 %) usw., Asche bis 8 %.

Anwendung als Tonikum, Stomachikum, als Gift gegen Spulwärmer. Fliegengift.

Lignum Quassiae surinamense, Surinam-Quassiaholz, Surinam-Bitterholz D. Oe. Sch.

Stammpflanze: *Quassia amara L. Simarubaceae.* Nord-Südamerika, Brasilien, Westindien. Im Handel weniger als die vorige. Bis meterlange, nicht über 10.cm (meist 2—7 cm) dicke Stammstücke, meist noch mit der 1—2 mm dicken, spröden, schmutzigweißen Rinde. Nur das Holz der Stämme und Stammzweige ist offizinell. Geschmack wie Lign. Quassiae jamaic.

Lupe: Das Holz erscheint bei Lupenbetrachtung ganz ähnlich wie das vorige, doch dichter. Die Markstrahlen sind viel zarter, oft etwas geschlängelt, die Gefäße enger und die Holzparenchymbinden weniger deutlich. Holzfasern dickwandiger.

Mikroskop: Alle Bestandteile enger als beim vorigen, namentlich aber die Markstrahlen meist nur eine Zelle breit, 5—20 Zellen hoch. Gefäße einzeln oder zu 2—5 in Gruppen. Oxalatkristalle kommen im Holze nicht vor, nur ganz vereinzelt im Mark.

Die blauschwarzen Flecke, die in den beiden Quassia-Hölzern sich öfters finden, rühren (wie bei anderen Drogen) von einem Pilzmycel her.

Pulver: Wie bei *Lign. Quassiae jamaic.*, doch ohne Oxalatkristalle. Ist Rinde beigemengt, sind Steinzellen und Oxalatdrusen zu erkennen.

Enthält: Quassiin (0,15 %—0,25 %) usw., Asche 3—4 %, nicht über 5 %.

Anwendung wie Lign. Quassiae jamaic.

Lignum santalinum rubrum, Rotes Sandelholz. Oe.

Stammpflanze: *Pterocarpus santalinus L. fil. Papilionaceae.* Ostindien, Philippinen. Das Kernholz kommt in großen Blöcken in den Handel, es ist schwer, hart, leicht spaltbar, außen braunrot, stellenweise fast schwarzviolett, innen blutrot; im Kleinhandel geschnitten oder geraspelt. Geschmack schwach adstringierend.

Lupe: In der dichten Holzmasse tangentiale, fast gerade, nicht netzförmig verbundene Streifen von Holzparenchym, welche stellenweise Anschwellungen zeigen, in denen 1—2 große Gefäßöffnungen liegen = falsche Jahresringe. Markstrahlen sehr fein und genähert.

Mikroskop: Markstrahlen meist einreihig; Gefäße sehr weit (2—4 mal so weit als der Abstand zweier Markstrahlen), spärlich, einzeln oder zu 2—4 vereinigt, dicht getüpfelt. Holzfasern in der Mitte weit und verhältnismäßig dünnwandig, an beiden Enden sehr lang zugespitzt und dickwandig. Parenchymzellen, auch die der Markstrahlen, mit Oxalateinzelkristallen und roten Harzkörnchen. Alle Zellmembranen, auch die der Fasern und Gefäße rot gefärbt.

Pulver: Mit Chloraljod blutrot, mit Ferrichloridalkohol schwarzviolett. Weite Gefäßglieder; lange Holzfasern; Parenchymzellen; Oxalateinzelkristalle.

Enthält: Pterocarpin, Homopterocarpin, Santalin, Santalsäure. Das Pulver dient zur Verfälschung von Krokuspulver.

Anwendung als Adstringens gegen Ruhr, Durchfall, Blutbrechen; zu Zahnpulver.

Lignum Sassafras, Sassafrasholz. D. Oe.

Stammpflanze: *Sassafras officinalis N. ab Es. Lauraceae.* Östliches Nordamerika. D. A.: Wurzelholz, ohne Rinde; Ph. austr.: Wurzelholz mit Rinde. (Rinde siehe *Cortex Sassafras.*) Bis 20 cm dicke, knorrige Stücke, weich, leicht, grobfaserig, graubraun oder rötlichbraun. Im Kleinhandel geschnitten oder geraspelt. Geruch aromatisch, fenchelartig, Geschmack aromatisch, etwas süßlich.

Lupe: Deutliche Jahresringe, die Gefäße gleichmäßig verteilt. Markstrahlen sehr fein, genähert, rötlich.

Mikroskop: Die Markstrahlen 1—4 Zellen breit, mit einzelnen Sekretzellen (äth. Öl), in den Markstrahlzellen brauner Farbstoff. Die Gefäße groß, oft Tüllen führend; die Libriformzellen weitlumig, dünnwandig, sehr wenig getüpfelt, im Herbstholz dicker.

Pulver: Tracheenstücke; Holzfasern; Parenchymgewebe mit Stärke (einzeln, rundlich oder zu zwei zusammengesetzt); Markstrahlzellen mit braunem Farbstoff; Sekretzellen. Kein Oxalat. Große spindelförmige Bastfasern etwa aus der Rinde.

Enthält: 2 %, in der Rinde 5 % äth. Öl mit Safrol usw.

Anwendung als Diuretikum, Diaphoretikum, als Blutreinigungsmittel.

VIII. Blätter *(Folia).*

1. Schlüssel zum Bestimmen.

A. Blatt zusammengedreht; ausgebreitet: länglich, kurz gestielt, gesägt, lederartig. *Folia Theae.*

B. Blatt nadelförmig oder linienförmig, mit eingerollten Rändern, rinnig, obere Seite runzelig, mit stumpfer Spitze.
Folia Rosmarini.

C. Blatt auch getrocknet flach, mehr oder weniger lederig und kahl.

a) Lanzettlich, eiförmig oder verkehrt-eiförmig, mit einem Spitzchen endigend, kurz gestielt, bis 3½ cm lang, steif papierartig, nicht netzaderig. *Folia Sennae.*

b) Verkehrt-eiförmig, stumpf, bis 2 cm lang, lederartig, netzaderig.
Folia Uvae ursi.

c) Länglich oder verkehrt-eiförmig, selten über 5 cm lang, am Rande entfernt kerbig gesägt, lederartig, kahl. *Folia Mate.*

d) Länglich stumpf, 2—6 cm lang, in jeder Hälfte mit einer schwachen bogenförmigen Längslinie. *Folia Coca.*

e) Länglich, 4—8 cm lang, feinnetzaderig, Rand wellig gebogen.
Folia Lauri.

f) Oval, durchscheinend punktiert, mit dem geflügelten Blattstiel durch ein Gelenk verbunden, 7—9 cm lang. *Folia Aurantii.*

g) Sichelförmig, zugespitzt, gestielt, bis 20 cm und mehr lang, lederig, undurchsichtig, blaugrün, am Stiele gedreht, mit stark hervortretendem Mittelnerv. *Folia Eucalypti.*

D. Blatt beim Trocknen verschrumpft, nicht glänzend.
I. Blätter oder Blättchen fiedernervig.
    A. Ganzrandig oder höchstens undeutlich gewellt.
        1. Kahl oder fast kahl.
           a) Geruch aromatisch oder kampferartig.
             1. An der Spitze ausgerandet, sehr deutlich durchscheinend punktiert.   *Folia Jaborandi.*
             2. Zugespitzt, undeutlich durchscheinend punktiert.
                          Folia Juglandis.
           b) Geruch undeutlich. 5—7 cm lang, stumpf.
                          Folia Trifolii fibrini.
        2. Auf den Nerven oder durchaus drüsig behaart.
           a) Getrocknet grün, bis über 20 cm lang, eiförmig, zugespitzt, in den Blattstiel verschmälert.
                          Folia Belladonnae.
           b) Getrocknet braun, bis 60 cm lang, eiförmig bis lanzettlich, zugespitzt, am Grunde abgerundet oder in den Blattstiel verschmälert.   *Folia Nicotianae.*
    B. Großbuchtig gezähnt oder fiederspaltig. Buchten ganzrandig. Lappen zugespitzt.
        1. Kahl, bis 20 cm lang, gestielt, ungleich buchtig gezähnt oder gelappt, die großen Lappen mit ein oder zwei Zahnpaaren.   *Folia Stramonii.*
        2. Klebrig-zottig, bis 30 cm lang, gestielt, grob gezähnt, fast fiederspaltig buchtig; die kleinen Stengelblätter sitzend, halbstengelumfassend.   *Folia Hyoscyami.*
    C. Blattrand deutlich gesägt, gezähnt oder gekerbt.
        1. Geruch aromatisch. Labiatenblätter.
           a) Ei- oder herzförmig, grob und stumpf gesägt, Geruch zitronenartig.   *Folia Melissae.*
           b) Eilanzettlich, flach, scharf gesägt, Geruch pfefferminzartig.   *Folia Menthae piperitae*
           c) Stumpf eiförmig, eiförmig oder eilanzettlich, blasig uneben, grob eingeschnitten gesägt mit ungleichen, spitzen, gekrümmten Zähnen.   *Folia Menthae crispae.*
           d) Länglich oder länglichlanzettlich, selten gelappt. Fein gekerbt, mehr oder weniger graufilzig.   *Folia Salviae.*
        2. Geruch narkotisch oder undeutlich, nicht aromatisch. Besonders unten graufilzig, sammetartig, länglich eiförmig, ungleich und stumpf gezähnt.   *Folia Digitalis.*
    D. Fiederteilig-fiederspaltig oder wiederholt fiederspaltig. Hauptfiedern nur wenige. Die letzten Fiederlappen nicht zusammenfließend.
          a) Fiederlappen sitzend, spatelförmig, ganzrandig, kahl, drüsig punktiert.   *Folia Rutae.*
          b) Fiederlappen auf braunen glänzenden Stielen, keilförmig, vorn gekerkt mit umgeschlagenen Läppchen.
                          Folia Adianti.

II. Blätter handnervig.
> A. Buchtig eckig oder buchtig gezähnt, mit stumpfen
> Einschnitten und spitzen Ecken. Unterseits weißfilzig.
> > *Folia Farfarae.*
> B. Handförmig gelappt mit spitzen Einschnitten und
> rundlichen Lappen.
> > 1. Fast kahl, Rand gekerbt-gezähnt.   *Folia Malvae.*
> > 2. Beiderseits samtfilzig, Rand grob gezähnt.
> > > *Folia Althaeae*

2. Beschreibung der Blattdrogen.

Folia Adianti, Frauenhaar. Sch.

Stammpflanze: *Adiantum capillus Veneris L. Polypodiaceae.* England, Südeuropa, Afrika, Südasien, Amerika. Die von den Stielen befreiten Blätter, Sammelzeit Juni—Juli. Wedel bis 40 cm lang; die unteren Blätter 2—3fach, die nach oben zu einfach gefiedert. Stiel dünn, lang, dreikantig, kahl, glänzend braunschwarz. Fiederblättchen ca. 1 cm lang, keilförmig, kahl, zart, ganzrandig, nach vorne abgerundet; zahlreiche feine, gabelartig verästelte Längsnerven. Unter dem nach unten umgeschlagenen Läppchen des vorne tief eingekerbten Randes die linienförmigen, blaßbraunen Sori. Geschmack süßlich, etwas bitterlich und herbe.

Mikroskop: Spaltöffnungen nur in der Unterseite. Die konz. Gefäßbündel von Sklerenchymfasern umkleidet.

Bestandteile: Gerbstoff, Bitterstoff, äth. Öl (Spuren), Zucker usw.

Anwendung als Expektorans, zu Brusttee.

Folia Althaeae, Eibischblätter. D. Oe. Sch.

Stammpflanze: *Althaea officinalis L. Malvaceae.* Europa, Westasien; bei Nürnberg, Bamberg, Schweinfurt, in Thüringen, Sachsen, Belgien, Frankreich usw. kultiviert. Die Blätter gestielt, bis 10 cm lang, bis 8 cm breit, breitherzförmig oder keilförmig 3- oder 5lappig, mit hervorgezogenen spitzen Endlappen und gerade abgeschnittenem, herzförmigem oder keilförmigem Grunde, grobgezähnt mit abwechselnd großen und kleinen Zähnen, beiderseits behaart, weichsamtartig anzufühlen. Getrocknet grau- oder gelblichgrün, sehr brüchig. Der Stiel ist kürzer als die Spreite. Geschmack schleimig.

Mikroskop: Blattquerschnitt. Epidermis beiderseits mit Büschelhaaren, welche aus 2—8, meist 6 einzelligen Armen bestehen; daneben mehrzellige Drüsenhaare (kurzer Stiel und Köpfchen aus paarweise in 2—3 Etagen übereinanderstehenden Zellen) und spärlich einzellige Haare mit kolbig verdickter Basis. In den Epidermen die untere Zellwand mancher Zellen durch sek. Schleimmembranen verdickt. Oberseits ein- oder zweischichtiges Palisadengewebe, darunter lockeres Schwammparenchym; reichlich Kalkoxalatdrusen, besonders unterhalb der Haare.

Pulver: Blattelemente. Epidermis beiderseits mit Spaltöffnungen; viele Büschelhaare, an der Basis getüpfelt (2—8 einzellige Arme, zerbrochen); etagenförmige Drüsenhaare; Oxalatdrusen; Schleimzellen. Kugelig-stachelige Pollenkörner und längliche braune Sporen von *Puccinia malvacearum* sind oft anzutreffen.

Enthalten Schleim. Nicht mehr als $16\,^0/_0$ Asche.

Anwendung als Mucilaginosum, gegen Husten, Katarrhe.

Folia Aurantii, Orangenblätter. Oe. Sch.

Stammpflanze: *Citrus aurantium subsp. amara L. Rutaceae.* Heimisch im Nordosten Indiens und in Südchina, kultiviert im Orient und Südeuropa. Die Blätter länglich-eiförmig, breit-elliptisch, bis 20 cm lang, bis 7 cm breit, ganzrandig oder entfernt gekerbt, steif, lederartig, kahl, oberseits dunkelgrün, glänzend, unterseits blasser, getrocknet heller, durchsichtig drüsig punktiert, durch ein Gelenk mit dem ziemlich breit geflügelten Blattstiel (Flügel beiderseits 4—6 mm breit) verbunden. Geschmack gewürzhaft bitter, Geruch schwach, angenehm aromatisch.

Mikroskop: Auf dem Querschnitt die Epidermiszellen beiderseits klein, dickwandig, mit starker Kutikula; Spaltöffnungen (4—6 Nebenzellen) nur unterseits. Oberseits 2—3 Reihen Palisadenzellen, darunter sternförmiges Schwammparenchym; Sekretbehälter zahlreich, groß, kugelig, im oberen Blattgewebe. Größere Einzelkristalle von Kalkoxalat, je in einer Zellstofftasche, im ganzen Blattgewebe, besonders in und dicht unter der oberen Epidermis, kleinere Kristalle in den Kristallkammerfasern in der Umgebung der Gefäßbündel. Keine Haare.

Bestandteile: Bis 0,5% äth. Öl, Bitterstoff, Gerbstoff usw. Nicht über 15% Asche.

Anwendung als aromatisches Bittermittel, Nervinum.

Verwechslungen: Die mikroskopisch völlig gleich gebauten Blätter anderer Citrus-Arten unterscheiden sich durch die Breite oder das Fehlen der Flügel des Blattstieles.

Folia Belladonnae siehe Solaneenblätter.

Folia Coca, Kokablätter. D. Sch.

Stammpflanze: *Erytroxylon coca Lamarck* und Varietäten, *Erytroxylaceae.* Chile, Peru, Bolivien, kultiviert in größerem Maßstabe in holl. und brit. Indien, Peru, Bolivien usw. Die Blätter wechselständig, bis 8 cm lang, halb so breit, kurz gestielt, sehr verschieden gestaltet, länglich-elliptisch, breit-elliptisch, eiförmig, stumpf oder ausgerandet, mit kurzem Spitzchen, ganzrandig, nach unten etwas umgerollt, lederartig, völlig kahl, oberseits olivengrün, unterseits graugrün. Der Mittelnerv tritt besonders auf der Unterseite stark hervor, parallel mit demselben läuft zu beiden Seiten des Hauptnerven je eine feine Linie (Versteifungen der Blattbreite, können auch fehlen). Blätter in der Droge meist zerbrochen. Geruch und Geschmack etwas teeartig.

Mikroskop: Epidermis beiderseits kleinzellig, schwach kutikularisiert, unterseits die Epidermiszellen zu Papillen ausgezogen. Die kleinen rundlichen, nur unterseits anzutreffenden Spaltöffnungen von 2 papillenlosen Nebenzellen eingeschlossen. Einreihiges Palisadengewebe, lockeres Schwammparenchym. Im Mesophyll reichlich monokline Oxalatkristalle, längs der Unterseite der Gefäßbündel Kristallkammerfasern.

Pulver: Blattelemente. Fetzen der Epidermis aus kleinen, polygonalen, unterseits zu Papillen ausgezogenen Zellen; sehr kleine Spaltöffnungen mit 2 papillenlosen Nebenzellen nur unterseits; Palisadengewebe einreihig, zuweilen gefächert; Kristallkammerfasern; Einzelkristalle. Keine Haare.

Bestandteile: Kokain, Zinnamylkokain, Kokamin, Hygrin, Cuskhygrin, Kokagerbsäure usw. Aschengehalt höchstens 8%.

Anwendung gegen Asthma, bei chronischem Erbrechen, als Tonikum, Nervinum, Stomachikum, Genußmittel. Das Kokain als Anästhetikum.

Folia Digitalis, Fingerhutblätter. D. Oe Sch.

Stammpflanze: *Digitalis purpurea L. Scrophulariaceae.* Wildwachsend vorzugsweise an lichten Stellen in Bergwäldern des westlichen

Mitteleuropa. Die Droge wird von wildwachsenden Pflanzen vor und zu Anfang der Blütezeit gesammelt und sorgfältig im Schatten getrocknet. Die Blätter höchstens 30 cm lang, bis 12 cm breit, länglich-eiförmig, stumpf zugespitzt, runzelig, in den (bei den kleinsten Blättern fehlenden) geflügelten Blattstiel verschmälert, der Rand ungleich gekerbt, auf den Kerbzähnen als helleres Spitzchen die Stelle, an der die Wasserspalten sich finden. Oberseits lebhaft grün, schwach behaart, unterseits hellgrün durch filzige Behaarung. Die primären Seitennerven gehen unter einem spitzen Winkel vom Hauptnerven ab, die primären, sekundären und tertiären Nerven treten, Rippen bildend, auf der Unterseite hervor und bilden ein Netzwerk, in dessen Maschen die feinen Rippen sich ausbreiten, die nur im durchscheinenden Lichte als feines, helles Netz hervortreten. Geruch schwach, nicht unangenehm, Geschmack widerlich, etwas scharf, bitter. Die Droge ist alljährlich zu erneuern und vor der Aufbewahrung über gebranntem Kalk nachzutrocknen.

Mikroskop: Die Epidermiszellen oberseits geradlinig-polygonal, seltener wellig-buchtig, unterseits stark buchtig. Die Oberseite ohne, die Unterseite mit zahlreichen Spaltöffnungen (3—4 Nebenzellen). Auf beiden Blattseiten 2—6zellige, stumpfe, handschuhfingerartig zulaufende, weiche Borstenhaare (einzelne Haarzellen kollabiert) und kleine kopfige Drüsenhaare mit meist einzelligem Stiel und zwei-, auch drei und vierzelligem, seltener einzelligem Köpfchen. Das Mesophyll aus einer Reihe ungleicher, zuweilen gefächerter Palisadenzellen und dickerem Schwammparenchym. Keine Oxalatkristalle und keine sklerenchymatischen Elemente.

Pulver: Epidermisstücke, Zellen oberseits geradlinig-polygonal, unterseits stark wellig-buchtig; Spaltöffnungen nur unterseits (3—4 Nebenzellen); Fragmente mit einer einreihigen, zuweilen durch Fächerung 2—3reihigen Palisadenschicht. Reichlich einfache, 2—6zellige charakteristische Haare (s. o.); kleine Köpfchenhaare (s. o.). Kein Oxalat, keine Sklerenchymfasern.

Bestandteile: Digitoxin, Digitalein, Gitalin, Gitin, Gitonin, Digitsaponin, Digitoflavon (= Luteolin), Gerbsäure, äth. Öl (Spuren) usw. Aschengehalt höchstens $10^0/_0$.

Anwendung als herzregulierendes Mittel bei Herzerkrankungen, als Diuretikum bei Wassersucht, als Antipyretikum usw.

Verwechslungen: *Digitalis grandiflora L.*, *D. ambigua Murr.*, *D. lutea L.*, *Verbascum*-Arten, *Salvia Sclarea L.*, *Symphytum officinale L.* und andere. Alle allein schon durch den Bau der Blattzähne und der Nervatur zu erkennen.

Folia Eucalypti, Eukalyptusblätter. Sch.

Stammpflanze: *Eucalyptus globulus Labillardière Myrtaceae.* Australien; in Afrika, südl. Europa häufig zur Entwässerung sumpfiger Fiebergegenden seiner Schnellwüchsigkeit wegen angebaut. Von den zwei Blattformen auf demselben Baum sind nur die isolateralen Blätter älterer Zweige pharmazeutisch gebräuchlich. Diese sind gestielt und am Stiele gedreht, schmal lanzettlich, sichelförmig gebogen, zugespitzt, bis 25 cm lang, bis 5 cm breit, steif, lederig, undurchsichtig, am Rande etwas umgebogen, kahl, besonders unterseits blaugrün. Der Mittelnerv tritt scharf hervor, die Seitennerven anastomosieren zu einem dem verdickten Blattrande parallel laufenden Randnerven. Geruch angenehm, gewürzig, an Kampfer erinnernd, Geschmack aromatisch, etwas bitter, kühlend.

Mikroskop: Epidermis beiderseits gleich, von einer starken Kutikula und einem Wachsüberzug bedeckt. Reichliche Spaltöffnungen. Zwei- bis dreireihiges

Palisadengewebe auf beiden Blattseiten, dazwischen lockeres Schwammparenchym. Im Mesophyll schizogene Sekretbehälter, Einzelkristalle und Drusen von Kalkoxalat. Wegen der starken Kutikula sind die Sekretbehälter nicht mit bloßem Auge, nur mit der Lupe erkennbar.

Enthalten: 1,5—3 % äth. Öl, Gerbstoff, Harz, Bitterstoff usw.

Anwendung als Trinkkur bei Magen- und Darmkatarrh, Blasenleiden, mit Wasser verdünnt zu Gurgelwässer und Wundverbänden; das äth. Öl gegen Wechselfieber, als Tonikum, Antiperiodikum, Antiseptikum.

Folia Farfarae, Huflattigblätter. D. Oe.

Stammpflanze: *Tussilago farfara L. Compositae-Tubuliflorae.* Nördl. gemäßigte Zone, Europa, Asien, in Nordamerika eingebürgert; Bachufer, Dämme. Die Blätter langgestielt, herzförmig-rundlich, buchtigeckig oder buchtig-gezähnt, 8—15 cm lang, fast ebenso breit, handnervig, mit rotbraunen, knorpeligen Zähnen. Oberseits kahl, dunkelgrün, glänzend, unten von langen Haaren filzig, schmutzig-weiß. Ohne eigenartigen Geruch, von schleimigem, etwas bitterlich-herbem Geschmack.

Mikroskop: Die Epidermiszellen der Blattoberseite mit fast geraden Wänden und starken Kutikularleisten, auf der Unterseite die Seitenwände stark wellig gebogen, keine starken Kutikularleisten. Spaltöffnungen beiderseits, unten zahlreicher. Die untersten 3—6 Zellen der peitschenförmigen Haare der Blattunterseite kurz, weit und dünnwandig, die oberste etwas dickwandigere Zelle ist lang und vielfach hin- und hergebogen. Charakteristisch für das Blatt sind die wabenartigen Luftkammern des unteren Blattparenchyms. Im Mesophyll nur sehr wenig Kalkoxalat in Form von Sphärokristallen und lockeren Drusen, hingegen Inulin.

Pulver: Elemente des Blattes. Charakteristisch die mehrzelligen peitschenförmigen Haare der Unterseite und die Luftkammern. Nur wenig Oxalate (Sphärokristalle oder lockere Drusen), hingegen Inulin.

Enthalten: Geringe Mengen äth. Öl, Schleim, Gallussäure, Eiweißstoffe, Bitterstoff usw. Aschengehalt höchstens 20 %.

Anwendung als Mucilaginosum, Adstringens, Expektorans. Volksmittel bei Skrofulose.

Verwechslungen: Die Blätter von *Petasites officinalis Moench* sind nierenförmig, buchtig gezähnt, unten grün, feinbehaart. Die von *P. tomentosus DC.* nierenförmig, unterseits weißfilzig. Die Blätter von Lappa-Arten zeigen stark hervortretende Nervatur an der Blattunterseite.

Folia Hamamelidis, Hamamelisblätter. Oe. Sch.

Stammpflanze: *Hamamelis virginiana L. Hamamelidaceae.* Vereinigte Staaten Nordamerikas. Sammelzeit Herbst. Die Blätter sind kurzgestielt, bis 15 cm lang, bis 8 cm breit, breit-eiförmig, an der Spitze stumpf oder zugespitzt, am Grunde schief, oft fast herzförmig, buchtigkerbiggezähnt, braungrün, unterseits heller. Junge Blätter unterseits dicht rostbraun behaart, bei älteren Büschelhaare nur in den Nervenwinkeln. Vom Mittelnerven jederseits etwa 6 stark hervortretende Seitennerven, diese enden in den stärksten Zähnen des Blattrandes. Ohne Geruch, Geschmack herb-zusammenziehend, bitterlich-scharf.

Mikroskop: Spaltöffnungen (1—2 Nebenzellen) nur unterseits. Büschel einzelliger, dickwandiger Haare in der Unterseite, vorwiegend in den Nervenwinkeln, weniger in der Blattoberseite. Palisadengewebe einreihig, Schwammgewebe 4—5-schichtig. Im Mesophyll hier und da kleine Einzelkristalle, seltener Drusen von Kalkoxalat; vereinzelt große, verästelte, verholzte Steinzellen = Idioblasten. Die Sklerenchymfaserbündel an den Nervensträngen mit Kristallkammerfasern mit Einzelkristallen, seltener Drusen.

Enthalten: Etwa 8% Gerbstoff (Hamamelitannin), glykosid. Gerbstoff, Fett, äth. Öl (Spuren) usw. Aschengehalt bis 6%.

Anwendung als adstringierendes Mittel bei Ruhr, Durchfall, Blutungen und Hämorrhoidalleiden.

Folia Hyoscyami siehe Solaneenblätter.

Folia Jaborandi, Jaborandiblätter. Oe. Sch.

Stammpflanzen: Pilocarpus-Arten, z. B. *P. jaborandi Holmes, P. pennatifolius Lemaire, P. Selloanus Engl.* und andere, *Rutaceae.* Östl. Provinzen Brasiliens.

Pilocarpus jaborandi Holmes: Unpaarig gefiederte Blätter mit 1—4 Paaren von Fiederblättchen, die bis 16, meist 8—12 cm lang, bis 7, meist 2,5—4 cm breit sind, oval bis lanzettlich, an der Spitze ausgerandet, ganzrandig mit umgeschlagenem Blattrand, dicklich, bis auf das Endblättchen (2—3 cm langer Stiel) kurzgestielt, dunkelgrün, etwas glänzend, fast kahl, nur in der Jugend behaart. Hauptnerv nur auf der Unterseite stark hervortretend, die Seitennerven erster Ordnung (Winkel von 45°) bilden in geringer Entfernung vom Rande Schlingen. Zahlreiche durchscheinende Punkte von schizolysigenen Sekretbehältern. Geruch beim Zerreiben zwischen den Fingern aromatisch, Geschmack bei längerem Kauen scharf.

Mikroskop: Epidermis sehr dickwandig, oberseits mit stark gestreifter Kutikula, unterseits mit kleinen Kutikularwarzen. Spaltöffnungen (von 4—5 schmalen Nebenzellen umgeben) nur auf der Unterseite; in beiden Epidermen runde Narben der abgefallenen einzelligen Haare. Das Mesophyll aus einer, $^1/_5$—$^1/_6$ der Blattdicke einnehmenden Schicht kurzer, häufig gefächerter Palisadenzellen (einzelne mit Oxalatdrusen, diese in den gefächerten Zellen zu etwa 4 in Reihen hintereinander gelegen) und aus sehr weitlückigem Schwammparenchym. Die schizolysigenen großen Sekretbehälter sind von tafelförmigen Zellen umgeben.

Bestandteile: Durchschnittlich 0,75% Alkaloide: Pilokarpin, Pilokarpidin, Isopilokarpin. Das Jaborin des Handels ist ein Gemisch dieser drei Alkaloide. Ferner äth. Öl, Gerbstoff, Oxalate usw.

Anwendung als schweiß- und speicheltreibendes Mittel, Expektorans, äußerlich zur Beförderung des Haarwuchses.

Folia Juglandis, Walnußblätter. D. Oe. Sch.

Stammpflanze: *Juglans regia L. Juglandaceae.* Persien bis zum Himalaya, Japan, der Früchte wegen kultiviert in Süd- und Mitteleuropa. Die Blättchen des unpaarig gefiederten Laubblattes, vor dem völligen Auswachsen im Juni gesammelt. Meist 2—4 Paare fast sitzender Blättchen an einer bis 35 cm langen Blattspindel, das Endblatt bis 20 cm lang, 10 cm breit, die seitlichen Blätter 6—15 cm lang, bis 7 cm breit. Die Blätter länglich-eiförmig, zugespitzt, ganzrandig, meist mit 12, gleichmäßig starke Rippen bildenden primären Seitennerven, welche durch fast rechtwinklig auf ihnen stehende sekundäre Seitennerven verbunden werden, die tertiären Nerven treten kaum uber die Blattfläche hervor. Das Blatt ist dicklich, fast lederig, dunkelgrün, glänzend, glatt, fast kahl oder doch nur spärlich behaart, dann meist nur auf den Nerven. Geruch schwach aromatisch, Geschmack etwas kratzend. Die Farbe der getrockneten Blätter soll grün sein, schwarz gewordene Blätter sind zu verwerfen.

Mikroskop: Spaltöffnungen nur unterseits. Auf der Blattunterseite in den Winkeln der primären Seitennerven mit dem Mittelnerven Büschel langer, einzelliger, später abfallender Schlauchhaare. Zerstreut auf der Blattfläche zweierlei Drüsenhaare: Drüsenschuppen (ähnlich denen der Labiaten) und kleine kopfige Drüsenhaare mit einzelligem Stiel, 2—4 zelligem Kopf, oder 2—4 zelligem Stiel und 1- bis mehrzelligem Kopf. Das Mesophyll aus 2—3 Schichten von Palisadenzellen und ebensoviel Schichten von Schwammparenchym. In letzterem und besonders in der Palisadenschicht dicht unter der Epidermis Zellen mit großen Kalkoxalatdrusen.

Pulver: Blattfragmente mit 2—3 Reihen Palisaden; große, einzellige Haare, mehrzellige Drüsenhaare, Haarbildungen von Form der Labiatendrüsenschuppen; große Oxalatdrusen.

Bestandteile: Festes äth. Öl, Juglon (= Nucin), Hydrojuglon, Nucit (zuckerartige Substanz), Juglandin (Alkaloid), Regianin, Nucitannin (Gerbstoff), Nucitannsäure usw. Aschengehalt etwa 5%.

Anwendung beim Volke als Mittel bei Skrofulose, als innerliches und äußerliches Adstringens, Blutreinigungsmittel, appetitanregendes Mittel, zu Waschungen gegen Ungeziefer.

Folia Lauri, Lorbeerblätter (nicht offizinell).

Stammpflanze: *Laurus nobilis L. Lauraceae.* Heimisch in Vorderasien, in Südeuropa verbreitet und in Kultur. Die Blätter bis 10 cm lang, 5 cm breit, kurz gestielt, lanzettlich oder länglich lanzettlich, in eine stumpfe Spitze vorgezogen, ganzrandig, mit verdicktem, wellig gebogenem Rande, lederartig, kahl. Mittelnerv und Seitennerven treten hervor, sind hellgelblich grün, beide Blattseiten mit deutlichem feinen Adernetz. Oberseits dunkelgrün, glänzend, unterseits matt, heller; durch zahlreiche große, kugelige Ölzellen erscheint das Blatt bei Lupenansicht fein punktiert. Geruch und Geschmack gewürzhaft bitter.

Mikroskop: Die Epidermiszellen beiderseits stark wellig-ausgebuchtet, derbe Kutikula, Spaltöffnungen nur unterseits. Im Mesophyll oberseits ein 2—3 reihiges Palisadengewebe, darunter lockeres Schwammparenchym. Große kugelige Ölzellen mit verkorkter Wandung besonders reichlich im Palisadengewebe. Der Mittelnerv mit Belag von stark verholzten Bastfasern. Keine Kristallbildungen, keine Haare.

Enthalten: 1—3% äth. Öl, Bitterstoff, Gerbstoff usw.

Anwendung als Küchengewürz.

Folia Malvae, Malvenblätter. D. Oe. Sch.

Stammpflanze: *Malva neglecta Wallr.* und *Malva silvestris L. Malvaceae.* Europa, Mittelasien; kultiviert und während der Blüte (Juli bis August) geerntet in Belgien, Ungarn, kleine Mengen in Bayern, Thüringen.

M. neglecta. Blätter bis 8 cm breit, langgestielt, rundlich-herzförmig, handförmig gelappt mit 5—7 runden Lappen. Rand ungleichmäßig gekerbt bis gesägt. Beiderseits behaart, niemals sehr reichlich. Am Grunde tiefer, schmaler, nierenförmiger Einschnitt.

M. silvestris. Blätter 12—20 cm breit, am Grunde flach herzförmig, Stiel kürzer als bei *M. neglecta,* die 3—5 Lappen schärfer eingeschnitten, beiderseits dichter behaart. Geschmack schleimig.

Mikroskop: In der Epidermis mehr oder weniger reichlich einzellige, spitze, dickwandige, etwas gekrümmte Haare und Büschelhaare (die gleichen Haarbildungen wie bei *Folia Althaeae*). Auf den Nerven beiderseits kurz gestielte, mehrzellige, durch Längs- und Querwände in 4—10 Zellen geteilte Drüsenhaare. Spaltöffnungen mit 3—4 Nebenzellen in beiden Blattflächen. Palisadengewebe meist zweischichtig. Oxalatkristalle weniger häufig als bei *Folia Althaeae.* In der Epidermis und im Mesophyll bzw. in den stärkeren Nerven Schleimzellen.

Pulver: Wie bei *Fol. Althaeae,* doch sehr wenig Büschelhaare (bei *M. neglecta* zu 2—3, bei *M. silvestris* meist 6 in einem Büschel vereinigt). Einzelhaare; Drüsenhaare; zahlreiche Kristalldrusen. Beiderseits zahlreiche erhabene Spaltöffnungen (3—4 Nebenzellen) in der Epidermis.

Enthalten: Schleim, etwas Gerbstoff. Nicht mehr als 17 % Asche.

Anwendung als Expektorans, äußerlich zu erweichenden Umschlägen.

Folia Melissae } siehe Labiatenblätter.
Folia Menthae

Folia Menyanthidis siehe *Folia Trifolii fibrini.*

Folia Nicotianae siehe Solaneenblätter.

Folia Rosmarini siehe Labiatenblätter.

Folia Rutae, Rautenblätter. Sch.

Stammpflanze: *Ruta graveolens L. Rutaceae.* Südeuropa, Nordafrika, bei uns in Gärten gezogen, verwildert. Sammelzeit vor dem Aufblühen der Pflanze. Die Blätter bis 10 cm lang, bis 6 cm breit, gestielt, im Umriß fast dreieckig, doppelt bis dreifach fiederteilig, die Lappen spatelförmig, bis 12 mm lang, dicklich, kahl, ganzrandig oder schwach gekerbt, oberseits dunkelgraugrün, unterseits blasser, bläulich angelaufen, fast durchscheinend punktiert. Geruch stark aromatisch, Geschmack brennend gewürzhaft und bitter.

Mikroskop: Die Radialwände der Epidermiszellen beiderseits wellig, Spaltöffnungen in der Oberseite spärlich, in der Unterseite reichlich. Die 4 Deckelzellen über den im oberen und unteren Mesophyll liegenden kreisförmigen schizolysigenen Sekretbehältern kleiner als die übrigen Epidermiszellen. Keine Haarbildungen. Oberseits 2 Reihen Palisadenzellen, darunter Schwammgewebe, einzelne Zellen mit Kalkoxalatdrusen.

Enthalten: 0,6—1 % äth. Öl, Rutin (= Rutinsäure, Glykosid), Harz, Bitterstoff, Apfelsäure usw.

Anwendung früher als Abortivum, Emmenagogum, Diaphoretikum, Anthelminthikum. Volksmittel.

Folia Salviae siehe Labiatenblätter.

Folia Sennae, Sennesblätter. D. Oe. Sch.

Stammpflanze: Verschiedene *Cassia*-Arten, *Caesalpiniaceae.* Haupthandelssorten:

1. *Senna alexandrina,* im Nilgebiete fast nur von *Cassia acutifolia Delile (C. lenitiva Bisch.)* gesammelt, deren Blättchen eiförmig oder eilanzettlich, stachelspitzig, fast lederartig, 1—3 cm lang, mattgrün. Darunter, doch nur zuweilen, einige Blättchen von *Cassia obovata Collad.,* verkehrt-eiförmig, stumpf-abgestutzt oder ausgerandet mit vorgezogenen Spitzchen. Als unschädliche Beimengung kamen früher, jetzt sehr selten vor Blättchen von *Solenostemma Arghel Hayne (Asclepiadeae)* ,lanzettförmigspitz, steiflederig, stark runzelig, graugrün, beiderseits flaumhaarig.

2. *S. Tinnevelly* und *S. indica* von *Cassia angustifolia Vahl,* heimisch in Arabien, an der Ostküste Afrikas, Vorderindien; die Varietät *β. Royleana Bisch.* angebaut in Vorderindien, auf Ceylon. Ohne jede Beimengung. Die Fiederblätter bis 5 und 6 cm lang, bis 2 cm breit, eilanzettlich bis lineal-lanzettlich, mit einem Spitzchen endigend, kurz-

gestielt, steif papierartig, nicht netzaderig, schwach behaart, fast kahl, gelblichgrün. Die auf beiden Blattseiten hervortretenden Seitennerven erster Ordnung sind bogig verbunden. Die Blattfläche am Grunde nicht symmetrisch. Geruch schwach, eigentümlich, Geschmack schleimig, süßlich, später bitterlich, kratzend. Nur diese Blätter, und zwar von der kult. var. *β. Royleana* sind nach D. A. 5, Ph. austr. VIII und Ph. helv. IV offizinell, weil reiner und leichter erhältlich.

Mikroskop: (*C. angustifolia*) Blätter auf beiden Seiten fast gleich gebaut. Die Epidermis mit ziemlich dicker Außenwand und körniger Kutikula, vieleckige, geradwandige Zellen. Die Schließzellen liegen tiefer; auf beiden Blattseiten einzellige, dickwandige, kurze, gerade, spitze Haare mit körniger Oberfläche, die größeren Haare zuweilen an der Basis gekrümmt. Das Mesophyll der Oberseite aus einer Schicht enger, langer Palisadenzellen, darunter Schwammparenchym mit Oxalatdrusen, dann die kürzeren Palisaden der Blattunterseite. Der Mittelnerv des Blattes oben und unten von einem Strang von kurzendenden Sklerenchymfasern begleitet, außerhalb derselben Parenchymzellen mit großen Einzelkristallen von Kalziumoxalat. In der Epidermis Schleimzellen (bei einzelnen Zellen die untere Wand durch sek. Schleimmembranen verdickt).

Pulver: Elemente des Blattes; Epidermisfetzen mit stark verdickten Außenwänden, Schleimzellen und zahlreichen Spaltöffnungen (auf beiden Seiten), Gefäßbündelfetzen mit Sklerenchymbelag und Kristallkammerfasern; Drusen und Einzelkristalle; charakter. dickwandige, stark gekörnte, einzellige Haare (0,120 bis 0,150 mm lang, 0,012—0,015 mm an der Basis breit).

Bestandteile: Äth. Öl (Spuren), Rhein, Aloe-Emodin, Kämpferol, Kämpferin, Glykoside des Rheins und Emodins, Salizylsäure, Zucker, Harz, Gerbstoffe, Schleim, Oxalate usw. Aschengehalt nicht über 12 %.

Anwendung als Abführmittel, als verdauungsförderndes Mittel.

Folia Stramonii siehe Solaneenblätter.

Folia Theae, Teeblätter, chinesischer Tee. Oe.

Stammpflanzen: *Thea sinensis L., Thea japonica (L.) Nois.* und Varietäten, *Theaceae.* Erstere heimisch in Assam, China, Japan, seit Jahrhunderten in China und Japan, später in Indien, auf Ceylon, Java, in Afrika in Kultur; *Th. japonica* hat gleiche Verbreitung, doch ursprünglich wild nur in Japan. Eine größere Anzahl Handelssorten, verschieden durch Behandlung der Blätter, Blattentwicklung und Abstammung = chinesischer, indischer usw. Tee. Nur die jüngsten Blätter und Blattknospen finden Verwendung. Nach dem Pflücken Welkenlassen der Blätter, Rollen mit der Hand (China) oder Maschine (Vorderindien, Japan) und Fermentieren (durch letzteres Verfahren werden bei einer Temperatur von 35—40° die grünen Blätter gelbbraun und es wird das charakteristische, geschätzte Aroma hervorgerufen).

Die Blätter 4—10 cm lang, 2—5 cm breit, eiförmig-elliptisch, länglich oder lanzettlich, beiderseits zugespitzt, kurz gestielt, deutlich gesägt. Gemeinsame Merkmale: Einfache, einzellige, starkwandige Haare oder deren Narben; in der Jugend die Blätter unterseits dicht behaart, später fast oder ganz kahl.

Mikroskop: Spaltöffnungen nur unterseits, im Verhältnis zu den kleinen Epidermiszellen groß; in den Blattzähnen Zotten. Oberseits zwei Reihen Palisadenzellen, das Schwammgewebe sehr häufig mit großen Oxalatdrusen. Im Innern der Blätter weniger guter Handelssorten verzweigte, chlorophyllose, charakteristische Sklereiden = Idioblasten (diese nur deutlich bei älteren Blättern, noch nicht vollkommen ausgebildete Blätter (Kongo- und Perltee) zeigen Sklerenchymzellen nur unter der Mittelrippe, Blätter im Knospenzustand (Peko-Imperialtee) lassen keine Sklereiden oder nur Anlagen erkennen). Haare einfach, einzellig starkwandig, gekrümmt und der Blattfläche dicht anliegend, bzw. Haarnarben.

Pulver: Blattelemente; einzellige Haare (von jüngeren Blättern); charakt. Idioblassten; Oxalatdrusen usw. (s. o.).

Bestandteile: 1—4 % Koffein, bis 12 % Gerbstoff, Spuren äth. Öl, Theobromin, Theophyllin, Xanthin, Hypo- und Paraxanthin, Boheasäure, Quercitrin usw. Mineralbestandteile 3—6 %.

Thea viridis. Unterseits reichlich einzellige, fädige, starkwandige Haare; Idioblasten nur im Gewebe unter der Hauptrippe. Grüner Tee wird nicht fermentiert, sondern direkt nach dem Pflücken erwärmt (um die Farbe nicht zu schädigen) und dann weiterbehandelt; kein Welken und Gären, nach dem Rollen Rösten in eisernen Pfannen.

Anwendung als Anregungs- und Genußmittel.

Verfälschungen: Bereits gebrauchte, entsprechend präparierte Blätter. Die Blätter von *Epilobium angustifolium L.* = Oxalat-Raphiden, *Salix alba L.*, *S. pentandra L.* = Oxalat-Einzelkristalle, *Lithospermum officinale L.* = mit Cystolithen in den Haaren, *Ulmus campestris L.*, *Prunus spinosa L.*, *P. cerasus L.*, *Rosa cen¹ifolia L.*, *Fraxinus ornus L.* usw. (Alle schon allein im Bau der Blattzähne leicht vom Tee zu unterscheiden).

Folia Trifolii fibrini = *Folia Menyanthidis*, Bitterklee. D. Oe. Sch.

Stammpflanze: *Menyanthes trifoliata L. Gentianaceae.* Nördliche Halbkugel, an sumpfigen Orten; gesammelt während der Blüte, Mai bis Juni. Blätter langgestielt, handförmig, dreizählig, lebhaft grün, in der Droge meist zerbrochen. Der Blattstiel drehrund, bis 1 dm lang, bis 5 mm dick. Die 3—10 cm langen, 2—5 cm breiten Blättchen sitzend, lanzettlich oder elliptisch, fast ganzrandig oder undeutlich gekerbt, fiedernervig, völlig kahl. In den Winkeln der Kerben verdickte Stellen des Blattrandes mit Wasserspalten. Geschmack stark bitter.

Mikroskop: Im Blattstiel charakteristisch die einschichtigen Gewebeplatten und großen Luftlücken (Sumpfpflanze). Die Gefäßbündel sind von einer Endodermis umgeben, deren Radialwände im Querschnitt punktförmig verdickt erscheinen. Ober- und Unterseite des Blattes mit zahlreichen Spaltöffnungen (4—6 Nebenzellen), die Kutikula auf beiden Seiten fein gestrichelt. Im Mesophyll 1—4, meist 4 Schichten kurzer Palisaden, darunter weitlückiges Schwammparenchym (Luftlücken). Kristalle fehlen.

Pulver: Blattelemente. Keine (oder doch nur sehr spärlich) Haare; keine Kristalle; Stücke des sehr lockeren Schwammparenchyms und des mehrreihigen Palisadengewebes; Spaltöffnungen mit 4—6 Nebenzellen in beiden Epidermen.

Enthalten: Menyanthin (glykosidischer Bitterstoff).

Anwendung als Amarum, Stomachikum, beim Volke als Fiebermittel und bei Hautkrankheiten.

Folia Uvae ursi, Bärentraubenblätter. D. Oe. Sch.

Stammpflanze: *Artostaphylos uva ursi (L.) Sprengel Ericaceae.* Europa, Nordamerika, Nordasien, in Heide- und Gebirgsgegenden. Sammelzeit April—Juni. Immergrüne, lederige, brüchige, kurzgestielte Blätter, bis 2,5 cm lang, bis 1,2 cm breit, spatelförmig, seltener verkehrteiförmig, am Grunde keilförmig, in den Blattstiel verschmälert, an der Spitze abgerundet, etwas rückwärts gekrümmt, ganzrandig, am Rande nur wenig zurückgebogen und kaum verdickt (bei jungen frischen Blättern der Rand, teilweise auch die Spreite behaart, an getrockneten Blättern Haare sehr schwer zu finden, Narben sichtbar). Oberseite glänzend dunkelgrün, vertieft netzadrig. Unterseite blaßgrün mit dunklerer schwach erhabener Nervatur. Geschmack zusammenziehend, herbe, bitter, hinterher etwas süßlich.

Mikroskop: Epidermiszellen beiderseits vieleckig, geradwandig, oberseits mit stärker verdickten, durchaus kutikularisierten Wänden, Wachsüberzug. Breite, ovale, eingesenkte, zu mehreren beisammen inselweise auftretende Spaltöffnungen nur in der Unterseite. Mesophyll aus 3—5, meist 3 Schichten palisadenähnlichen Zellen, die nach unten hin in Schwammparenchym übergehen, einzelne Zellen mit stärker verdickten Wänden. Über und unter dem Gefäßbündel des Mittelnerven und der primären Seitennerven dickwandige Parenchymzellen, manche derselben mit Kalkoxalatkristallen, sonst keine Kristalle im Mesophyll; die Gefäßbündel der Seitennerven von Sklerenchymfasern begleitet, der Hauptnerv nicht.

Pulver: Blattelemente. Epidermisfetzen mit polygonalen, dickwandigen Zellen, Wachsüberzug; oberseits keine Spaltöffnungen; Zellen mit Kristallen; Einzelkristalle; selten kurze, ein- und zweizellige Haare.

Enthalten: Reichlich Gerb- und Gallussäure, 1,6—2,7 % Arbutin, Methylarbutin, Urson, Ericolin usw.

Anwendung als Adstringens und Diuretikum, bei Nieren und Blasenleiden, bei Steinkrankheiten.

Verwechslungen: Blätter von *Vaccinium vitis idaea L.* = am Rande eingerillt, schwach gesägt, nicht vertieft netzadrig, unterseits braun punktiert, Spalten unterseits regelmäßig verteilt, an Stelle der Kristallscheiden dickwandige Faserbündel. *Vaccinium uliginosum L.* = nicht lederig, unterseits graugrün. *Buxus sempervirens L.* = ausgerandet, nicht vertieft netzadrig usw.

Labiatenblätter.

1. ***Folia Melissae,*** Melissenblätter. D.Oe.Sch. *Melissa officinalis. L. Labiatae.* Mittelmeergebiet heimisch, in Deutschland bei Cölleda, Jena. Erfurt usw. kultiviert. Die kurz vor oder zur Blütezeit gesammelten Laubblätter kultivierter Pflanzen. Blätter lang gestielt, 3—5 cm lang, bis 3 cm breit, dünn, eiförmig oder herzförmig, stumpf gesägt, oberseits gesättigt grün, unterseits heller. Geruch schwach zitronenähnlich. Geschmack zitronenähnlich, bitterlich, adstringierend.

2. ***Folia Menthae piperitae,*** Pfefferminzblätter. D.Oe.Sch. *Mentha piperita L.* Wahrscheinlich ein Bastard zwischen *M. aquatica* und *M. viridis.* Angeblich in England wild; kultiviert in England, Amerika, Deutschland (Thüringen, Harz) usw. Ernte zur Blütezeit (Juli—August). Blätter kurz gestielt, in den Stiel verjüngt, 3—7 cm lang, bis 3 cm breit, eilanzettlich, zugespitzt, ungleich scharf gesägt, besonders gegen die Spitze hin. Oberseits hochgrün, unterseits etwas blasser und schwach behaart, sonst kahl. Ober- und Unterseite des Blattes zeigen unter der Lupe die zahlreichen punktförmigen, etwas in die Blattfläche eingesenkten gelblichen Drüsenschuppen. Starker Mittelnerv, jederseits 5—7 sek. Nerven, die Farbe der Nervatur vielfach bläulich. Geruch und Geschmack charakteristisch, stark und angenehm aromatisch.

3. ***Folia Menthae crispae,*** Krauseminzblätter. *Mentha crispa L.* (krausblätterige Formen der Gattung *Mentha*). Blätter 2—5 cm lang, bis 3 cm breit, von den Pfefferminzblättern unterschieden durch die blasig unebene krause Spreite, die sehr kurzen Stiele, fast sitzende eiförmige Gestalt und die scharfe Zähnung an dem krausverbogenen Rande.

4. Folia Rosmarini, Rosmarinblätter. O. Sch. *Rosmarinus officinalis L.* Heimisch Mittelmeerländer, hier und in England kultiviert. Gebräuchlich die Blätter der in Südeuropa wildwachsenden Pflanze. Blätter fast sitzend, bis 3,5 cm lang, bis 4 mm dick, starr, linienförmig, stumpf, ganzrandig, lederartig, am Rande stark eingerollt, die weißfilzige Unterseite nur als schmaler Streifen sichtbar. Oberseits glänzend hellgrün, mit vertiefter Mittellinie, unterseits weiß- oder graufilzig, stark hervortretende Mittelrippe. Runzelig mit eingesenkten Öldrüsen. Geruch aromatisch, etwas kampferartig, Geschmack aromatisch, scharf, bitterlich.

5. Folia Salviae, Salbeiblätter. D. Oe. Sch. *Salvia officinalis L.* Südeuropa, Mittelmeergebiet; kultiviert in Thüringen. Meist zur Blütezeit von wildwachsenden Pflanzen in Italien gesammelt, Ph. helv. verlangt die Blätter kultivierter Pflanzen. Blätter gestielt, nicht selten geöhrt, eiförmig, bis 10 cm lang, bis 4 cm breit, mit fein gekerbtem Rande, am Grunde meist in den Blattstiel verschmälert (die Umrißform ist aber variabel), die Spreite zwischen den Maschen des sehr verzweigten engmaschigen Adernetzes nach oben gewölbt; bei jungen Blättern ist das hervorstehende Adernetz graufilzig behaart, bei alten fast kahl. Ober- und Unterseite filzig behaart. Farbe der Blätter je nach Standort grünlich bis silbergrau. Geruch charakteristisch, Geschmack aromatisch, bitter.

Anatomie der Labiatenblätter.

1. Folia Melissae. Oberseits keine, unterseits zahlreiche Spaltöffnungen mit je zwei Nebenzellen. Auf jedem Blattzahn eine Gruppe großer Wasserspalten, unter der sich Stränge pinselartig ausbreiten. Charakteristisch sind Drüsenhaare mit kurzem, einzelligem Stiel und ein- bis zweizelligem Köpfchen oder solche mit einzelligem Stiel und einer Zellscheibe von 4—8, meist 8 sezernierenden Zellen (Labiatendrüsenschuppen), sie produzieren äth. Öl. Außer den Drüsenhaaren noch 2—6zellige, kegelförmige, warzige, häufig kollabierte Haare und auf beiden Blattseiten anzutreffende, vielfach auch nur auf die Oberseite beschränkte, 1-, höchstens 2zellige, kurze, eckzahnförmige Haare mit starkwandiger Kutikula. Das Mesophyll aus einer Lage Palisaden und 3—4 Lagen Schwammparenchym.

Pulver: Blattelemente. Oberseite ohne Spaltöffnungen; sehr häufig Drüsenhaare mit 1—2zelligem Köpfchen oder mit 4—8zelliger Köpfchenscheibe, kurze, eckzahnförmige Haare, 4—6zellige rauhgekörnte Haare.

Enthalten: 0,1 % äth. Öl, Bitterstoff, Gerbstoff, Harz usw. Nicht mehr als 13 % Asche.

Anwendung bei Blähungen, Kolik, Diarrhöe.

Verwechslung: *Nepeta cataria L. var. citriodora Beck.* = 3—5zellige Gliederhaare mit zarten Warzen, Köpfchenhaare (Stiel ein-, Köpfchen zweizellig), Drüsenhaare (Stiel ein-, Köpfchen vierzellig) usw.

2. Folia Menthae piperitae. Bei *Mentha* auf beiden Blattseiten die gleichen Spaltöffnungen, doch oberseits weniger. Haarbildungen ähnlich wie bei *Melissa*, kurze Haare nur vereinzelt an den Nerven der Blattunterseite. An jüngeren Blättern reichlicher die langen, 6—8- und mehrzelligen spitzen dünnwandigen Gliederhaare mit körniger Kutikula.

Pulver: Ähnlich dem von *Fol. Melissae,* charakt. die großen Gliederhaare mit körniger Kutikula, Drüsenhaare (Labiatendrüsenschuppen). Bei mitvermahlenen Stengelstücken violett gefärbte Epidermisstücke.

Enthalten: 1—2,5 % äth. Öl mit Menthol usw. Nicht über 13 % Asche.

Anwendung als Stomachikum, krampfstillendes und blähungtreibendes Mittel, bei Kolik, Magen- und Blasenkrämpfen, äußerlich zu Kräuterkissen, Kataplasmen usw. Küchengewürz.

3. Folia Menthae crispae ähnlich **Folia Menthae pip.**

4. Folia Rosmarini. Hier Spaltöffnungen nur unterseits, vom Filze verdeckt. Unter der oberen Epidermis eine zweite Schicht farbloser, starkwandiger Zellen, die sich nach den stärkeren Strängen hin in das Chlorophyllgewebe in Form von Keilen fortsetzen. Im Mesophyll 2—3 Reihen Palisaden und ein bedeutend schmäleres lockeres Schwammgewebe aus sternförmigen Zellen. Unterseits Labiatendrüsenschuppen (Köpfchen meist 8zellig), monopodial verästelte, leicht kollabierende Gliederhaare mit glatten, dünnen Wänden und Köpfchenhaare.

Pulver: Blattelemente. Verästelte Gliederhaare, gestielte Drüsenhaare, Labiatendrüsenschuppen; Epidermisfragmente der Unterseite mit kreisrunden Spaltöffnungen; chorophylloses Hypodermgewebe; chlorophyllhaltiges Gewebe (2—3 Reihen Palisaden, sternförmiges Schwammgewebe).

Enthalten: Äth. Öl (1—2%).

Anwendung als blähungtreibendes Mittel, Aromatikum, Emmenagogum, äußerlich zu aromatischen Bädern. Volksmittel.

5. Folia Salviae. Epidermiszellen der Oberseite geradlinig-polygonal, ziemlich dickwandig, die der Unterseite gewellt oder buchtig, dünnwandig; Spalten unterseits reichlicher, emporgehoben. 2—3 Reihen Palisadenzellen, diese gehen allmählich in das lockere Schwammgewebe über. Haarbildungen: Kopfige Drüsenhaare mit 2—4zelligem Stiel und einzelligem, seltener mehrzelligem Köpfchen; hellbraune scheibige Drüsenschuppen (8 Rand-, 4 Innenzellen); verschieden lange, englumige, luftführende, 2—5zellige, selten einzellige, nur in der untersten Zelle sehr starkwandige, peitschenförmige Haare, welche auch im gepulverten Zustande die Salbeiblätter leicht erkennen lassen.

Pulver: Elemente des Blattes und besonders die charakter. langen peitschenförmigen Haare (mit Luft gefüllt, ausgenommen die starkwandige Fußzelle), Drüsenhaare, Drüsenschuppen. Kein Oxalat.

Enthalten: Äth. Öl (1,4%), Gerbstoff, Harz, Extraktivstoffe, gummiähnliche Stoffe usw. Aschengehalt nicht über 10%.

Anwendung als Adstringens und Antiseptikum, zu Mund- und Gurgelwässer bei Katarrh, Angina, Skorbut, zu Kataplasmen. Die Tinktur gegen übergroße Schweißsekretion bei Schwindsucht.

Solaneenblätter.

1. **Folia Belladonnae,** Tollkirschenblätter, Belladonnablätter. D. Ö. Sch. *Atropa belladonna L. Solanaceae.* Mittel- und Südeuropa, seltener in Kultur (England, Amerika), gesammelt zur Blütezeit (Juni bis Juli) von wildwachsenden, 2—4jährigen Pflanzen. Blätter gestielt, eiförmig, spitz oder zugespitzt, in den Blattstiel verschmälert, bis über 2 dm lang, oberseits bräunlichgrün, unterseits graugrün, ganzrandig, fast kahl, nur am Blattstiel und unterseits auf den Nerven deutlich behaart. Getrocknet sind die Blätter oberseits bräunlich, ziemlich steif, brüchig, stark geschrumpft. Ohne Geruch, Geschmack bitterlich, etwas scharf.

Lupe: Es zeigen sich, namentlich auf der Unterseite, kleine weiße Punkte, die mit Kristallsand erfüllten Oxalatzellen.

2. **Folia Hyoscyami,** Bilsenkraut. D. Oe. Sch. *Hyoscyamus niger L.* Europa, Asien; in Thüringen und Nordbayern kultiviert. Die zur Blütezeit (Juli, August) von zweijährigen Pflanzen gesammelten Blätter. Untere Blätter bis 30 cm lang, bis 10 cm breit, länglich eiförmig, in den bis 5 cm langen Blattstiel verschmälert, meist grobkerbig gesägt, bisweilen fast fiederspaltig buchtig; stengelständige Blätter kleiner, sitzend, halbstengelumfassend und schwach herablaufend, meist auf

jeder Blatthälfte 1—4 (bei den obersten Blättern nur 1) große, breite, zugespitzte Zähne. Blätter weichhaarig, klebrig-zottig, schmutzig-grün. Bei den kultivierten Pflanzen ist die Behaarung geringer. Ph. helv. verlangt die bis 15 cm langen Stengelblätter. Geschmack schwach bitter.

3. *Folia Stramonii,* Stechapfelblätter. D. Oe. Sch. *Datura stramonium L.* Heimisch an den Ufern und südlich des Kaspischen und Schwarzen Meeres usw., verwildert auf Schutthaufen in Europa und Asien, vereinzelt in Kultur. Sammelzeit zur Blüte (Juni—September). Blattstiel walzig, bis 10 cm lang, auf der Oberseite mit enger Furche. Die Blätter höchstens 2 dm lang, bis 15 cm breit, eiförmig oder eilänglich bis lanzettlich, am Ende zugespitzt, am Grunde keilförmig, großbuchtig gezähnt. Den großen Lappen sind nochmals ein oder zwei Lappen aufgesetzt. Fast kahl. Beiderseits des Mittelnerven 3—5 stärkere Seitennerven. Geschmack unangenehm, bitterlich-salzig.

4. *Folia Nicotianae,* Tabakblätter. *Nicotiana tabacum L.* Heimisch im tropischen Amerika, kultiviert in vielen Spielarten in fast allen Ländern der warmen und gemäßigten Zone. Die Blätter werden an der Luft ohne weitere Behandlung, d. h. Fermentation usw., getrocknet. Sie sind eiförmig bis lanzettlich, bis 60 cm lang, dünn, ganzrandig, am Grunde abgerundet, gestutzt oder in den Blattstiel verschmälert, drüsig behaart, an Farbe braun. Geschmack widerlich, scharf, Geruch eigenartig.

Anatomie der Solaneenblätter.

Die offizinellen Solaneenblätter sind im allgemeinen sehr übereinstimmend gebaut. Die Epidermiszellen im Flächenbild oberseits schwach-, unterseits starkwelligbuchtig, Spaltöffnungen beiderseits (elliptisch, mit je 3—5 Nebenzellen), unterseits reichlicher. Auf Blattober- und Unterseite sowohl gewöhnliche Haare als kurzgestielte, meist gekrümmte Drüsenhaare mit vielzelligem Kopf und langgestielte Drüsenhaare mit einzelligem Kopf; bei *Datura* und *Atropa* verschwinden die Haarbildungen schon früh. Auf dem Blattquerschnitt eine Schicht kurzer Palisadenzellen bei allen Arten, darunter lockeres Schwammgewebe. Charakteristisch sind die Oxalatzellen, welche im Schwammgewebe an der Grenze zum Palisadengewebe liegen; bei *Datura* enthalten sie Drusen, bei *Hyoscyamus* vorwiegend Einzelkristalle, weniger Drusen, bei *Atropa* und *Nicotiana* gewöhnlich Kristallsand, nur sehr selten Einzelkristalle und Drusen (bei Atropa Drusen innerhalb der Sandzellen). Gefäßbündel bikollateral.

Pulver: Blattelemente. Bei allen (*Fol. Belladonnae, Fol. Hyoscyami, Fol. Stramonii, Fol. Nicotianae*) Ober- und Unterseite mit Spaltöffnungen, Epidermiszellen welligbuchtig, Palisadengewebe einreihig, Gefäßbündel bikollateral, Oxalatzellen. *Folia Belladonnae* und *Fol. Nicotianae* führen *Oxalat*sand, selten Einzelkristalle oder Drusen (bei *Belladonna* oft Drusen in den Sandzellen), *Fol. Stramonii* Oxalatdrusen, selten Einzelkristalle (Oxalatsand nur in der Umgebung der Gefäßbündel), *Fol. Hyoscyami* Einzelkristalle. Haarbildungen: bei *Fol. Nicotianae* viele Haare, mit bauchiger Basalzelle: lange schlaffe, spitz oder stumpf endigende Gliederhaare, oft mit vielzelligem Drüsenköpfchen, steife warzige Gliederhaare, einzelne mehrzellige verzweigte Haare, Drüsenhaare auf kurzem, meist einzelligem Stiel, keine einzelligen Haare; bei *Fol. Belladonnae* sehr wenige Haare: mehrzellige Gliederhaare, kurze Drüsenhaare mit mehrzelligem Köpfchen, gestielte Drüsenhaare mit rundem Köpfchen; bei *Fol. Stramonii* viele Drüsenhaare mit kurzem gebogenem Stiel, mehrzellige, gekrümmte Haare mit starker rauher Kutikula; bei *Fol. Hyoscyami* lange vielzellige Gliederhaare mit oder ohne Drüsenköpfchen, Drüsenzotten (s. o.).

Enthalten: *Folia Belladonnae* = 0,3—0,4% Alkaloide, hauptsächlich Hyoscyamin. daneben Atropin, Belladonin, Cholin, Chrysatropasäure, ferner Bernsteinsäure usw. Aschengehalt höchstens 16,5 %.

Folia Hyoscyami = Hyoscyamin, Scopolamin (1-Hyoscin), zusammen etwa 0,05—0,08%, Cholin, äth. Öl, Salze usw. Aschengehalt höchstens 22—23%.

Folia Stramonii = 0,2—0,5, meist 0,3—0,4% Hyoscyamin, Kaliumnitrat usw. Aschengehalt höchstens 21%. Daturin ist Hyoscyamin + Atropin.

Folia Nicotianae = die Alkaloide Nikotin (1—2%), Nikotain, Nikotellin, Nornikotin, äth. Öl, Apfel-, Zitronen-, Oxalsäure, Essigsäure, Gerbstoffe, 1% Kaliumnitrat usw. Aschengehalt durchschnittlich etwa 23%.

Anwendung: *Folia Belladonnae* als Nervinum, Mydriatikum, Narkotikum, bei Asthma, Hustenreiz, Keuchhusten, Neuralgien, Gicht usw. *Folia Hyoscyami* haben gleiche Verwendung. *Folia Stramonii* wie *Fol. Belladonnae*, besonders als Rauchmittel bei Asthma. *Folia Nicotianae* früher zu Klistier bei hartnäckiger Verstopfung, ferner bei Wassersucht, Harnbeschwerden, Asthma, äußerlich als Antiparasitikum gegen Räude, Krätze in Form von Bädern. Bearbeitete Blätter zum Rauchen und Schnupfen.

Verwechslungen: Für *Folia Belladonnae*: die Blätter von *Solanum nigrum L.* = kleiner, eiförmig oder fast dreieckig, am Rande buchtig gezähnt; die Blätter von *Scopolia carnio ica Jacq.* = schmal-länglich, ohne weiße Punkte; Spaltöffnungen nur unterseits. Das beste Erkennungsmittel sind die Früchte (2fächerige Kapsel von 1 cm Durchmesser). Für *Folia Hyoscyami*: die Blätter von *Hyoscyamus agrestis Kit.*, *H. pallidus Kit.* und *H. albus L.* = Kalkoxalat in Drusen. Für *Folia Stramonii*: die Blätter von *Datura Tatula L.* = mit bläulichem oder violettem Stiel, die Blätter von *Chenopodium hybridum L.* = kahl, fast dreieckig, in eine lange Spitze ausgezogen, Stiel oberseits rinnig.

IX. Knospen, Sprosse *(Gemmae, Turiones)*.

Turiones Pini, Kieferspitzen, Kiefersprosse. Sch.

Stammpflanze: *Pinus silvestris L. Pinaceae.* Nördl. Europa, nördl. Asien usw. Die zu Anfang des Frühlings bei gutem Wetter gesammelten, schnell getrockneten jungen Sprosse. Diese sind 3—5 cm lang, etwa 4 mm dick, walzenförmig und bestehen aus einer zentralen zylindrischen grünen Achse, besetzt mit sehr zahlreichen, lanzettförmigen, gedrängt stehenden, spiralig angeordneten, dachziegelförmig sich deckenden, rostbraunen, häutigen Schuppen, von denen jede in ihrer Achsel Kurztriebe mit je einem in einer Hülle eingeschlossenen Nadelpaar trägt. Frisch klebrig. Geruch aromatisch, nach Harz, Geschmack balsamisch, bitter.

Enthalten: Kleine Mengen Wachs, äth. Öl, Harz, Spuren von Extraktivstoff, Bitterstoff (Pinipikrin), Boleretin (harzähnlich), Gerbstoff, Gummi, eiweißartige Substanz usw.

Anwendung bei Luftröhrenkatarrh, Gicht, Rheuma, Hautkrankheiten. Volksmittel.

X. Blüten *(Flores)*.

1. Schlüssel zum Bestimmen.

A. Blütenstände.
　1. Cymös.
　　a) Wenigblütig, Trugdolde, deren Stiel mit dem einen flügelartigen Vorblatt des Blütenstandes verwachsen ist. *Flores Tiliae.*
　　b) Trugdolde, reichblütig, aus fünf Hauptästen gebildet.
         Flores Sambuci.

2. Racemös.
   a) Blütenstand eine Rispe. *Flores Koso.*
   b) Blütenstand ein Köpfchen. Kompositenblüten.
   1. Die wenigen Blüten des Köpfchens sind in der aus dachig gelagerten Schuppen gebildeten Hülle (Involucrum) verborgen. *Flores Cinae.*
   2. Alle Blüten des Köpfchens gelb.
      α) Scheibenblüten zwittrig. *Flores Arnicae.*
      β) Scheibenblüten männlich. *Flores Calendulae.*
   3. Randblüten weiß, Scheibenblüten gelb, ohne Pappus.
      α) Blütenboden kegelförmig, nackt, hohl. *Flores Chamomillae.*
      β) Blütenboden kegelförmig, spreuhaarig, markig. Blütenköpfe gefüllt. *Flores Chamomillae romanae.*
   4. Randblüten blaßrot, Scheibenblüten gelb, kein Pappus, Blütenboden nackt, markig. *Flores Pyrethri.*

B. Einzelblüten.
   1. Fruchtknoten unterständig, Kelch und Krone 4zählig. *Caryophylli.*
   2. Fruchtknoten oberständig.
      a) Krone aktinomorph. Petalen nur am Grunde verwachsen. *Flores Malvae.*
      b) Krone zygomorph, zweilippig, unten röhrenförmig verwachsen. *Flores Lavandulae.*

C. Blütenteile.
I. Blumenkronen.
   a) Kronblätter nicht verwachsen.
      1. Verkehrt-eiförmig, blaßrötlich bis rot, wohlriechend. *Flores Rosae.*
      2. Rundlich, frisch scharlachrot, trocken violettrot. Geruch narkotisch. *Flores Rhoeados.*
   b) Kronblätter verwachsen.
      1. Blumenkrone radförmig, 5spaltig, gelb, 5 Staubblätter, zwei davon mit wollig behaarten Filamenten. *Flores Verbasci.*
      2. Blumenkrone lang röhrenförmig, rot, mit hervorragender Staubblattröhre (Verfälschung des Safran). *Flores Carthami.*

II. Narben.
Sattbraunrote Narbenlappen, am untern Ende heller gefärbt, von stark gewürzhaftem, fast narkotischem Geruch. *Crocus.*

2. Beschreibung der Blütendrogen.

Caryophylli, Gewürznelken. D. Oe. Sch.

Stammpflanze: *Jambosa caryophyllus (Spr.) Niedenzu (= Eugenia caryophyllata Thbg.) Myrtaceae.* Heimisch auf den Molukken, südl. Philippinen; kult. vielfach in den Tropen, besonders auf den Inseln Amboina und Penang, ferner auf Zanzibar, Pemba; Rénuion, im trop.

Südamerika usw. Blüten kurz vor dem Abfallen eingesammelt. Die von den Blüten getrennten Achsenteile des Blütenstandes kommen als Nelkenstiele, *Stipites Caryophyllorum,* in den Handel und werden zur Verfälschung des Nelkenpulvers benützt; die Früchte werden als *Anthophylli* (Mutternelken) bezeichnet, sie sollen gleichfalls als Verfälschung dienen, was ihres höheren Preises wegen fraglich erscheint. Die Blütenknospen sind durch Trocknen gleichmäßig braun geworden. Der Fruchtknoten ist fast vierkantig, ungefähr 1—1,5 cm lang, bis 4 mm Durchmesser, zweifächerig (Fächer kurz, im oberen Teile gelegen, mit zahlreichen Samenknospen, von denen sich nur eine entwickelt), unterständig, geht direkt in den Blütenstiel über. Vier bleibende, dreieckige Kelchblätter, vier fast kreisrunde, sich dachziegelig deckende, zu einer kugeligen Kappe zusammenschließende Kronenblätter (die beim Aufblühen abgeworfen werden), zahlreiche Staubblätter; innerhalb derselben ein Drüsenring (Diskus), viereckig. Einfacher Griffel. Geruch und Geschmack kräftig nach Eugenol.

Lupe: Unterhalb des Kelches sieht man auf dem Längsschnitt zwei helle Streifen, welche durch schwammiges Gewebe gebildet werden, und zahlreiche dunkle Sekretbehälter.

Mikroskop: Die Epidermis des Fruchtknotens kleinzellig, dickwandig, mit sehr starker Kutikula, darunter Parenchym mit 2—3 Reihen großer, schizogener, mit äth. Öl gefüllter, rundlicher Sekretbehälter (meist nicht unter 0,2 mm groß), dann kollenchymatisch verdicktes Parenchym mit etwa dreißig kleinen Gefäßbündeln (von den die Gefäßbündel begrenzenden Zellen viele zu Kristallkammerfasern umgebildet); daran anschließend schwammiges Parenchym. Ebenso in den Filamenten und im Konnektiv wie in den Kelchzipfeln und Blumenblättern Sekretbehälter. Keine Stärke.

Pulver: Keine Stärke, keine Steinzellen, keine Treppengefäße, jedoch kleine Spiralgefäße. Charakteristisch die stark kutikularisierte Epidermis, das Parenchym mit den Ölräumen, die Kristalldrusen der Kammerfasern, die gerundet dreieckigen Pollenkörner, sehr vereinzelte Fasern aus der Peripherie der kleinen Bündel. Die Bestandteile der Nelkenstiele lassen sich im Pulver durch Steinzellen, reichlichere Bastfasern und weitere Gefäße erkennen.

Enthalten: Äth. Öl (16—20 %), hiervon etwa 80 % Eugenol; Caryophyllen = Laurineenkampfer isomer; Harz, Gummi, fettes Öl, Gerbstoff, Spuren Essigsäure und Vanillin. Asche nicht über 8 %.

Anwendung bei Appetitstörungen, als Aromatikum, Stomachikum, Antidiarrhoikum, Geschmacks- und Geruchskorrigens, Küchengewürz; äußerlich als Kaumittel, zu Zahnpulvern.

Verfälschungen: Bereits ausgezogene Nelken.

Crocus, Safran. D. Oe. Sch.

Stammpflanze: *Crocus sativus L. Iridaceae.* Heimat wahrscheinlich Griechenland, Orient; kultiviert in Südeuropa, speziell Spanien, Frankreich. Für 1 Kilogramm guten Safran sind etwa 120000 Blüten notwendig, die im Oktober erscheinen. Der gelbe Griffel ist fadenförmig, etwa 10 cm lang, teilt sich oben in drei etwa 3 cm lange gelbrote Narbenschenkel. Diese kahl, glänzend, fettig, zerbrechlich, röhrig eingerollt, oben trichterartig erweitert, am Ende abgestutzt, gezähnt, mit Narbenpapillen besetzt. In dem Grunde jedes Narbenschenkels ein einziges zartes, nach oben wiederholt gablig verzweigtes (bis zu etwa 20 im oberen Teile) Leitbündel. Geruch kräftig, Geschmack gewürzig und bitter.

Mikroskop: Das zartzellige, lockere Parenchym der Narben enthält gelben Farbstoff und sehr kleine in Salzsäure unlösl. Kristalle. Am oberen Saume der Narben keulenförmige Papillen. Die in der Droge nicht selten vorkommenden Pollenkörner sind kugelförmig, derbhäutig, bis 0,05 mm, die Exine mit sehr feinen kurzen Stäbchen.

Pulver: Narbengewebe, die Epidermiszellen polygonal, teilweise zu einer kurzen Papille vorgestülpt, die Parenchymzellen gelb, gestreckt, sehr zartwandig. Zarte Leitbündel; Narbenpapillen; kugelförmige Pollenkörner (s. o.). Keine oder sehr wenige Kristallbildungen.

Enthält: Die Glykoside Crocin (= Polychroit, gelber Farbstoff), Pikrocrocin, ferner Methankohlenwasserstoff, Spuren äth. Öl, Glykose Fruktose, Fett. Nicht über 7,5 % Asche; Feuchtigkeitsgehalt nicht über 14 %.

Anwendung früher als Stomachikum, Antihysterikum, Expektorans, Antispasmodikum, Abortivum. Zum Färben von Speisen. Gewürz.

Verfälschungen: Diese sind mikroskopisch erkennbar. Gefärbte Griffel von *Crocus, Flor. Calendulae, Flor. Carthami,* Maisgriffel, *Lign. Santali,* Schalen von *Allium cepa,* getrocknete Fleischfasern, *Crocus vernus, Flores Granati* usw. Vermischungen von Safran mit künstlichen Farbstoffen oder Mineralstoffen. Echter Safran, mit konz. Schwefelsäure befeuchtet, zeigt unter dem Mikroskop eine blaue Zone, welche durch Violett und rot in Braun übergeht. Der Farbstoff des Safrans ist unlöslich in fettem Öl, löslich in Wasser.

Flores Arnicae, Arnikablüten, Wolverleiblüten. D. Oe. Sch.

Stammpflanze: *Arnica montana L. Compositae.* Auf Gebirgswiesen West- und Mitteleuropas. D. A. V und Ph. helv. IV: Die getrockneten Zungen- und Röhrenblüten, vom Hüllkelch und dem Blütenboden befreit, Sammelzeit Juni und Juli = *Flores Arnicae sine receptaculis;* Ph. austr. VIII: die ganzen Blütenkörbchen = *Flores Arnicae cum receptaculis.* Blütenköpfchen gebildet aus 14—20 rotgelben, weiblichen, bis 5 mm breiten Zungenblüten und zahlreichen, zwittrigen, fünfzipfligen Röhrenblüten. Blütenboden grubig, behaart; Hüllkelch vielblätterig, aus zwei Reihen von Hüllblättchen. Fruchtknoten unterständig, gelblichgrau bis schwärzlich, schwach fünfkantig, mit aufwärts gerichteten, aus zwei seitlich verbundenen Zellen bestehenden Haaren besetzt. Der blaßgelbe Pappus aus einer Reihe steifer, mit kurzen Haaren besetzter Borsten. Die lanzettliche, oft mehr als 2 cm lange Krone der Zungenblüten besitzt drei Zähnchen und 8—12 dunkler gelbe, hervortretende Nerven. Die Röhre der Blüten und der Rücken der Hüllblättchen sind mit Drüsen besetzt, welche den für die Drüsenhaare der Kompositen charakteristischen Bau haben: zwei Reihen von Zellen, deren oberste das Sekret absondern. Die Staubbeutelhälften endigen unten stumpf, Konnektiv oben in ein dreieckiges Läppchen ausgezogen. Pollenkörner stachelig, drei Austrittsstellen. Geruch schwach aromatisch, Geschmack bitterlich, schwach aromatisch.

Pulver: Blütenelemente, charakt. Drüsenhaare und Zwillingshaare, Pappushaare, große sehr stachelige Pollenkörner.

Enthalten: Arnizin (Bitterstoff), äth. Öl, Fett, Gerbstoff, Harz, Farbstoff usw. Aschengehalt höchstens 8,5 %.

Anwendung früher innerlich und äußerlich als anregendes Mittel auf das Nerven- und Gefäßsystem, bei Lähmung, Epilepsie, Rheuma; äußerlich z. Z. als Einreibungsmittel (in Tinktur) bei Quetschungen, Verletzungen, Rheuma usw.

Verwechslungen: *Inula britannica L., Anthemis tinctoria L., Calendula officinalis L., Doronicum pardalianches L.* usw. = Zahl der Zähne an den Randblüten, Gestalt resp. Fehlen des Pappus als Unterschiede.

Flores Calendulae (*Flores Feminell*), Ringelblume (nicht offizinell).

Stammpflanze: *Calendula officinalis L. Compositae.* Südeuropa, Orient; in Gärten angebaut. Die völlig entfalteten Blütenköpfchen, 5 cm breit, strahlend, häufig gefüllt. Blüten orangegelb, Randblüten zungenförmig, bis 2,5 cm lang, weiblich, mit gekrümmten Fruchtknoten ohne Pappus; Scheibenblüten zahlreich, röhrig, zwitterig, unfruchtbar. Blütenboden nackt, flach; Hüllkelch fast halbkugelig, zweireihig. Geruch schwach, etwas betäubend, Geschmack bitter, herbe.

Pulver: Parenchym mit gelben, in Wasser unlösl. Tropfen; Epidermiszellen längsgestreckt, fein gestreift; verschieden große, aus zwei parallelen Zellreihen aufgebaute, meist mit 2 Zellen endende, bis 120 μ lange Zottenhaare. Pollenkörner grobstrahlig, gerundet dreiseitig, dreiporig.

Anwendung: Das Pulver wie die geschnittenen mit Anilinfarben gefärbten randständigen Zungenblüten dienen zur Verfälschung des Safran = unechter Safran oder Feminell.

Flores Carthami, Saflor (nicht offizinell).

Stammpflanze: *Carthamus tinctorius L. Compositae.* Im Orient heimisch; kultiviert in Persien, Ostindien, China, Japan, Ägypten, Südeuropa, Amerika, Deutschland (Thüringen). Die von dem Hüllkelch und den Fruchtknoten befreiten Blüten. Diese röhrenförmig, fünfteilig, 2,5 cm lang, mit hervorragender Staubbeutelröhre und zweilappigem, fadenförmigem Griffel, dessen unterer Teil platt, oben verdickt und mit langen Haaren besetzt ist. Frisch gelb, getrocknet hochrot. Die Saflorblüten sind gegenüber den Safrannarben dünnhäutig, hinfällig, glanzlos. Geruch schwach, Geschmack fade, bitter.

Pulver: Keine Haare. Oberhautzellen geschlängelt. Sekretschläuche mit gelb- oder rotbraunem, quergewulstetem, in Stücke zerbrochenem, harzähnlichem Inhalt nahe den Gefäßbündeln. Staubfäden mit netzig verdickten Faserzellen; dünne Papillen der Oberhautzellen der Griffel. Pollenkörner kleiner als beim Safran, stumpf dreieckig, dreiporig.

Enthalten: Gelber in Wasser löslicher und roter in Wasser unlöslicher Farbstoff.

Anwendung: Die roten, ihres gelben Farbstoffes befreiten Blüten bilden häufig ein Verfälschungsmittel für Safran.

Flores Chamomillae, Kamillen. D. Oe. Sch.

Stammpflanze: *Matricaria chamomilla L. Compositae.* Europa, Westasien; gesammelt Juni—August besonders in Sachsen, Bayern, Ungarn, Böhmen (Unkrautpflanze). Der Hüllkelch aus 20—30 grünen, kahlen, am Rande trockenhäutigen und weißen, in 3 Reihen dachziegelig geordneten Hochblättern. Der Blütenboden bei jüngeren Blütenköpfchen halbkugelig, bei älteren kegelförmig, hohl, ohne Spreublättchen, mit 12—18 weißen Zungenblüten, welche eine viernervige, dreizähnige Krone besitzen, und mit zahlreichen kleinen gelben Röhrenblüten. Die Zungenblüten bei jungen Blütenköpfchen aufgerichtet, bei älteren nach außen und unten umgeschlagen. Blüten ohne Pappus. Zahlreiche, kurze, ätherisches Öl absondernde Drüsen (Kompositendrüsenschuppen) auf den Außenseiten beider Blütenformen und auf dem unterständigen Fruchtknoten. Geruch kräftig aromatisch, Geschmack etwas bitter.

Pulver: Blütenelemente. Charakteristische Kompositendrüsenschuppen; Schleimzellen; Oxalatdrusen und Einzelkristalle aus den Stielen; kurzstachelige Pollenkörner.

Enthalten: Äth. Öl (von dunkelblauer Farbe, 0,2—0,38 %), Harz, Gummi, Bitterstoff, Wachs, Fett, Salze usw.

Anwendung als Karminativum, Diaphoretikum, Nervinum, bei Unterleibsleiden, Harnleiden usw., äußerlich zu Bädern, Kataplasmen, Klistieren, Kräuterkissen, Augen- und Mundwässer.

Verwechslungen: Anthemis-Arten usw. = Blütenboden nicht hohl, mit Spreublättchen besetzt.

Flores Chamomillae romanae, Römische Kamillen. Oe. Sch.

Stammpflanze: *Anthemis nobilis L. Compositae.* Süd- und Westeuropa; kultiviert in Deutschland, Belgien, England. Offizinell die Blütenköpfchen der kultivierten gefüllten Varietät, Sammelzeit Juni bis Juli. Blüten bis 3 cm groß; Hüllkelchblätter dachziegelartig angeordnet, Blättchen oval, gesägt; Blütenboden gewölbt, nicht hohl, mit Spreublättchen besetzt. Zungenblüten sehr zahlreich, weiß, weiblich; Röhrenblüten nur wenige, gelb, zwitterig. Auf den Blüten zahlreiche Kompositendrüsenschuppen. Geruch durchdringend, nicht gerade angenehm, Geschmack aromatisch. bitter.

Enthalten: Äth. Öl (0,8—1 %), Anthesterin, Anthemen, Anthesterol, Anthemissäure usw.

Anwendung wie *Flores Chamomillae* als Antispasmodikum usw.

Flores Cinae, Zitwerblüten. D. Oe. Sch.

Stammpflanze: *Artemisia cina Berg. Compositae.* Persien, Turkestan, Bucharei usw. Sammelzeit Juni—August unmittelbar vor dem Aufblühen (höchster Santoningehalt). Junge, noch geschlossene, bis 4 mm lange, 0,5—1,5 mm breite, beiderseits zugespitzte, grüne bis bräunliche, fast kahle, etwas glänzende Blütenköpfe, im Innern 3—5 gelbliche, zwitterige Blütenknospen. 12—20 breitelliptische bis lineallängliche, stumpfe, am Rande häutige, grüne, dachziegelig sich deckende Hüllkelchblätter. Geruch eigenartig aromatisch, Geschmack widerlich bitter, kühlend.

Mikroskop: Die Flügel der Hüllkelchblätter aus meist farblosen, am einschichtigen Flügelrand sehr dünnwandigen, langen, schmalen Zellen; in den Innenpartien der Hüllkelchblätter die Zellen in doppelter Lage. Auf den Hüllblättern Spaltöffnungen, gelbliche Kompositendrüsen und lange einzellige, meist kollabierte Haare; über dem Mittelnerv eine kielförmige Erhöhung. Auch die Blütenknospen sind mit Drüsen besetzt. Die Pollenkörner besitzen eine glatte, feinpunktierte Membran mit 3 spaltförmigen Austrittsstellen. Die Leitbündel des Mittelnervs von unregelmäßigen, knorrigen Fasern begleitet. Im Parenchym spärlich kleine Kalkoxalatdrusen.

Pulver: Charakteristisch die Fetzen der Flügel der Hüllblättchen, die knorrigen Sklerenchymfasern, die Kompositendrüsenhaare, die langen einzelligen Haare und die zahlreichen glatten Pollenkörner mit 3 spaltförmigen Austrittsstellen. Oxalatdrusen nur selten, im Parenchym der Hüllblätter.

Bestandteile: Santonin (1—3,5 %), Artemisin (= Oxysantonin), äth. Öl, Betain, Cholin, Bitterstoff, Wachs, Fett, Zucker usw. Aschengehalt höchstens 10 %.

Anwendung als Anthelmintikum gegen Spulwürmer (meist in Form des Santonins).

Flores Koso, Kosoblüten. D. Oe. Sch.

Stammpflanze: *Hagenia abyssinica Willd. Rosaceae.* Abessinien, am Kilimandscharo und im Usambaragebirge heimisch. Offizinell sind nur die weiblichen Blüten mit ihren beiden rundlichen, häutigen Vorblättern. Die Blütenstände werden nach dem Abblühen gesammelt und müssen in der Droge möglichst frisch sein (alte sehen braun aus). Bei den männlichen sind die sterilen Fruchtblätter, bei den weiblichen Staminodien. Von den grünlich bleibenden männlichen Blütenständen sind die weiblichen auch schon durch die rotviolette Farbe der Kelchblätter zu unterscheiden. Die weiblichen Blüten sind perigyn, Blütenbecher fast kreiselförmig, innen krugförmig vertieft, oben durch einen Ring verengt, sie besitzen einen 4—5blätterigen Außenkelch und einen 4—5blätterigen Innenkelch; die äußeren, häutigen, flach ausgebreiteten Kelchblätter etwa dreimal länger als die inneren, kaum 3 mm langen, nach außen zu umgeschlagenen. Die kleinen leicht abfallenden linealen Kronenbl. sind in der Droge nicht mehr vorhanden. Androeceum aus ca. 20 Staminodien, Gynaeceum aus 2 Fruchtblättern, von denen gewöhnlich nur eines sich zu einer Schließfrucht entwickelt. Geschmack schleimig, später kratzend, bitter, zusammenziehend.

Mikroskop: Am Rande der Vorblätter und Außen- und Innenkelchblätter starre, einzellige Borstenhaare, einzellige, dünnwandige Schlauchhaare und gestielte Drüsenhaare mit 1—4zelligem Köpfchen. Im Mesophyll der Vor- und Kelchblätter Kalkoxalatdrusen, im Gewebe des Blütenbechers kleine Einzelkristalle.

Pulver: Nur die Elemente der weiblichen Blüten und der beiden Vorblätter. Sehr geringe Mengen Pollen (nach D.A. in 1 mg höchstens 200 Pollenkörner) zulässig, weil befruchtete Blüten. Keine Tracheen die weiter als 0,018 mm. Oxalat-Einzelkristalle und Drusen. Dickwandige Haare und Drüsenhaare (s. o.).

Bestandteile: Kosotoxin, Protokosin, Kosidin, Gerbstoff (bis 24%), Wachs, Zucker, Gummi, Harz, äth. Öl usw. Aschengehalt höchsten 11%. Die wirksame Substanz ist wahrscheinlich in den jungen Früchten oder Samen enthalten.

Anwendung als Anthelmintikum gegen Bandwurm und Spulwürmer.

Verfälschungen: Die männlichen Blüten, die in der Handelsdroge mehr oder minder häufig sich vorfinden.

Flores Lavandulae, Lavendelblüten, D. Oe. Sch.

Stammpflanze: *Lavandula spica L. = L. officinalis Chaix Labiatae.* Heimisch westl. Mittelmeerländer, kultiviert in England, Südfrankreich, bei uns in Gärten. Kelch röhrenförmig, weißlich, oben etwas erweitert und stahlblau bis bräunlich, 5 mm lang, mit behaarten, hervortretenden 10—13 Längsrippen, die Haare verzweigt, rauh, warzig, außerdem Drüsenhaare (einzelliger Stiel, 8zelliges sezernierendes Köpfchen = Labiatendrüsenschuppen). Von den 5 Zähnen des Kelchrandes 4 sehr kurz, der fünfte bildet ein fast 1 mm langes, eiförmiges, stumpfes, blaues Lippchen. Auch die stahlblaue Blumenkrone trägt charakteristische Haare, außen Papillen, innen sehr lange, einzellige, knorrige Haare, außerdem Drüsenhaare; die Blumenkrone mit zweilappiger Oberlippe und dreilappiger Unterlippe. Pollenkörner kugelig, mit 6 schlitzförmigen Austrittsstellen. Geruch angenehm, gewürzhaft, Geschmack bitter.

Pulver: Blütenelemente; verzweigte, körnig gestreifte Haare, lange einzellige knorrige Haare, Papillen, Labiatendrüsenschuppen usw. Kein Oxalat.

Enthalten bis 2% äth. Öl usw. Nicht mehr als 8% Asche.

Anwendung zu wohlriechenden Bädern, Kräuterkissen, Kataplasmen, Räuchertee, Einlagen in Wäscheschränke.

Flores Malvae, Malvenblüten. D. Oe. Sch.

Stammpflanze: *Malva silvestris L. Malvaceae.* Mitteleuropa, Algerien, West- und Mittelasien usw.; angebaut in Thüringen, Bayern, Belgien, Ungarn. Gesammelt Juli—August von wildwachsenden Pflanzen. Blüten bis 5 cm breit, mit einem 5 mm hohen fünfspaltigen Kelch, unterhalb desselben ein dreiblättriger Außenkelch. Blumenblätter 5, am Grunde verwachsen, über 2 cm lang, 3—6mal so lang wie der Kelch, keilförmig bis schmal umgekehrt eiförmig, an der Spitze tief ausgerandet, getrocknet gleichmäßig zartblau. Androeceum aus einer langen Röhre mit 45 halben Antheren; Gynaeceum zehnfächerig, in jedem Fach eine Samenanlage. Geschmack schwach schleimig.

Enthalten Schleim, Farbstoff.

Anwendung als Mucilaginosum, zu Gurgelwässer, Kataplasmen, gegen Brustschmerzen, Katarrh.

Verwechslungen: *Malva neglecta Wallr.* u. *Malva rotundifolia L.* = Blumenblätter kleiner, so lang oder doppelt so lang als der Kelch. Die Blüten von *Althaea rosea Cavan.* sind größer, hellrot bis schwarzbraun.

Flores Pyrethri, Insektenblüten (nicht offizinell).

Stammpflanzen: *Pyrethrum cinerariaefolium Trevir.*, liefert das dalmatinische Insektenpulver, heimisch in Dalmatien, Herzegowina, Montenegro; *Pyrethrum carneum M. B.* und *Pyrethrum roseum M. B.* liefern das persische Insektenpulver, heimisch in Kaukasien. *Compositae.* Die von wildwachsenden Pflanzen vor dem Öffnen gesammelten, rasch getrockneten Blütenkörbchen.

P. cinerariaefolium. Hüllkelch niedergedrückt, halbkugelig, bis 1 cm Durchmesser, aus 4—6 mm langen, hellbraunen, innen glänzend strohgelben, am Rande und der Spitze weißlichen Hüllblättchen. Blütenboden nackt, flach, 15—20 randständige weiße Zungenblüten, zahlr. gelbe Röhrenblüten. Fruchtknoten kantig, fünfrippig, etwa 3 mm lang, mit kurz-glockigem, häutigem, unregelmäßig gezähneltem Pappus.

P. carneum. Hüllblättchen grün, am Rande und an der Spitze rot bis schwarzbraun berandet. Blütenboden flachgewölbt, mit 20—30 roten oder weißen randständigen Zungenblüten, zahlr. gelben Röhrenblüten. Fruchtknoten 4—5kantig, 8—10riefig. Sonst wie *P. cinerariaefolium.* Geruch schwach gewürzhaft, charakteristisch, Geschmack bitterlich.

Pulver: Charakteristischer Geruch. T-förmige Haare mit 2—4zelligem kurzen Stiel und langer, spindelförmiger, derbwandiger, häufig verkrümmter Endzelle (aus der Epidermis der Hüllkelchblätter); Mittelgewebe der Hüllkelchblätter mit Steinzellen; Kompositendrüsen; Gewebefragmente des Fruchtknotens und der Blumenkrone mit reichlich Kalkoxalat in Form von Einzelkristallen und kleinen Drusen; stachelige dreiporige Pollenkörner; Papillen der Blumenröhre usw. Das Pulver ist als Pulvus Insectorum gebräuchlich.

Enthalten: Pyrethron, äth. Öl, Harzsäuren, Gerbstoff, Wachs, Zucker usw. Aschengehalt höchstens 10%.

Anwendung als Insektenpulver.

Verfälschungen: Quillajapulver (Kristallformen), Euphorbiumpulver, Kurkumapulver usw.

Flores Rhoeados, Klatschrosenblumen. Oe. Sch.

Stammpflanze: *Papaver rhoeas L. Papaveraceae.* Europa, Westasien; Unkraut auf Saatfeldern, Sammelzeit Juni—Juli, gebräuchlich nur die

Blumenblätter. Letztere zu vier in jeder Blüte, sehr zart, bis 6 cm breit, ebenso lang, rundlich, nur unten verschmälert, ganzrandig, geadert, getrocknet braunviolett oder schmutzigrot, am Grunde mit schwarzem Fleck. Geschmack bitterlich, etwas schleimig.

Lupe: Die Gefäßbündel endigen niemals frei, sie schließen in zusammenhängenden Bogen in einem stets gleichen Abstand vor dem äußern Blattrand ab.

Bestandteile: Rhoeadin (nicht giftiges Alkaloid), Rhoeadinsäure, Klatschrosensäure, Schleim, Farbstoff usw. Nicht über 5 % Asche.

Anwendung zu Teemischungen, als beruhigendes Mittel für kleine Kinder, Expektorans; Färbungsmittel für Sirup (Sirupus Rhoeados).

Flores Rosae, Rosenblütenblätter. D. Oe. Sch.

Stammpflanzen: D. A. V *Rosa centifolia L.* und Varietäten, Ph. austr. VIII *Rosa gallica L. var. purpurea,* Ph. helv. IV nennt beide. *Rosaceae.* Heimat unbekannt, als Zierpflanze sehr verbreitet; die Blumenblätter im Juni gesammelt vor dem völligen Entfalten der Blüten. Die umgekehrt-herzförmigen, quer-elliptischen, kurz genagelten, bei *R. gallica v. purpurea* dunkelroten, bei *R. centifolia* blaßrötlichen Blumenblätter (mit Ausnahme der 5 äußersten Blätter aus Staubblättern hervorgegangen) bestehen aus lockerem, farblosem Parenchym, welches von den beiden mit rotem Zellsaft erfüllten Epidermen bedeckt ist. Die Zellen der Oberseite polygonal, zu Papillen ausgewachsen, die der Unterseite gewellt, mit Kutikularleisten, ohne Papillen. Kalkoxalat in Form von monoklinen Säulen und Drusen. Geruch angenehm, eigentümlich, Geschmack zusammenziehend.

Enthalten: Äth. Öl, Farbstoff, Gallussäure, Querzitrin, Querzitansäure, Zucker usw. Aschengehalt nicht über 3,5 %.

Anwendung innerlich gegen Durchfall, bei Katarrh, äußerlich zu Gurgelwässer.

Flores Sambuci, Holunderblüten. D. Oe. Sch.

Stammpflanze: *Sambucus nigra L. Caprifoliaceae.* Europa, Mittelasien; gesammelt zu Beginn der Blüte (Mai—Juni). Der Blütenstand bildet eine vielblütige flache Trugdolde mit zymösen Ausgang, am Grunde fünfteilig; die kurz gestielten Blüten tragen unter dem Fruchtknoten zwei hinfällige Vorblättchen. Der unterständige Fruchtknoten meist dreifächerig, in jedem Fach eine hängende, anatrope Samenanlage; kurzer Griffel mit drei kurzen, stumpfen Narben. Die sympetale, gelblichweiße, leicht abfallende Blumenkrone mit nur kurzer Röhre. Fünf dreieckige Kelchblättchen, eine radförmige, funflappige Blumenkrone, 5 Staubblätter, die Staubbeutel gelb. Geruch kräftig, Geschmack schleimig, süßlich, später etwas kratzend.

Enthalten: Äth. Öl, Gerbstoff, Schleim, Invertin, geringe Mengen Emulsin usw. Nicht über 8 % Asche.

Anwendung als Diaphoretikum und Diuretikum, zu Mund- und Gurgelwässer.

Verwechslung: *Sambucus ebulus L.* = Blütenstand am Grunde dreiteilig, Antheren rot.

Flores Spiraeae, Spierblumen. Sch.

Stammpflanze: *Filipendula ulmaria (L.) Maximowicz* (= Spiraea ulmaria *L.*) *Rosaceae.* Europa, Nordamerika, Nordasien, auf feuchten

Wiesen, an Bächen. Die Blüten am Ende des Stengels in ansehnlichen Doldentrauben; Blüte weißgelb, bis 5 mm breit, meist fünfzählig; Kelchblätter dreieckig-eiförmig, flaumig; Blumenblätter weißlich-gelb, verkehrt-eiförmig, genagelt. Die zahlreichen Staubblätter länger als die Blumenblätter; 5—9 kurze, auswärts gebogene Griffel mit breiter Narbe. Geruch angenehm, bittermandelartig.

Bestandteile: Äth. Öl (mit Salizylaldehyd, Methylsalizylat, Vanillin, Heliotropin), Salizylsäure, gelber Farbstoff (Spiraein), Gerbstoff, Schleim.

Anwendung als Diaphoretikum, Diuretikum.

Flores Tiliae, Lindenblüten. D. Oe. Sch.

Stammpflanzen: *Tilia cordata Miller* (= *Tilia ulmiflora Scop.*) u. *Tilia platyphyllos Scop. Tiliaceae.* Einheimisch und angebaut in fast ganz Mittel- und Südeuropa. Sammelzeit Juni—Juli. Die Blütenstände von *T. cordata* sind reichblütiger (bis 15 Blüten) als die von *T. platyphyllos* (3—7 Blüten), die erstere hat weißlichgelbe, die letztere tiefgelbe Blüten. Dem Stiel des zymösen Blütenstandes ist bis zur Hälfte ein gleichbreiter, lineallänglicher, häutiger, kahler, gelblichgrüner Flügel angewachsen, welcher eines der Vorblätter des Blütenstandes darstellt; das andere, viel kleinere, birgt eine Seitenknospe in seiner Achsel. Fünf leichtabfallende, fast kahle oder am Rande und innen filzige Kelchblätter, fünf damit alternierende, spatelförmige, fast kahle Kronenblätter mit Honigdrüsen. Androeceum ursprünglich aus 5 Staubblättern, durch reiche Verzweigung entstehen 30—40 in 5 Gruppen angeordnete Staubblätter. Fruchtknoten fünffächerig, dicht behaartfilzig, in jedem Fach zwei Samenanlagen, von diesen entwickelt sich im ganzen nur eine, die Frucht wird zu einem einsamigen Nüßchen.

Enthalten: Spuren äth. Öl, Schleim, Wachs, Zucker, Gerbstoff usw. Nicht mehr als 8 % Asche.

Anwendung als Diaphoretikum, Diuretikum, Antispasmodikum, äußerlich zu Kataplasmen, Mund- und Gurgelwässer. Tee-Ersatz.

Verwechslungen: Andere angepflanzte, nicht offizinelle Tilia-Arten, z. B. *Tilia argentea Desf., T. americana L., T. pubescens Ait.*

Flores Verbasci, Wollblumen. D. Oe. Sch.

Stammpflanzen: *Verbascum phlomoïdes L.* u. *Verbascum thapsiforme Schrad. Scrophulariaceae.* Mittel- und Südeuropa, Juli—August gesammelt. Die Droge besteht aus den goldgelben, verwachsenblättrigen Blumenkronen mit aufsitzenden Staubgefäßen, ohne die Kelche; die der letzteren Art sind wenigstens 2 cm breit, flach, die der ersteren nur etwa 1,5 cm breit, mehr trichterförmig. (Bei *Verb. nigrum L.*, deren Blüten als Verwechslung vorkommen, sind alle Staubblätter mit violetter Wolle bedeckt, bei dem kleinblütigen *V. lynchnitis L.* alle weißwollig.) Die Blumenkrone hat eine kurze Röhre und einen fünflappigen Saum (zygomorph), einer der Lappen ist größer als die anderen vier. Die fünf Staubblätter sitzen oberhalb der Blumenkronenröhre, zwei sind länger, unbehaart (die beiden rechts und links von dem größeren Lappen) und besitzen aufrecht angewachsene, lang herablaufende Staubbeutel, drei sind kürzer, dicht mit einzelligen, keulenförmigen Haaren besetzt und haben quer aufsitzende Staubbeutel. Geschmack schleimig, süßlich, Geruch kräftig, angenehm.

Mikroskop: In den Blumenblättern nahe der Unterseite große Sekretzellen. In der Epidermis der Unterseite verzweigte, mehretagige Büschel- und Sternhaare wie Drüsenhaare.

Bestandteile: Spuren äth. Öl, Farbstoff, Zucker (etwa 11 %, mit Glykose und Saccharose), Schleim, Gummi, Fett usw. Bis 5 % Mineralbestandteile.

Anwendung als Mucilaginosum, Expektorans, zu Teemischungen.

XI. Kräuter *(Herbae)*.

1. Schlüssel zum Bestimmen.

A. Blätter (Stengel) **wirtelständig,** zu einer gezähnten Scheide verwachsen. Stengel schlank, hohl, gefurcht, rauh, gegliedert.

Herba Equiseti.

B. Blätter gegenständig.

I. Blätter sitzend oder nur kurz gestielt.

   a) Kreuzweise gegenständig paarig, Blätter schuppenförmig, kurz oval, festanliegend, dicht gedrängte oder anliegende und abstehende Nadelschuppen und längere Nadelblätter.

Herba Sabinae.

   b) Blätter abstehend, von deutlicher Breite. Pflanze kahl. Blüten in dichter verzweigter Rispe, sympetal.

Herba Centaurii.

II. Blätter deutlich gestielt.

   a) Blätter ganzrandig oder entfernt gesägt. Blüten zweilippig.

     1. Blätter besonders an den Nerven behaart, durchscheinend drüsig punktiert. Blüten in kurzen, fast vierzeiligen Ährchen.

Herba Origani.

     2. Blatt eiförmig oder lanzettlich, nur am Rande behaart (wechselnd). Haupttriebe kriechend, von den Knoten ausgehend.

Herba Serpylli.

     3. Blatt stumpfnadelig bis eiförmig, am Rande umgerollt, unterseits grau-flaumig. Haupttrieb und Äste aufrecht, nicht an den Knoten wurzelnd.

Herba Thymi.

     4. Blatt fast rund, elliptisch bis verkehrt-eiförmig, graufilzig, drüsig punktiert. Blüten in endständigen Ährchen.

Herba Maioranae.

   b) Blätter grob gesägt, eiförmig bis lanzettlich, weichhaarig. Stengel stumpf vierkantig. Lippenblüten weiß mit gelbem Fleck, in achselständigen Scheinquirlen.

Herba Galeopsidis.

C. Blätter wechselständig.

I. Blatt mit Nebenblättern.

   a) Blätter langgestielt, gedreht. Zygomorphe gelbe Blüten (Schmetterlingsblüte) in gestreckten Trauben.

Herba Meliloti.

   b) Blätter (in der Droge) dreizählig oder ungeteilt, sitzend, Teilblättchen lineal-lanzettlich, gesägt, unterseits länger behaart. Blüten in gedrängten, drüsigen Blütenschwänzen. Narkotisch.

Herba Cannabis indicae.

c) Blatt länglich eiförmig bis lanzettlich, in den Blattstiel verschmälert, Nebenblätter groß, fiederspaltig. Blüten langgestielt, einzeln in den Blattwinkeln. *Herba Violae tricoloris.*

II. Blatt am Grunde in eine Scheide erweitert. Untere Blätter dreifach gefiedert, Stengelblätter weniger verzweigt. Ganze Pflanze kahl, Stiel stielrund, hohl. Blüten in Dolden. *Herba Conii.*

III. Nebenblätter zu einer zweispaltigen Tüte (Ochrea) verwachsen. Blätter elliptisch bis lineallanzettlich, kurzgestielt, ganzrandig, kahl, drüsig-gezähnelt, rauh. Blüten gestielt, 2—4 in den Achseln. *Herba Polygoni.*

IV. Blatt ohne Nebenblätter und Scheide.
  a) Blätter gezähnt oder gesägt.
    1. Eiförmig bis lanzettlich, unregelmäßig kerbig gesägt, sitzend, am Rande drüsig. Blüten in Trauben.
    Herba Lobeliae.
    2. Blätter länglich-lanzettlich, kurz gestielt, fast sitzend, entfernt gezähnt, etwas flaumhaarig, unterseits drüsig. Blüten klein, in achselständigen Knäueln.
    Herba Chenopodii ambrosioidis.
    3. Blätter mehrfach gefiedert.
      α) Blätter länglich bis lineal-lanzettlich, doppelt bis dreifach fiederschnittig, Zipfel sehr kurz, lanzettlich, zottig behaart, unterseits drüsig. Blütenkörbchen in gipfelständigen Doldentrauben. *Herba Millefolii.*
      β) Grundblätter langgestielt, dreifach gefiedert, die oberen ungestielt, ungeteilt, lanzettförmig, Farbe oberseits mattgrau, unterseits weißgrau, seidenartig glänzend. Die kugeligen Blütenköpfchen in rispigen Blütenständen. Aromatisch. *Herba Absinthii.*
      γ) Blätter sitzend, doppelt bis einfach gefiedert-geteilt mit lanzettlichen Zipfeln, die oberen ungeteilt, lanzettförmig. Oberseits kahl, hochgrün (in der Droge oft schwarz), unterseits weißfilzig. Die kugeligen Blütenköpfchen in rispigen Blütenständen. Aromatisch.
      Herba Artemisiae.
    4. Blätter buchtig-fiederteilig mit rundlichen, stacheligen Sägezähnen, distelartig. Stengel und Blätter zottigklebrig behaart. Blüten in großen, einzeln endständigen Köpfchen. *Herba Cardui benedicti.*
    5. Blätter handförmig-fiederteilig, die oberen fiederig-vielspaltig mit linealen Zipfeln. Kahl oder schwach behaart. Blüte meist vereinzelt, endständig, Blumenblätter zitronengelb. *Herba Adonidis.*

D. Blätter teils gegenständig, teils wechselständig. Die unteren Blätter gegenständig, die oberen wechselständig. Nebenblätter trockenhäutig, Blätter klein, dicklich, fast sitzend, verkehrt-eiförmig, spärlich bewimpert. Blüten in achselständigen Knäueln.
Herba Herniariae.

E. Monokotyles Blatt. Blätter langgestielt, elliptisch, spitz, in den Blattstiel verlaufend, kahl, ganzrandig. Blütenschaft kahl, endet mit einer einseitswendigen Traube.   *Herba Convallariae.*

2. Beschreibung der Kräuterdrogen.

Herba Absinthii, Wermut. D. Oe. Sch.

Stammpflanze: *Artemisia absinthium L. Compositae.* Süd- und Mitteleuropa, Westasien, Nordafrika; kultiviert in Deutschland (bei Cölleda und Quedlinburg), in Bauerngärten fast überall angepflanzt. Blätter und blühende Spitzen wildwachsender oder kultivierter Pflanzen, Juli und August gesammelt. Grundblätter dreieckig rundlich bis eirundlich, langgestielt, dreifach gefiedert; mittlere Stengelblätter doppelt und einfach gefiedert, allmählich kürzer gestielt; die oberen der Blütenregion ungestielt, ungeteilt, lanzettförmig. Farbe oberseits mattgrau, unterseits weißgrau, silbergrau, seidenartig glänzend; Blätter und Stengel filzig behaart. Die Blütenköpfchen zu reich verzweigten, rispigen Blütenständen vereinigt. Köpfchen fast kugelig, 3 mm, gestielt, nickend, in der Achsel eines lanzettförmigen, spatelförmigen Deckblattes; sie enthalten zahlreiche gelbe, drüsige Röhrenblüten, nur sehr vereinzelt weibliche zungenlose Randblüten. Geruch aromatisch, Geschmack aromatisch, stark bitter.

Mikroskop: Spaltöffnungen beiderseits, unterseits reichlicher. Im Mesophyll auf beiden Seiten 1—2 Reihen Palisadenzellen, dazwischen lockeres Schwammparenchym. Keine Kristallbildungen. In beiden Blattflächen T-förmige Haare (kurzer, meist 3—6zelliger Stiel mit sehr langer, quergelagerter dünnwandiger, in der Mitte auf dem Stiel befestigter Endzelle), daneben fast kugelige Drüsen mit 4—8zelligem Köpfchen und flacher Stielzelle (Kompositendrüsen). Pollenkörner glatt, mit 3 Keimporen.

Pulver: Blatt- und Blütenelemente. T-förmige Haare (s. o.), Kompositendrüsen, Spreuhaare mit mehrzelligem Stiel und bandförmiger Endzelle; glattwandige Pollenkörner. Keine Oxalate.

Enthält: Äth. Öl (bis 2%), Absinthiin und Anabsinthin (Bitterstoffe), Gerbstoff, Harz, Apfelsäure, Bernsteinsäure usw. Aschengehalt höchstens 12%.

Anwendung als Amarum, Stomachikum; Volksmittel gegen Würmer, bei Skrofulose, Rheuma usw.

Verwechslungen: *Artemisia vulgaris L.* = oberseits dunkelgrün, fast kahl, unterseits weißfilzig, mit lanzettförmigen Fiederlappen. Andere Artemisia-Arten = haben nicht den aromatischen Geruch und stark bitteren Geschmack.

Herba Adonidis, Adoniskraut. Oe. Sch.

Stammpflanze: *Adonis vernalis L. Ranunculaceae.* Mitteleuropa. Das zur Blütezeit (April—Mai) gesammelte Kraut. Stengel aufrecht, bis 30 cm lang, stielrund, schwach behaart, dicht beblättert, am Grunde mit schwarzen, scheidigen Schuppen. Blätter am Grunde stengelumfassend, kahl oder schwach behaart, die unteren handförmig-vielspaltig, die oberen fiederig-vielspaltig mit linealen Zipfeln. Blüte meist vereinzelt, endständig, überhängend, bis 3,5 cm weit; Kelch fünfblätterig, leicht abfallend, außen behaart; Blumenblätter (bis 20, meist 12) länglich spitz, zitronengelb, kahl. Staubblätter zahlreich; Karpellen gerundet,. außen sammetartig, mit sehr kurzen gebogenen Griffeln, zu einer fast kugeligen Sammelfrucht zusammengedrängt. Ohne Geruch, von scharfem, bitterlichem Geschmack.

Enthält: Adonidin (Herzgift, kein einheitlicher Körper), Adonidinsäure, Adonid (Zuckeralkohol) usw. Aschengehalt höchstens 10 %.

Anwendung als Herzmittel bei Herzkrankheiten, an Stelle von Digitalis; Diuretikum.

Herba Artemisiae, Beifußkraut. Sch.

Stammpflanze: *Artemisia vulgaris L. Compositae.* Nord- und Mitteleuropa. Das im August gesammelte blühende Kraut. Stengel aufrecht, sehr ästig, glatt oder etwas filzig, häufig pupurrot. Blätter sitzend, halbstengelumfassend, oberseits kahl, hochgrün (in der Droge leicht schwarz), unterseits weißfilzig; die unteren Blätter doppelt-, die mittleren einfach gefiedert-geteilt mit lanzettlichen, ganzrandigen oder gesägten Zipfeln, die obersten ungeteilt, lanzettförmig. Die Blütenköpfchen am Ende der Stengel und Zweige in beblätterten, in Rispen stehenden Trauben, die Körbchen rundlich oder länglich. Hüllkelch mehrreihig, Blütenboden glatt; weibliche Randblüten, zwitterige, röhrige, fünfzipfelige Scheibenblüten. Geruch angenehm aromatisch, Geschmack schwach bitter, herbe.

Mikroskop: Ähnlich *Herba Absinthii.* Spaltöffnungen nur in der Blattunterseite. Blätter bifazial, einreihige Palisadenschicht nur oberseits. T-förmige Haare aus einer langen, geschlängelten, in der Mitte einem kurzen mehrzelligen Stiel aufsitzenden Zelle; Kompositendrüsen.

Enthält: Äth. Öl, Gerbstoff, Gummi usw.

Anwendung ähnlich *Herba Absinthii;* hauptsächlich als Küchengewürz.

Herba Cannabis (indicae), Indischer Hanf. Oe. Sch.

Stammpflanze: *Cannabis sativa L. var. indica Lamarck Moraceae. Cannabis sativa L.* ist heimisch im westl. Asien, vielfach angebaut; *C. sativa var. indica* wird in Ostindien der narkotischen Eigenschaften wegen kultiviert. Offiz. nur die blühenden Spitzen des Blütenstandes der in wärmeren Gebieten Ostindiens kultivierten weiblichen Pflanze; 2—10 cm lange, rauhe, schmutzig-grüne, plattgedrückte, oft durch Harz zusammengeklebte Blütenschwänze, vermischt mit abgestreiften Blättern und Früchten. In der Droge die Blätter dreizählig oder ungeteilt, sitzend, die Teilblättchen lineal-lanzettlich, zugespitzt, gesägt, oberseits kahl oder kürzer, unterseits länger behaart, scharf anzufühlen. Die weibl. Blüten in beblätterten, gedrängten Blütenschwänzen, einzeln in der Achsel gefalteter Tragblätter; Perigon becherförmig, umschließt den unteren Teil des Fruchtknotens, letzterer mit 2 langen Narben. Früchte bis 5 mm lang, bis 2 mm breit, breiteiförmig, etwas zusammengedrückt, einfächerig. Geruch sehr kräftig, eigenartig gewürzig, narkotisch, Geschmack unbedeutend.

Mikroskop: Untere Blattepidermis mit zahlr. Spaltöffnungen. Im Blatte Milchsaftschläuche und längs der Stränge Kalkoxalatdrusen. Auf beiden Blattflächen einzellige, gekrümmte, größere oder kleinere, am Grunde bauchige, warzige Zystolithenhaare und Drüsenhaare, letztere entweder klein, einzelliger Stiel, 2- seltener 4zelliges Köpfchen, oder einzelliger, scheibiger Stiel und mehrzelliges Köpfchen oder kurzer Stiel und 8—16zelliger, von oben gesehen ovaler Drüsenkopf.

Bestandteile: Äth. Öl (0,3 %), Cannabin, Tetanocannabin, Oxycannabin, Cannabinin, Cannabinol, Cannabinon, Cannabindon, Cholin, Muskarin, Trigonellin usw. Aschengehalt nicht über 15 %.

Anwendung als Hypnotikum, Sedativum, Narkotikum, bei Katarrhen, Lungen-affektionen, Keuchhusten usw. Äußerlich bei Asthma, als schmerzstillendes Mittel. Berauschendes Genußmittel beim mohammedanischen Volk.

Herba Cardui benedicti, Kardobenediktenkraut. D. Sch.

Stammpflanze: *Cnicus benedictus L. Compositae.* Mittelmeerländer; bei Cölleda kultiviert. Blätter und blühende Zweige, Juli—August ge-sammelt. Grundblätter bis 30 cm lang, lineal- oder länglich lanzettlich, spitz, am Grunde allmählich in einen dreikantigen, geflügelten Blatt-stiel übergehend, buchtig fiederteilig mit rundlichen stacheligen Säge-zähnen. Stengelblätter nehmen an Größe allmählich ab, zuletzt sitzend, buchtig, stachelspitzig gezähnt. Stengel und Blätter zottig und klebrig behaart. Blütenköpfchen groß, einzeln endständig, eiförmig, bis 3 cm lang, 1,5 cm dick. Die zahlreichen Deckblätter länger als die Blüte, scharf zugespitzt, behaart; die äußeren Blätter des Hüllkelches gehen in einfache behaarte, die inneren schmäleren in einen gefiederten Stachel aus. Die wenigen Randblüten unfruchtbar, mit dreispaltigem Saum, die Scheibenblüten zwitterig, mit fünfspaltigem Saum. Früchte mit dreireihigem Pappus. Geschmack anhaltend bitter.

Mikroskop: Spaltöffnungen beiderseits. Im Mesophyll oberseits 2—3 Reihen Palisadenzellen, nur wenig Schwammgewebe, zuweilen auch unterseits 1—3 Reihen Palisadenzellen. Im Blatte keine Kristallbildungen von Kalkoxalat, hingegen Einzelkristalle in den Hüllkelchblättern und im Parenchym des Fruchtknotens. Haare: Kompositendrüsenschuppen; Gliederhaare mit einer Reihe von 10—30 Zellen; Köpfchenhaare aus einer Reihe von 6—12 Zellen; Wollhaare (spinngewebe-artig); bis 2 cm lange Blütenbodenhaare; Fühlhaare der Antheren; Fegehaare der Narben.

Pulver: Elemente der Blätter und Blüten. Haarbildungen (s. o.); Steinzell-nester, Bastfaserbündel; Einzelkristalle; Pollenkörner mit 3 Austrittsstellen.

Enthält: Cnicin (Bitterstoff, 0,2 %), äth. Öl, Harz, Gerbstoff, Salze. Aschen-gehalt höchstens 20 %.

Anwendung als Amarum, Stomachikum, Emmenagogum usw. Volksmittel.

Herba Centaurii minoris, Tausenguldenkraut. D. Oe. Sch.

Stammpflanze: *Erythraea centaurium (L.) Persoon. Gentianaceae.* Süd- und Mitteleuropa, blüht Juli—September. Stengel mit Blättern und Blüten. Stengel kahl, vierkantig, bis 30 cm lang und bis 2 mm dick, hohl. Stengelblätter gegenständig, sitzend, drei- bis fünfnervig, ganz-randig. Die untersten Blätter rosettenartig, 4 cm lang, 2 cm breit, eiförmig, nach oben kleiner, spitzer. Kahl. Blüten in einer dichten doldig erscheinenden, wiederholt dichasisch verzweigten Rispe, sympetal. 5zählig, Krone langröhrenförmig mit 5 roten Lappen, welche beim Trocknen zusammenschließen. Antheren nach dem Verblühen schraubig gedreht. Geschmack rein und stark bitter. Im Handel gewöhnlich in kleinen Bündeln.

Bestandteile: Die Glykoside Erythrocentaurin (geschmacklos) und Erytaurin (bitter), ferner ein Bitterstoff Erythramarin, Erytauron, Harz, äth. Öl usw. Mineral-bestandteile etwa 6 %.

Anwendung als Amarum, Stomachikum, früher als Fiebermittel.

Verwechslungen: *Erythraea litoralis Fries, E. pulchella Fries* u. a.

Herba Chenopodii, Mexikanisches Traubenkraut. Oe.

Stammpflanze: *Chenopodium ambrosioides L. Chenopodiaceae.* Mexi-ko, Westindien, Brasilien, Chile. Die oberirdischen Teile blühender

Pflanzen, Blüte Juni, Juli. Stengel kantig gefurcht. Blätter wechselständig, kurz gestielt, fast sitzend, bis 10 cm lang, länglich-lanzettlich,
beiderseits zugespitzt, entfernt gezähnt, etwas flaumhaarig, unterseits
mit gelben Harzdrüsen. Blüten klein, grünlich, fünfzählig, blumenblatt-
los, in achselständigen Knäueln. Geruch angenehm gewürzig, Geschmack
scharf gewürzig, kampferartig.

Mikroskop: In beiden Blattflächen Spaltöffnungen und einfache Haare aus
einem 4—8zelligen Stiel und rechtwinkelig abstehender, walziger, dünnwandiger,
glatter Endzelle; ferner Drüsenhaare. Im Parenchym der ganzen Pflanze sehr zahlreiche Kristallsandzellen.

Enthält: Äth. Öl (0,3 %), Gummi, Harz, Äpfelsäure, Weinsäure usw. Nicht
über 20 % Asche.

Anwendung früher als Stomachikum, Nervinum, heute in der Volksmedizin
bei Krämpfen, Hysterie, als Wurmmittel.

Herba Conii, Schierlingskraut. Oe.

Stammpflanze: *Conium maculatum L. Umbelliferae.* Unkrautpflanze;
Mitteleuropa, Mittelasien, Nordafrika, Amerika, gesammelt von wild
wachsenden Pflanzen im zweiten Jahre kurz vor der Blütezeit (Juli bis
August). Nach Ph. austr. ist die Droge von dem Stengel und den
stärkeren Ästen zu befreien. Grundständige Blätter über 20 cm lang,
mit etwa ebenso langem, hohlem Stiele mit häutiger Scheide, breit,
eiförmig, dreifach gefiedert. Blattfiedern erster und zweiter Ordnung
gestielt, dritter Ordnung sitzend. Stengelständige Blätter nach der
Spitze des Stengels zu immer kleiner, weniger verzweigt. Jeder Zipfel
und jeder Zahn geht in ein feines, farbloses, häutiges Läppchen aus.
Stengel und Blätter kahl, letztere oberseits mattgrün, unterseits etwas
heller. Blütenstand eine zusammengesetzte 10—20 strahlige Dolde. Hülle
meist 5 blätterig, zurückgeschlagen, Hüllchen 3—4 blätterig, aufgerichtet.
Blätter der Hülle lanzettlich, zugespitzt, die der Hüllchen eiförmig
unterwachsen. Kelch undeutlich. Krone 5 blätterig, schmutzig-weiß.
Die unterständige Spaltfrucht ist ca. 3 cm lang, von der Seite zusammengedrückt. Jede Teilfrucht mit 5 starken besonders nach oben hin wellig
gekerbten Längsrippen. Ölstriemen fehlen. Geruch der welkenden
Pflanze unangenehm nach Coniin, getrocknet fast geruchlos, entwickelt
mit Kalilauge den Geruch von neuem; Geschmack widerlich salzig,
bitter, scharf.

Mikroskop: Spaltöffnungen in der Blattunterseite zahlreich, fehlen aber in
der Randpartie; in der Oberseite wenige Spaltöffnungen, ausgenommen am Blattrande. Blattrand mit Randzähnen. Im Blattquerschnitt oberseits eine Reihe
langer Palisadenzellen, darunter dichtes Schwammgewebe. Die Blattspitze kegelförmig, herausragend, durchsichtig, chlorophyllfrei. Auf jedem Blattzahn Wasserspalten. Im Mesophyll und in der Epidermis Hesperidin-Sphärite. Kalkoxalat
nur in den Blattstielen und Stengeln. Keine Haare.

Pulver: Elemente des Blattes. Keine Kristalle; keine Haare; Pollenkörner
länglich, biskuitförmig eingeschnürt.

Enthält: Coniin (0,05—0,09 %), γ-Conicein, Methylconiin, Conhydrin, Pseudo-
conhydrin usw.; etwa bis 14 % Asche.

Anwendung als schmerz- und krampfstillendes Mittel, gegen Keuchhusten,
Asthma, Hustenreiz, Neuralgien, äußerlich zu Kataplasmen.

Verwechslungen: *Aethusa cynapium L.* = Blätter auf beiden Seiten glänzend,
Stengel nicht hohl, rinnig. *Chaerophyllum bulbosum L.* = Stengel unten behaart,
oben kahl, Blätter zerstreut borstig behaart. *Chaerophyll. temulum L.* = Stengel

nicht hohl, Blätter beiderseits behaart. *Anthriscus silvestris Hoffm.* = Blätter unterseits zerstreut behaart. *Cicuta virosa L.* = lineallanzettliche, scharfgesägte, hochgrüne, nicht behaarte Fiederblättchen.

Herba Convallariae, Maiglöckchenkraut. Oe. Sch.

Stammpflanze: *Convallaria majalis L. Liliaceae.* Europa, Nordasien, Nordamerika. Die oberirdischen Teile der blühenden Pflanze. Blätter langgestielt, bis 20 cm lang, bis 4 cm breit, elliptisch, spitz, in den Blattstiel verlaufend, kahl, ganzrandig; Blütenschaft bis 15 cm lang, einfach, halb-stielrund, kahl, endend mit einer einseitswendigen, 6- bis 12 blütigen Traube. Die Blüten kurzgestielt, hängend, in der Achsel kleiner Deckblätter; Perigon weiß, glockenförmig, sechszipflig; 6 Staubblätter; ein dreifächeriger Fruchtknoten mit kurzem Griffel. Fast ohne Geruch, Geschmack süßlich bitter, etwas scharf.

Mikroskop: Im Mesophyll der Blätter und im Gewebe des Perigons lange Prismen bzw. Nadeln von oxals. Kalk. Haarbildungen fehlen völlig.

Enthält: Convallarin und Convallamarin (Glykoside), äth. Öl, Farbstoff, Wachs, Kalkoxalat usw. Nicht über 10 $^0/_0$ Asche.

Anwendung wie *Folia Digitalis* als Herzmittel, Diuretikum.

Herba Equiseti, Schafthalmkraut. Oe.

Stammpflanze: *Equisetum arvense L. Equisetaceae.* Europa. Stengel bis 50 cm lang, schlank, hohl, grün, gefurcht, rauh, gegliedert, an den Gliedern mit einer trockenhäutigen, bis 15 zähnigen Scheide aus pfriemlichen Zähnen. Die Stengel an den Scheiden wirtelästig, mit dem Stengel gleichgestalteten, viereckigen, gegliederten, mit Scheiden versehenen, dünnen, langen Ästen. Ohne Geruch und Geschmack, das Kraut knirscht zwischen den Zähnen.

Enthält: Akonitsäure, Kieselsäure, Bitterstoff, Harz, etwas Fett usw.
Anwendung als Diuretikum.

Herba Galeopsidis, Blankenheimer Tee, Liebersche Kräuter. Oe.

Stammpflanze: *Galeopsis ochroleuca Lam. Labiatae.* Mittel- und Südeuropa. Gesammelt zur Blütezeit (Juli—August). Stengel bis 45 cm hoch, stumpf-vierkantig, oft purpurn gefärbt, an den Knoten nicht verdickt. Blätter gegenständig, gestielt, bis 5 cm lang, in den Blattstiel verschmälert, eiförmig bis lanzettlich, spitz, von der Mitte zur Spitze grob gesägt, am Grunde ganzrandig. Stengel und ·Blätter weichhaarig. Blüten etwa 3 cm lang, in achselständigen, 6—10 blütigen Scheinquirlen; Kelch kurz, fünfzähnig, stachelspitzig, drüsig behaart; Blumenkrone zweilippig, Unterlippe weiß mit schwefelgelbem Fleck am Grunde. Geschmack salzig, etwas bitter.

Mikroskop: Haarbildungen: einfache, meist 2 zellige, starkwandige zartwarzige, spitze Gliederhaare, Köpfchenhaare und Labiatendrüsenschuppen mit 4—8 zelligem Kopf oder mit 16—32 zelligem Kopf.
Enthält: Äth. Öl, Bitterstoffe, Harz usw.
Anwendung gegen Husten und Katarrh, beim Volke gegen Schwindsucht.
Verwechslungen: *Galeopsis ladanum L., G. versicolor Curt., G. tetrahit L., Lamium*-Arten, *Galeobdolon luteum Huds.* u. a.

Herba Herniariae, Bruchkraut. Oe.

Stammpflanze: *Herniaria glabra L.* u. *H. hirsuta L. Caryophyllaceae.* Europa. Das zur Blütezeit gesammelte Kraut. Stengel stark verzweigt, stielrund; Zweige wechselständig. Blätter klein, dicklich, fast sitzend, verkehrt eiförmig, am Rande spärlich bewimpert, die unteren gegenständig, die oberen wechselständig, Nebenblätter trockenhäutig, weißlich. Blüten klein, gelblichgrün, fünfzählig, in achselständigen Knäueln. Geruch schwach nach Cumarin, Geschmack salzig bitterlich.

Mikroskop: Im Blatte beiderseits Spaltöffnungen; im Mesophyll oberseits 3 Reihen Palisadenzellen, unterseits eine Reihe kurzer Palisaden; reichlich Kalkoxalatdrusen.

Enthält: Herniarin (Glykosid), ein saponinartiges Glykosid, Gerbstoff, Paronychin (Alkaloid), äth. Öl usw. Asche bis 10 %.

Anwendung als Diuretikum, bei Nieren- und Blasenleiden, Wassersucht usw. Volksmittel.

Herba Lobeliae, Lobelienkraut. D. Oe. Sch.

Stammpflanze: *Lobelia inflata L. Lobeliaceae.* Östl. Nordamerika (Virginien, Kanada). Die gegen Ende der Blütezeit geschnittene Pflanze, im Handel gewöhnlich in Backsteinform gepreßt. Stengel furchigkantig, markig, oft hohl und im unteren Teile rotviolett, besonders an den Kanten behaart. Blätter einfach, wechselständig, ungestielt, eiförmig bis lanzettlich, auf beiden Seiten spitz, unregelmäßig-kerbig-gesägt, am Rande mit weißlichen Drüsen besetzt. Blütenstand eine einfache end- oder achselständige Traube. Blüte fünfzählig; spitz-eiförmiges Vorblatt; Krone blaßblau, getrocknet weißlich, zygomorph, zweilippig. Die fünf Antheren röhrig verwachsen. Fruchtknoten unterständig zweifächerig. Kapsel braun, aufgeblasen, fast kugelig, zehnrippig, vom Kelch gekrönt, vielsamig, am Scheitel loculicid zweiklappig aufspringend (Samen braun, 0,5—0,7 mm lang, netzgrubige Oberfläche). Geschmack scharf und kratzend, tabakähnlich.

Pulver: Elemente des Blattes, der Blüte usw. Im Blatte Spaltöffnungen nur in der Unterseite; einzellige, starkwandige Haare mit streifiger Kutikula; einreihige, kurzzellige Palisadenschicht; Gruppen von ca. 12 großen Wasserspalten in jedem Blattzahn. Keine Oxalate. Stengelfragmente mit Milchsaftschläuchen. Papillen der Blumenkrone; Pollenkörner (glattwandig, ziemlich dreieckig).

Enthält: Die Alkaloide Lobelin und Inflatin, an Lobeliasäure gebunden, ferner das Glykosid Lobelakrin, flücht. Öl und nicht flücht. Öl, Wachs, Harz usw. Aschengehalt nicht über 12 %.

Anwendung als Narkotikum, Antiasthmatikum, Diaphoretikum, Expektorans, bei Asthma, Keuchhusten, Angina pectoris.

Herba Maioranae, Majorankraut. Oe. Sch.

Stammpflanze: *Origanum maiorana L.* (= *Maiorana hortensis Moench*). *Labiatae.* Südeuropa, Nordafrika, Mittelasien; kultiviert als Küchengewürz. Ph. austr.: das Kraut mit den blühenden Spitzen, meist geschnitten in Speziesform oder als gröbliches Pulver; Ph. helv.: die zur Blütezeit von den Stengeln abgestreiften Blätter und Blüten. Stengel krautartig, verwischt-vierkantig, Zweige grau behaart. Blätter gegenständig, kurz gestielt, fast rund, verkehrt-eiförmig bis spatelförmig, bis 4 cm lang, stumpf, ganzrandig, beiderseits graufilzig bis grünweißlich, drüsig punktiert. Blütenständige Blätter sitzend, konkav. Blüten in der Achsel dichtbehaarter Deckblättchen, in zottigen, endständigen, gedreiten Ähren. Kelch fünfzähnig, tütenförmig; Blumenkrone zweilippig, weiß oder rötlich, Oberlippe ausgerandet, Unterlippe dreispaltig.   Geruch eigenartig, aromatisch, fast kampferartig, Geschmack gewürzig, etwas bitter.

Mikroskop: Epidermiszellen oberseits flachbuchtig, unterseits tief welligbuchtig, beiderseits die Wände ungleich knotig verdickt. Spaltöffnungen unterseits reichlicher. Haarbildungen: 2—5zellige, schlank kegelförmige, dünnwandige, warzige Gliederhaare; Köpfchenhaare mit 2—4zelligem Stiel und 1—2zelligem, elliptischem Köpfchen; Labiatendrüsenschuppen mit 8—12 Drüsenzellen. Im Mesophyll oberseits eine einreihige, fast bis zur Mitte des Blattquerschnitts reichende Palisadenschicht. Keine Kristalle.

Pulver: Blatt- und Blütenelemente. Charakteristisch obige Haare.

Enthält: Äth. Öl (0,7—3,5%), Gerbstoff usw. Aschengehalt nicht über 12%.

Anwendung äußerlich zu Bädern, Kräuterkissen usw. Hauptsächliche Verwendung als Gewürz zu Speisen und Wurstwaren.

Verfälschungen: Blätter von *Cistus*-Arten, *Coriaria myrtifolia L.*, *Satureia hortensis L.*, *Rhus coriaria L.* u. a.

Herba Meliloti, Steinklee. D. Oe.

Stammpflanzen: *Melilotus officinalis (L.) Desrousseaux* u. *M. altissimus Thullier, Leguminosae-Papilionatae.* Europa, Mittelasien; kultiviert in Thüringen und Nordbayern Die Blätter und blühenden Zweige, Sammelzeit Juli—August. Blätter langgestielt, unpaarig gefiedert mit nur einem Fiederpaar; Blättchen gestutzt, verkehrt-eiförmig oder lanzettlich, spitz gezähnt, kahl oder nur unterseits längs der Nerven behaart, Endblättchen 1—4 cm lang, etwas länger und länger gestielt als die seitlichen. Schmetterlingsblüten gelb, kurz gestielt, in gestreckten Trauben. Hülsen klein, eiförmig, zugespitzt, ein- bis dreisamig, kahl oder zerstreut behaart, braun, deutlich netzigrunzelig. Geruch angenehm süßlich, nach Cumarin, Geschmack schleimig, bitterlich, etwas scharf.

Enthält: Cumarin, teils frei, teils an Melilotsäure gebunden, Melilotol, äth. Öl, Gerbstoff, Harz usw. Asche etwa 6%.

Anwendung als Geruchskorrigens, zu erweichenden Umschlägen, Kräuterkissen, Salben, Pflastern, Schnupfpulver.

Verwechslungen: *Melilotus albus Desr.* = Blüten weiß; *M. dentatus Willd.* = gelbe, kleinere Blüten, geruchlos; *M. coeruleus Desr.* = hellblaue Blüten.

Herba Millefolii, Schafgarbenkraut. Oe. Sch.

Stammpflanze: *Achillea millefolium L. Compositae.* Europa. Das zur Blütezeit — Juli — gesammelte Kraut. Stengel mehr oder weniger zottig behaart. Blätter bis 15 cm lang (Ph. austr.), länglich oder lineallanzettlich, die unteren gestielt, die oberen sitzend, doppelt bis dreifach fiederschnittig; Zipfel sehr kurz, lanzettlich oder fädlich, zottig behaart, unterseits drüsig. Blütenkörbchen in zusammengesetzten, gipfelständigen Doldentrauben. Blütenkörbchen bis 5 mm groß; Blättchen des Hüllkelches häutig gerandet, grünlich, am Rande braun; Strahlenblüten weiblich, weiß oder rosarot, Scheibenblüten zwitterig, gelb, in der Achsel gekielter Deckblättchen. Kein Pappus. Geruch etwas aromatisch, Geschmack bitter, schwach zusammenziehend.

Mikroskop. Spaltöffnungen am Blatte beiderseits, nach den Blattzähnen zu in Reihen gelegen. Die Haare an den Blättern, Stengeln und Hüllkelchblättern aus einem 4—6zelligen Stiel und einer langen, zylindrischen, starkwandigen Endzelle. Drüsenhaare eingesenkt, stiellos, 4—8zellig. Im Mesophyll 2—3 Reihen Palisadenzellen.

Enthält: Äth. Öl,.Harz, Gerbstoff, Akonitsäure, Achillein (Bitterstoff). Nicht
über 15 % Asche.

Anwendung beim Volke bei Hämorrhoidalleiden, Blutungen, Menstruations-
störungen, Bleichsucht, Leberleiden usw. Blutreinigungsmittel.

Herba Origani, Dostenkraut. Oe.

Stammpflanze: *Origanum vulgare L. Labiatae.* Europa. Das blühende, von den dicken Stengeln befreite Kraut. Stengel vierkantig,
behaart, meist rötlich angelaufen. Blätter gegenständig, gestielt, bis
4 cm lang, bis 3 cm breit, eiförmig, spitz oder stumpflich, ganzrandig
oder entfernt gesägt, besonders an den Nerven behaart, durchscheinend
drüsig punktiert. Blüten kurzgestielt, in kurzen, fast vierseitigen
Ähren, mit großen, meist violetten Deckblättern zu einer endständigen
Doldentraube vereinigt. Kelch glockig, fünfzähnig, drüsig; Blumenkrone zweilippig, rosarot. Geruch angenehm gewürzhaft, Geschmack
gewürzhaft, etwas bitter und herb.

Enthält: Äth. Öl, Gerbstoff, Bitterstoff usw. Nicht mehr als 6 % Asche.

Anwendung als Volksmittel bei Leberleiden, Schwindsucht, Epilepsie, äußerlich zu Umschlägen, Bädern.

Herba Polygoni, Vogelknöterichkraut. Oe.

Stammpflanze: *Polygonum aviculare L. Polygonaceae.* Europa usw.
Das getrocknete blühende Kraut, mit oder ohne die Wurzel. Stengel
stielrund oder etwas kantig, gestreift. Blätter wechselständig, ellip-
tisch bis lineal-lanzettlich, kurzgestielt, spitz, ganzrandig, kahl, am
Rande gewimpert, drüsig-gezähnelt, rauh; die Tüten (Ochrea) silberweiß,
zweispaltig, zerschlitzt oder borstig. Blüten gestielt, zu 2—4 in den
Achseln; Perigon fünfteilig, grün mit weißlichem oder rotem Rande.
Ohne Geruch, Geschmack etwas herbe.

Mikroskop: Spaltöffnungen zahlreich, mit 2 seitlichen Nebenzellen, dicke,
wellig-streifige Kutikula. An beiden Blattseiten eine meist einreihige Palisadenschicht, dazwischen schmales Schwammgewebe mit großen Kalkoxalatdrusen und
kleinen Kristallrosetten.

Enthält: Äth. Öl (0,05 %), Gerbsäure (1,5 %), Schleim, Pektinstoffe usw.
Nicht über 6 % Asche.

Anwendung beim Volke unter der Bezeichnung Homerianatee, Weidemanns
Knöterichtee, russischer Knöterich als Mittel gegen Hals- und Brustleiden, Schwindsucht.

Herba Sabinae, Sadebaumspitzen. Oe. Sch.

Stammpflanze: *Juniperus sabina L. Coniferae-Cupressineae.* Mittel-
und Südeuropa, Nordamerika, Nord- und Mittelasien. Die jüngsten,
beblätterten Zweigspitzen, Sammelzeit April und Mai. Zusammen-
gedrängte Ästchen mit kreuzweise gegenständigen paarigen Wirteln.
Einzelblättchen hauptsächlich schuppenförmig, kurz oval, fest anliegend,
dachig oder auch rhombisch lanzettlich mit manchmal unvermittelt vom
Sproß weit abstehender Spitze. In der Mitte des gewölbten Stückes
ein etwas eingesenkter, rundlicher oder länglich linealer Sekretbehälter.
Daneben vereinzelte sproßverwachsene Langtriebblätter, anliegende
oder weit abstehende Nadelschuppen und lange Nadelblätter. Beerenzapfen blau bereift, bis 8 mm Durchmesser, auf kurzen Zweigen überhängend. Geruch stark gewürzig, wacholderähnlich, doch widerlicher,
Geschmack scharf gewürzig, widerlich, harzig-bitter.

Mikroskop: Epidermis der spaltöffnungsfreien Zone aus weitlumigen, axial gestreckten, vorgewölbten, grob-perlschnurartig getüpfelten Zellen; Epidermis der Spaltöffnungsfelder aus polygonalen, feingetüpfelten, unregelmäßig gelagerten Zellen. In der Außenwand der grob getüpfelten Epidermiszellen Oxalatkristalle. Spaltöffnungen auf der Oberseite der Schuppenblätter in zwei, an der Spitze zusammenhängenden Feldern, auf der Unterseite in zwei Längsstreifen. Spaltöffnungen undeutlich reihenförmig, Spaltrichtung axial, in jeder Schließzelle zwei verholzte Verdickungslamellen und an beiden Polen eine verholzte Mittelwand mit fühlerförmigen Häkchen. In jedem Blatt ein großer Ölraum. Unter der Epidermis des Blattrückens 1—2schichtiges Hypoderm aus stark verdickten Bastfasern; einschichtiges Palisadengewebe, dann Schwammgewebe. Transfusionsgewebe als schmaler Saum am Blattleitbündel bis zur Mitte des Blattes.

Pulver: Fragmente der Blattrückenseite mit grob-perlschnurartig getüpfelten Epidermiszellen, in der Kutikula zahlreiche kleine Oxalatkristalle. Innenseits der Epidermis anhängend verholzte Hypodermfasern. Stücke der Spaltöffnungsfelder mit zarter Tüpfelung und ohne Kutikularkristalle, Spaltöffnungen parallel gerichtet (Bau s. o.). Verholzte Transfusionszellen mit behöften Tüpfeln (6 μ Durchmesser) und mit Auswüchsen auf dem Wallrand und auf der Innenmembran. Keine Steinzellen.

Enthält: Äth. Öl (3—5 %), Gerbsäure, Harz, Extraktivstoff usw. Aschengehalt höchstens 7 %.

Anwendung als Emmenagogum, Abortivum, bei Störungen der Menstruation usw., hauptsächlich in der Veterinärmedizin.

Verwechslungen: Andere *Juniperus*-Arten, *J. virginiana L.*, *J. phoenicea L.*, *J. thurifera L.*, *J. communis L.* usw., *Cupressus sempervirens L.*, *Thuja occidentalis L.*, *Biota orientalis Endl.*, *Taxus baccata L.*

Herba Serpylli, Quendel. D. Oe. Sch.

Stammpflanze: *Thymus serpyllum L. Labiatae.* Mittel- und Südeuropa, Mittel- und Nordasien, auf trockenen Grashängen. Die beblätterten, blühenden Zweige; Blütezeit Juni—Juli. Zweige etwa 1 mm stark, holzig, niederliegend, vierkantig, an den Knoten wurzelnd. Blätter gegenständig, höchstens 12 mm lang, bis 7 mm breit, am Rande schwach eingerollt, rundlich eiförmig bis schmal lanzettlich, fast lederartig, in einen rinnigflachen Stiel keilförmig verschmälert. Behaarung sehr verschieden, wechselnd. Die Blüten stehen in Scheinquirlen, welche am Ende bis fingerlanger Seitenäste zu reichblütigen Köpfchen zusammengedrängt sind. Kelch der Lippenblüten braunrot; Krone zweilippig, scheinbar vierzipfelig, hellpurpurn oder weißlich. Geruch und Geschmack stark gewürzhaft.

Enthält: Äth. Öl (0,5 %), Gerbstoff, Bitterstoff, Harz, Salze usw.

Anwendung als Karminativum, Diaphoretikum, äußerlich zu Kräuterkissen usw. Volksmittel.

Herba Thymi, Thymian. D. Sch.

Stammpflanze: *Thymus vulgaris L. Labiatae.* Südeuropa, Nordafrika; angebaut Thüringen, Sachsen, Nordbayern. Beblätterte, blühende Zweige wildwachsender oder kultivierter Pflanzen, Mai, Juni gesammelt. Zweige vierkantig, niemals an den Knoten wurzelnd; Blätter gegenständig, meist bis 9 mm lang, höchsten 4 mm breit, dicklich, sitzend oder kurz gestielt, am Rande umgerollt, fast stumpf nadelig, mit großen Öldrüsen versehen, mehr oder weniger behaart, oben dunkelgrün, unterseits heller. Scheinquirle der Blüten ährig oder kopfig zusammengerückt. Unterhalb derselben gewöhnlich in den Laubachseln blattreiche Seitensprosse, welche charakteristische Blattbüschel bilden.

Kelch der Lippenblüten borstig drüsig. Krone zweilippig, scheinbar vierzipfelig, blaßrötlich. Geruch und Geschmack sehr gewürzhaft.

Enthält: Äth. Öl (1 %, mit Thymol), Gerbstoff usw.

Anwendung als Stomachikum, Karminativum, Keuchhustenmittel. Küchengewürz. Volksmittel.

Herba Violae tricoloris, Stiefmütterchen. D. Oe. Sch.

Stammpflanze: *Viola tricolor L. Violaceae.* Auf Äckern der nördl. Halbkugel sehr verbreitet. Von den beiden in der Farbe der Blüten und Länge der Blumenblätter gegenüber dem Kelch verschiedenen Variatäten *V. tricolor var. vulgaris Koch* und *var. arvensis Murray* wird erstere vorgezogen, doch sind beide gebräuchlich. Blütezeit Mai—September. Das blühende Kraut wildwachsender Pflanzen. Stengel kantig, hohl. Untere Blätter langgestielt, breit, eiförmig oder herzförmig, am Rande ausgeschweift; obere kürzer gestielt, mehr gesägt, länglich eiförmig bis lanzettlich, in den Blattstiel verschmälert. Nebenblätter sehr ansehnlich, leierförmig, fiederspaltig mit oft sehr großem Endlappen. Blüten einzeln auf bis 5 cm langem Stiel, 5zählig; Kelch fünfblättrig, Blätter am Grunde mit lappenförmigem Anhängsel; Krone blaßviolett oder mehr weißlichgelb, zygomorph, zwei Kronblattpaare nach oben, das unpaare Kronblatt nach unten gerichtet, gespornt, Fruchtknoten einfächerig mit drei wandständigen Plazenten. Kapsel vielsamig, loculicid dreiklappig aufspringend. Geschmack schwach, süßlich, schleimig.

Mikroskop: Alle Teile der Pflanze sind reich an Kristalldrusen, auf den Blättern und Stengeln einzellige, derbwandige, kurze stumpfkegelförmige Haare mit gestreckten, in Reihen stehenden Kutikularwärzchen. Auf der Innenseite der Blumenblätter starke Papillen. Die hinteren Kronenblätter frei von Haarbilbildungen, die beiden seitlichen am Schlund mit einzelligen, dünnwandigen Haaren, das untere Blatt mit einzelligen, knotig verdickten Haaren.

Enthält: Violin (Alkaloid, in Spuren), Violaquercetin (glykosidischer Farbstoff), Gerbstoffe, etwas Salizylsäure, Schleim, Zucker, Mineralsalze.

Anwendung beim Volke als Blutreinigungsmittel bei Hautkrankheiten der Kinder.

XII. Früchte *(Fructus)*.
1. Schlüssel zum Bestimmen.

A. Sammelfrüchte, aus je einer Blüte hervorgegangen.

Acht einsamige, aufspringende Schlauchfrüchte, sternförmig um eine zentrale Achse vereinigt. *Fructus Anisi stellati.*

B. Einzelfrüchte.

  I. Trockenfrüchte.

    a) Hülsen.

      1. Platt, Epikarp und Endokarp zerbrechlich, Mesokarp breiartig, säuerlich. *Tamarindi.*

      2. Blattartig, fast nierenförmig. *Fructus Sennae.*

      3. Hülse stielrund, zylindrisch, Fruchtwand und Scheidewände holzig, letztere mit fleischiger Außenschicht. *Fructus Cassiae fistulae.*

    b) Kapseln.

      1. Dreifächerig, loculicid, in jedem Fach 5—8 Samen. *Fructus Cardamomi.*

2. Einfächerig.

    α) Annähernd kugelig. Porenkapsel. *Fructus Papaveris.*

    β) Langgestreckt schmal, 20—30 cm lang, höchstens 1 cm breit. *Fructus Vanillae.*

c) Doppelachänen (Spaltfrüchte der Umbelliferen).

1. Jedes Teilfrüchtchen mit fünf glatten Rippen, Tälchen mit Ölstriemen, Samen auf der inneren Seite ziemlich flach (orthosperm).

    α) Frucht von der Seite her mehr oder weniger zusammengedrückt und an den Wänden eingezogen, Tälchen im Verhältnis zu den Rippen breit.

        * Tälchen mit je einem Ölstriemen. Rippen scharf.

        † Eiförmig, 2 mm lang, grau. *Fructus Petroselini.*

        †† Lanzettlich, beiderseits verschmälert, 3 mm lang, Tälchen braun, kahl. *Fructus Carvi.*

      ** Tälchen mehrstriemig, Rippen stumpf, behaart.

           Fructus Anisi.

    β) Frucht nicht oder nur schwach zusammengedrückt. An den Rändern nicht eingezogen, länglich, ca. 4 mm lang. Rippen schmal gekielt, Tälchen breit und flach.

           Fructus Foeniculi.

2. Jedes Teilfrüchtchen mit fünf gewellten Rippen, Tälchen ohne Ölstriemen, Frucht seitlich zusammengedrückt.

           Fructus Conii.

3. Jedes Teilfrüchtchen mit fünf Haupt- und sechs damit abwechselnden Nebenrippen. Spaltfrucht kugelig, Hauptrippen fein geschlängelt. Ölstriemen nur auf der Fugenseite je zwei. Endosperm kahnförmig (coelosperm).

           Fructus Coriandri.

II. Fleischfrüchte.

a) Beeren.

1. Kegelförmig kapselartig, mit weitem, innerm Hohlraum, rot, Geschmack brennend scharf. *Fructus Capsici.*

2. Kugelförmig.

    α) 5—10 cm im Durchmesser, geschält, weiß, leicht, holundermarkartig. *Fructus Colocynthidis.*

    β) Durchmesser ½—1½ cm, bräunlich oder schwärzlich; nicht glänzend, auf dem Querschnitt 8—12fächerig.

           Fructus Aurantii immaturi.

    γ) Durchmesser kleiner als 1 cm, schwarz, rund.

      * Früchte glatt, glänzend und blau bereift, dreisamig, aromatisch. *Fructus Juniperi.*

      ** Früchte runzelig, vielsamig. *Fructus Myrtilli.*

b) Steinfrüchte.

1. Mit einem Steinkern.

    α) Oval, Same eiweißlos, aromatisch. *Fructus Lauri.*

    β) Kugelig.

      * Ungestielt. *Piper nigrum.*

** Mit einem ca. 5 mm langen Stiel, oben mit einer erhabenen 3—4lappigen Narbe. *Cubebae.*
2. Mit 2—4 Steinkernen. *Fructus Rhamni catharticae.*
3. Mit 1—2 Fächern, nelken- und pfefferartig aromatisch. *Fructus Amomi.*

C. Einzelne Teile der Frucht.
1. Elliptisch zweispitzige oder spiralbandförmige Stücke der Fruchtschale. *Cortex Aurantii fructus.*
2. Spiralbandförmige Stücke der Fruchtschale. *Cortex Citri fructus.*

2. Beschreibung der Fruchtdrogen.

Cubebae, Kubeben. D. Oe. Sch.

Stammpflanze: *Piper cubeba L. Piperaceae.* Malayischer Archipel; kult. auf Java, Sumatra und Westindien. Die Früchte zu langen dichten Ähren vereinigt. Die unreifen ausgewachsenen Früchte, durch Eintrocknen der Fleischschicht geschrumpft, netzig runzelig. Fruchtwand dunkelgraubraun, 0,4—0,5 mm dick, unten in ein 5—7 mm evtl. bis 1 cm langes Stielchen (Fruchtfortsatz) ausgezogen, am Scheitel 3—5 oft undeutliche Narbenlappen. Innen der einzige, nur an dem Grunde befestigte unreife Samen als runzelige Masse. Seltener sind reife Früchte mit dem völlig ausgebildeten Samen (bestehend aus dünner Samenschale, großem Perisperm, kleinem Endosperm mit dem Embryo). Geruch eigenartig, Geschmack aromatisch, scharf bitter.

Mikroskop: Unter der Epidermis eine 1—2reihige, unterbrochene Lage von Steinzellen (würfelförmig, mit stark verdickten, getüpfelten Wänden); alsdann Fleischschicht ohne Steinzellen, in dieser die Gefäßbündel und zahlreichen Sekretzellen; zu innerst Steinschicht aus 1—2 Lagen in radialer Richtung gestreckter, großer, gleichmäßig verdickter, farbloser Zellen. Im Perisperm des Samens zu vielen zusammengeballte Stärkekörner und zahlreiche Sekretzellen.

Pulver: Mit konzentr. Schwefelsäure blutrote Färbung (Cubebin). Hauptsächlich Bruchstücke des Perisperms mit sehr kleinen Stärkekörnern; charakteristische Formen der Steinzellen, oft noch zu vielen zusammenhängend (s. o.); Parenchymfetzen mit Ölzellen; Sklerenchymfasern des Fruchtfortsatzes.

Enthält: 7—18 % äth. Öl, ca. 2,5 % Cubebin, Kubebenharzsäure, fettes Öl, Stärke usw. Aschengehalt höchstens 8 %.

Anwendung als gewürziges Stomachikum, Expektorans, hauptsächlich gegen Blasen- und Harnröhrenkatarrh, Gonorrhöe.

Verfälschungen: Hauptsächlich Früchte anderer Piperaceen-Arten, mit und ohne stielartigen Fortsatz — geben nur teilweise die Reaktion mit Schwefelsäure.

Fructus Anisi (vulgaris), Anis. D. Oe. Sch.

Stammpflanze: *Pimpinella anisum L. Umbelliferae.* Östl. Mittelmeergebiet, Ägypten; kultiviert hier und in Rußland, Italien, Spanien, Frankreich, Türkei, Deutschland (Thüringen, Sachsen, Nordbayern). Die Spaltfrucht verkehrt birnförmig, meist mit dem Stielchen versehen, auch getrocknet noch zusammenhängend, unten bis 3 mm breit, gegen 3—6 mm lang, mattgrünlichgrau, behaart, in jeder Teilfrucht 5 gerade, glatte, hellere, wenig hervortretende Rippen. Geruch und Geschmack stark aromatisch, nach Anethol.

Mikroskop: Ölstriemen klein, braun, 4—6 zwischen je zwei Rippen, außen nicht zu erkennen, nur die 2 oder 4 breiten auf der Fugenseite jeder Teilfrucht treten schärfer hervor. Meist unter den Rippen 1—2 winzige Striemen. Auf der Fugenseite nahe dem Karpophor reichlich Steinzellen, im Karpophor Bastfasern. Zahlreiche Epidermiszellen zu kurzen, 1-, selten 2zelligen gekrümmten borstenförmigen Haaren ausgewachsen. Im Endosperm fettes Öl und Protein. Die Aleuronkörner kugelig, mit je einen Globoid oder mehreren Oxalatrosetten.

Pulver: Charakter. kleine 1—2zellige Börstchen; Steinzellen der Fugenseite; Bastfasern des Karpophors; Ölstriemen (in großer Zahl dicht nebeneinander); farbloses Endospermgewebe, Aleuronkörner.

Enthält: Äth. Öl (bis 3,5%), fettes Öl, Eiweißstoffe, Zucker, Gummi. Aschengehalt bis 10%.

Anwendung als Stomachikum, Karminativum bei Kolik, Blähungen, Expektorans usw. Geschmackskorrigens, Gewürz.

Verwechslungen: *Conium maculatum L.* = es fehlen die Börstchen, deutlich wellig gekerbte Rippen, keine Ölstriemen.

Fructus Anisi stellati, Sternanis. Oe. Sch.

Stammpflanze: *Illicium verum Hook. fil. Magnoliaceae.* China, Cochinchina, Tonquin; kultiviert in manchen Tropengebieten, z. B. Südchina, Japan, Philippinen, Jamaika. Die getrockneten, steinfruchtartigen, ziemlich harten, aus meist acht sternförmig angeordneten, 12—20 mm langen, wagerechten Einzelkarpellen bestehenden Sammelfrüchte, rosettenförmig an einem Mittelsäulchen angewachsen. Karpellen meist ungleich entwickelt, kahnförmig zusammengedrückt, außen graubraun, runzelig, innen geglättet, braunrot, an der Naht klaffend, am freien Ende kurz, stumpf zugespitzt, enthalten einen zusammengedrückten, glänzenden, kastanienbraunen Samen. Geschmack süß, gewürzig, beim Kauen brennend, Geruch anisartig.

Mikroskop: Charakteristisch die großen, mehr oder weniger stark verdickten, ungleichmäßig gestalteten Astrosklereiden (in den Fruchtstielen, im Rinden- und Markgewebe). Die Aleuronkörner des Samenendosperms grobbuckelig, lappig, unregelmäßig geformt, rauh, nie glatt; rundliche Körner selten.

Pulver: Eigenartig verzweigte Steinzellen (Astrosklereiden); Sklerenchymfasern; getüpfelte Epidermis mit Spaltöffnungen; getüpfelte Palisadenzellen; Oxalatprismen. Keine Haare, keine Stärke.

Enthält: Äth. Öl (3—3,5%), fettes Öl, Harz, Eiweißstoffe, Anissäure, Gummi usw. Asche bis 5%.

Anwendung als Karminativum, Geschmackskorrigens, Gewürz.

Verwechslungen: Die giftigen Sikkimifrüchte von *Illicium anisatum L.* = *I. religiosum Siebold*, Japanischer Sternanis; in Japan heimisch. Karpellen kleiner, gleichförmiger entwickelt, dunkler, leichter, Schnabel spitzer und etwas größer. Früchtchen bauchiger, mehr klaffend. Samen weniger zusammengedrückt, hellbraungelb; Fruchtstiele selten vorhanden, meist abgebrochen, nicht oder wenig gekrümmt, Kolumella endigt unterhalb der Karpellblätter. Aleuronkörner fast ausnahmslos rundlich, glatt; Sklereiden rundlich, niemals so eigenartig wie bei *Fructus Anisi stellati.* Geruch schwächer, Geschmack etwas bitter, kaum anisartig, nach Lorbeerblättern.

Fructus Aurantii immaturi, unreife Pomeranzen. D.

Stammpflanze: *Citrus aurantium subspec. amara L.* = *C. vulgaris Risso Rutaceae.* Südostasien; kultiviert Südasien, Nordafrika, Südeuropa, Amerika. Die unreif abgefallenen, deshalb verschieden großen Früchte. Diese kugelig, meist schwärzlich, seltener bräunlich, runzeligwarzig, $^1/_2$—2 cm im Durchmesser, 8—12fächerig, jedes Fach mit mehreren Samen. Geschmack aromatisch bitter.

Mikroskop: Im Fruchtfleisch nahe unter der Oberfläche zahlreiche, meist in zwei Reihen gelegene, schizolysigene Öllücken; ferner im Fruchtfleisch Hesperidin und Kalkoxalatkristalle (in Zellulosehäuten). Von der äußeren Wand jedes Faches entspringen zahlreiche keulenförmige Gewebezotten, welche an der reifen Frucht das ganze Fach mit einem saftigen, die Samen einschließenden Gewebe erfüllen.

Enthält: Äth. Öl, Hesperidin (etwa 10%, nicht bitteres Glykosid), Aurantiin (Bitterstoff), Gerbsäure, Aurantiamarin, Zitronensäure, Apfelsäure usw.

Anwendung als Amarum, Stomachikum.

Cortex Aurantii fructus (Pericarpium Aurantii), Pomeranzenschale, Orangenfruchtschale. D. Oe. Sch.

Stammpflanze: *Citrus aurantium subsp. amara L. Rutaceae.* Die äußere Schicht der Fruchtwand, von reifen, frischen Früchten in vier elliptisch zweispitzigen Stücken abgezogen oder (Ph. helv.) in Bandform abgeschält; 2—5 mm dicke, bogenförmig gekrümmte Schalen oder Bänder, außen bräunlich-gelbrot, punktiert warzig durch die bis 2 mm großen eingesenkten Sekretbehälter, innen weißlich, schwammig. Geruch kräftig aromatisch, Geschmack aromatisch, stark bitter.

Enthält: Äth. Öl (etwa 1,25%), Hesperidin, Isohesperidin, Aurantiamarin, Hesperinsäure und Aurantiamarinsäure. Aschengehalt höchstens 7%.

Anwendung als Stomachikum.

Cortex Citri fructus, Zitronenschale. D. Sch.

Stammpflanze: *Citrus medica L. subspec. limonum (Risso) Hooker fil. Rutaceae.* Im südl. Himalaya, Persien, Medien; angebaut im Mittelmeergebiet, Südafrika, Nordamerika. Die in 2—3 mm dicken, etwa 2 cm breiten Spiralbändern abgeschälte äußere Schicht der Fruchtwand ausgewachsener Früchte. Außen bräunlich gelb, durch die zahlr. eingesunkenen Sekretbehälter grubig punktiert; Innenseite weißlich, schwammig. Geruch nach Zitronenöl, Geschmack aromatisch, bitter.

Enthält: Äth. Öl (in der getr. Droge nur wenig), Hesperidin, Bitterstoff, Gerbstoff.

Anwendung als Aromatikum, Amarum, Stomachikum.

Fructus Capsici, Spanischer Pfeffer, Paprika. D. Oe. Sch.

Stammpflanzen: *Capsicum annuum L.* mit aufrechten Früchten, *C. longum DC.* mit hängenden Früchten, beide eine Art = *C. annuum L. Solanaceae.* Trop. Amerika (Westindien, Südamerika); kultiviert in verschiedenen Formen in allen wärmeren Gegenden, hauptsächlich in Ungarn, Spanien, Südfrankreich, Italien, Türkei, Nordafrika. Die Beerenfrüchte, gewöhnlich noch mit Stiel und Kelch versehen, sind länglich-kegelförmig, getrocknet zusammengeschrumpft, eingefallen, etwas flach, 5—12 cm lang, am Grunde bis etwa 4 cm dick, dünnwandig, oben völlig hohl, von roter, gelbroter oder braunroter, glatter, glänzender Oberfläche. Normal aus zwei Fruchtblättern aufgebaut und demgemäß zwei (bei Vorhandensein von drei Fruchtblättern drei) Plazenten. Im Innern zahlreiche scheibenförmige, gelbliche Samen von etwa 5 mm Durchmesser. Fast ohne Geruch, von sehr scharfem und brennendem Geschmack.

Mikroskop: Epidermis mit starker Kutikula und stark verdickter Außenwand, die Seitenwände wulstartig verdickt. Unter der Epidermis einige Lagen von Zellen mit kollenchymatisch verdickten und verkorkten Wänden, dann von Gefäßbündeln durchsetztes, dünnwandiges, großzelliges Parenchym und die innere Epidermis, von deren Zellen eine Anzahl dicke verholzte Wände besitzt. An der

Grenze zur inneren Epidermis durch Parenchymbrücken getrennte Riesenzellen. Das Gewebe der Fruchtwand reich an rotgefärbten Öltröpfchen. Die Samenschale mit nach außen gleichmäßig dünnwandigen, nach innen gekröseartig verdickten Epidermiszellen. Endosperm reich an Protein und fettem Öl.

Pulver: Charakteristisch die Epidermiszellen mit starker Außenwand, das Kollenchymgewebe der Fruchtwand (rote Öltropfen), die Gekrösezellen der Samenschale, die verholzten Zellen der inneren Epidermis der Fruchtwand. Farbloses Endosperm mit Protein und fettem Öl. Ferner im Pulver Bestandteile des Kelches und des Stieles. Keine Haarbildungen.

Enthält: Capsaicin, äth. Öl, Fettsäure, Capsicumrot (Farbstoff) usw. Capsaicin nur in der Fruchtwand; im Samen fettes Öl. Aschengehalt $4-6\,^0/_0$.

Anwendung innerlich selten, als Stomachikum, Diuretikum, äußerlich als hautreizendes Mittel, zu Einreibungen bei Rheuma, Gicht usw. Hauptsächlich als Gewürz.

Verwechslungen: Die kleinen Früchte anderer Capsicum-Arten, Cayenne-Pfeffer.

Fructus Cardamomi, Kardamomen. D. Oe. Sch.

Stammpflanze: *Elettaria cardamomum White et Maton Zingiberaceae.* In feuchten Bergwäldern der Westküste des südl. Vorderindiens; kultiviert hier und anderwärts in den Tropen (Ceylon, Westindien, Ostafrika usw.). Die Kapseln werden kurz vor der Reife gesammelt und an der Sonne getrocknet. Gewicht der Früchte nicht über 0,25 g. Fruchtknoten unterständig. Die hellgelbliche Außenseite der 1,5, selten bis 2 cm langen, etwa 1 cm dicken, dreifächerigen, dreikantig-rundlichen Kapseln ist durch feine erhabene Längsstreifen, den beim Eintrocknen hervortretenden Leitbündeln gezeichnet. An der stumpfen Spitze häufig ein kleines Schnäbelchen oder die Narbe abgefallener Blütenorgane, am Grunde oft Stielrest oder Narbe desselben. Die ungefähr 20 Samen liegen in drei doppelten, durch Scheidewände getrennten Reihen; sie sind aus anatropen Samenanlagen hervorgegangen, durch gegenseitigen Druck unregelmäßig kantig, auf der Oberfläche runzelig, braun, mit einem bei eingeweichten Samen leicht abziehbaren Häutchen, dem Arillus überzogen. Geruch und Geschmack der Samen stark aromatisch, die Fruchtwand nur wenig gewürzhaft.

Mikroskop: Die Fruchtschale aus großzelligem Parenchym, mit kleinen Sekretbehältern, Oxalatkristallen und (nach innen zu) zahlr. Gefäßbündeln. Arillus aus 6—7 Lagen langgestreckter Zellen; Kristalldrusen, keine Gefäßbündel. Die Samenhaut aus 5 verschiedenen Schichten: 1. Epidermis aus dickwandigen, langgestreckten Zellen; 2. Querzellenschicht (1—2 Reihen); 3. Ölzellenschicht (einreihige, in der Raphe mehrreihige Schicht großer dünnwandiger Zellen; nur hier das Sekret); 4. Parenchymschicht (1—2 Lagen); 5. braune Steinzellenschicht (stark verdickte Palisadenzellen mit Kieselkörper). Dann weißes stärkereiches Perisperm (mit Oxalatkristallen), schwächeres glasiges Endosperm und in letzterem eingebettet der Embryo.

Pulver: Langgestreckte, faserförmige Epidermiszellen; dickwandige, nicht allseitig verdickte Steinzellen (Palisadenzellen) der innersten Samenschale; reichlich kleine einzelne Stärkekörner bzw. Stärkeballen des Perisperms; Oxalate. Keine Haare. Im Pulver nur Samenfragmente, keine Bestandteile der Fruchtschale.

Enthält: Äth. Öl, fettes Öl, Harz.

Anwendung als Stomachikum, Aromatikum, Karminativum, hauptsächlich als Gewürz.

Verfälschungen: Außer den Malabar-Kardamomen kommen noch andere Sorten in den Handel, namentlich Ceylon-Kardamomen, *Elettaria cardamomum var. major Smith.*, Früchte ca. $2^1/_2-4$ cm lang, graubraun, Fächer vielsamig. Ferner

Siam-Kardamomen, wilde oder Bastard-Kardamomen usw. = Unterschiede in Größe und Farbe der Kapseln, Zahl der Längsstreifen auf den Kapseln, event. Haarbildungen.

Fructus Carvi, Kümmel. D. Oe. Sch.

Stammpflanze: *Carum carvi L. Umbelliferae.* Nordasien, Nord- und Mitteleuropa; angebaut hauptsächlich in Mittelrußland, Holland, Norwegen, England, Deutschland (Thüringen, Sachsen, Ostpreußen). Die länglich-eirunde, von der Seite stark zusammengedrückte Spaltfrucht ist meist in ihre beiden, ungefähr 5 mm langen, 1 mm dicken, glatten, kahlen, sichelförmigen, graubraunen Teilfrüchte zerfallen. Die 5 stumpfen, weißlichen Rippen treten scharf hervor und begrenzen 4 Tälchen. Geruch und Geschmack charakteristisch nach Carvon.

Mikroskop: In der Mitte jeder Rippe ein winziger Sekretgang; in den Tälchen je ein großer, elliptischer, in der Fugenseite zwei, von Epithelzellen ausgekleidete Ölstriemen. Das Karpophor aus Bastfasern. Im Nährgewebe und Embryo fettes Öl und Protein, in den Aleuronkörnern kleine Kalkoxalatrosetten.

Pulver: Fragmente mit Ölstriemen; farbloses Endospermgewebe mit fettem Öl und Aleuronkörnern (Kalkoxalatrosetten); Bastfasern aus dem Karpophor; Gefäßbündelfragmente (in der Mitte jeder Rippe ein kleiner Sekretgang) usw. Keine Haare.

Enthält: Äth. Öl (bis 7 %), fettes Öl, Zucker usw. Aschengehalt bis 6 %.

Anwendung als Stomachikum, Karminativum, Expektorans, Geschmackskorrigens, Gewürz.

Fructus Cassiae fistulae, Röhren-Kassie. Oe.

Stammpflanze: *Cassia fistula L. Leguminosae — Caesalpinoideae.* Ägypten, Ostindien, Cochinchina; kultiviert in vielen warmen Gegenden. Die Früchte 30—60 cm lang, bis 3 cm dick, schwarzbraun bis schwarz, innen heller, glänzend, glatt, stielrund, holzig, kurz gestielt, meist etwas gekrümmt, beiderseits mit einem ebenen Längsstreifen und auf der Oberseite mit ringsumlaufenden geringen Eindrücken. Zahlreiche kreisrunde, hellbraune Querwände teilen die Früchte in bis 6 mm hohe Fächer, die in einem zähen, süßlich-schwach-säuerlichen, schwarzen Fruchtfleisch je einen etwa 1 cm großen, rotbraunen, glänzenden, sehr harten, rundlich plattgedrückten Samen enthalten. Das Mus riecht honigartig, schmeckt süß.

Enthält: Zucker (15 %), Gummi, Pektin, äth. Öl, Gerbstoff usw.

Anwendung: Das Fruchtmark als mildes Abführmittel.

Fructus Colocynthidis, Koloquinthen. D. Oe. Sch.

Stammpflanze: *Citrullus colocynthis (L.) Schrader Cucurbitaceae.* Wüstenpflanze in Nordostafrika, Arabien, Syrien, Persien, Ostindien; angebaut in Südspanien, Portugal und auf Cypern. Die Handelsware aus Spanien, Marokko, Syrien. Das äußere, dünne, harte, gelbgefärbte Perikarp ist abgeschält; die Samen sind vor der Verwendung zu entfernen. Frucht scheinbar 6fächerig, jedoch 3fächerig, vielsamig, äußerst leicht, weiß, locker, schwammig, kugelig, bis 10 cm dick, von einem großzelligen, grobgetüpfelten, von Luft erfüllten, weißen, von Leitbündeln durchzogenen Gewebe gebildet. Geschmack äußerst bitter.

Pulver: Nur großzelliges, dünnwandiges, luftführendes, grobgetüpfeltes Parenchymgewebe mit weiten Interzellularen, an der Berührungsstelle zweier

Zellen eine deutliche rundliche Tüpfelplatte. Leitbündel und evtl. vereinzelt Steinzellen der Samenschale (wenn Samen unberechtigt mitverwandt werden).

Bestandteile: Citrullol und ein alkaloidartiger bitterer Stoff, ferner α-Elaterin
usw.; in den Samen fettes Öl und Protein. Aschengehalt 9—14 %.

Anwendung als drastisches Abführmittel. Ungeziefermittel.

Fructus Coriandri, Koriander. Oe.

Stammpflanze: *Coriandrum sativum L. Umbelliferae.* Mittelmeergebiet; reichlich angebaut, Rußland, Holland, Frankreich, Deutschland
(Thüringen, Franken usw.). Die Spaltfrüchte kugelig, vom Kelche gekrönt, bis 5 mm dick, kahl, bräunlichgelb, die beiden Teilfrüchte hängen
meist noch zusammen. Je 5 geschlängelte, schwach hervortretende
Hauptrippen und je 4 mehr hervortretende Nebenrippen. Nur auf den
Fugenseiten je zwei Ölstriemen. Geruch frisch stark aromatisch, eigentümlich, verliert sich beim Trocknen, Geschmack süßlich, beim Kauen
brennend.

Mikroskop: Die Oberhautzellen ziemlich verdickt, mitunter mit Oxalateinzelkristallen und Drusen; darunter kollenchymatisch verdicktes, lückiges Gewebe. Die Zellen des Mesokarp teilweise stark faserförmig verdickt, dicht gefügt,
eine geschlossene Sklerenchymplatte bildend; die Fugenseite nicht sklerosiert,
innerhalb dieser zwei Ölstriemen. Das Endokarp parkettartig gruppiert. Farbloses Endospermgewebe mit fettem Öl und Aleuron (Globoide, Oxalatrosetten und
Einzelkristalle). Keine Haare.

Enthält: Äth. Öl, fettes Ol, Extraktivstoffe, Schleim.

Anwendung hauptsächlich als Gewürz.

Fructus Foeniculi, Fenchel. D. Oe. Sch.

Stammpflanze: *Foeniculum vulgare Miller Umbelliferae.* Mittelmeergebiet; kultiviert in Italien, Frankreich, Deutschland (Sachsen,
Thüringen, Württemberg, Nordbayern), Balkanstaaten, südl. Asien
usw. Die ganze Spaltfrucht ca. 7—10 mm lang, 3—4 mm breit, annähernd zylindrisch, glatt, kahl, bräunlichgrün, stets mit etwas dunkleren
Tälchen, meist in die beiden Teilfrüchte zerfallen. Letztere mit 5 starken
längsstreifigen Rippen, von denen die Randrippen am meisten hervortreten. Geruch und Geschmack kräftig aromatisch, nach Fenchelöl.

Mikroskop: In jedem Tälchen ein starker Ölgang (bisweilen 2), auf der Fugen-
fläche 2 Ölgänge, die 6 Striemen meist breiter als die Rippen. Gefäßbündel je eines
in den Rippen, hier meist 1—2 winzige Sekretgänge.. Die etwas stärker verdickten
Zellen zwischen Leitbündel und Ölgang leistenförmig oder netzförmig verdickt
und verholzt. Zellen des Endokarps parkettartig, aus großlumigen Zellen und
eingeschalteten Gruppen kleiner Zellen. Endosperm reich an fettem Öl und Protein
(Aleuronkörner mit 1 oder 2 Globoiden und kleinen Oxalatrosetten).

Pulver: Charakteristisch die in der Nähe der Gefäßbündel liegenden Parenchymzellen mit leistenförmiger oder netzförmiger Wandverdickung; Ölstriemen; farbloses Endospermgewebe mit Aleuronkörnern (Oxalatrosetten); innere Epidermis
der Fruchtwand aus parkettierten Zellen. Keine Haare.

Enthält: Äth. Öl, fettes Öl usw. Asche etwa 7 %.

Anwendung als Karminativum und Expektorans. Gewürz.

Fructus Juniperi, Wacholderbeeren. D. Oe. Sch.

Stammpflanze: *Juniperus communis L. Coniferae-Cupressineae.* Gemäßigte und kalte Zone der nördlichen Halbkugel. Gesammelt in
Deutschland (Lüneburger Heide, Ostpreußen), Ungarn, Italien, Südfrankreich. Die reifen, möglichst frischen, im zweiten Jahre von wildwachsenden Pflanzen gesammelten Beerenzapfen, erbsengroß, bis

9 mm dick, kugelig, fleischig, glänzend schwarzbraun, bläulich bereift.
Am Scheitel mit drei Nähten der drei fleischig gewordenen Deckschuppen, am Grunde mit 1—6 dreiteiligen Wirteln brauner Blättchen. Das hellbräunliche Fruchtfleisch mürbe, grünlich oder bräunlich mit zahlreichen, großen Öldrüsen. Enthält drei hartschalige, mit
abgeflachten Seiten zusammenschließende Samen, welche an der
Außenfläche eiförmige Sekretbehälter tragen. Geschmack kräftig gewürzhaft, süß.

Mikroskop: Epidermis der Fruchtwand aus dickwandigen, an den Nähten
zu ineinander greifenden Papillen ausgewachsenen Zellen. Spaltöffnungen innerhalb
der Enden der Fruchtblätter. Fruchtfleisch aus lockerem, dünnwandigem Parenchym mit reichlich Interzellularen, Gefäßbündel, großen gelben Steinzellen (Tonnenzellen) und Sekretbehältern. Die Samenschale aus 5 Schichten: Oberhaut, Hypoderm, Steinzellenschicht (die Zellen mit Einzelkristall von Kalkoxalat), Nährschicht,
innere Epidermis. Endosperm und Embryo mit Fett und Aleuron (Kristalle und
Globoide). Der Außenseite der Samenschale fest anliegend Sekretbehälter.

Pulver: Die Masse verklebt (Harz). Fruchtepidermis; Fruchtfleisch mit
Tonnenzellen und Sekretbehälter; große hellgelbe Steinzellen der Samenschale
(Einzelkristalle); Endospermgewebe usw.

Enthält: Äth. Öl, Zucker (13—42 %), Gummi, Wachs, Harz, Juniperin, Eiweiß.
Aschengehalt 4 %.

Anwendung als schweiß- und harntreibendes Mittel, Stomachikum, Expektorans, Kaumittel, Gewürz, zur Likörfabrikation. Äußerlich als Räuchermittel,
bei Rheuma usw.

Fructus Lauri, Lorbeeren. D. Oe.

Stammpflanze: *Laurus nobilis L. Lauraceae.* Vorderasien; im Mittelmeergebiet verbreitet und kultiviert. Länglich runde oder kugelige,
bis 1,6 cm lange, glänzende, runzelige, einsamige Steinfrüchte, von
deren Stiel meist nur die breite, helle Ansatzstelle zu sehen ist. An
der Spitze der Rest des Griffels in Gestalt eines Spitzchens. Die kaum
0,5 mm dicke, außen braunschwarze, innen braune Fruchtwand besteht
aus der dünnen, runzeligen Fleischschicht und einer zerbrechlichen,
dünnen Steinschale, innerhalb derselben eine glänzende, dunkle Schicht,
welche eine innere Parenchymlage der Fruchtwand und die fest damit
zusammenhängende Samenschale darstellt. Same endospermlos. Der
große, ovale Embryo, bestehend aus zwei dicken, fleischigen Kotyledonen, dem nach oben gekehrten Wurzelchen und der Sproßknospe,
liegt frei in der Frucht. Geruch aromatisch, Geschmack aromatisch,
etwas bitter, herbe.

Mikroskop: Fleischschicht aus kleinzelliger Epidermis und dünnwandigem
Parenchym, mit zahlreichen Interzellularräumen und Sekretzellen. Die Hartschicht aus dickwandigen, goldgelben Steinzellen. Die Kotyledonen aus kleinen,
dünnwandigen, mit Stärke, Fett und vereinzelt mit äth. Öl erfüllten Zellen.

Pulver. Hauptsächlich Fragmente von dünnwandigem Gewebe der Kotyledonen mit Stärke, Fett oder äth. Öl. Kleine, netzförmig verdickte Gefäßglieder;
Epidermis der Fruchtschale mit braunem Inhalt; Steinzellen des Endokarps, stark
verdickt, in der Flächenansicht stark welligbuchtig, gelb; reichlich Stärke, einfach
oder zusammengesetzt, meist mit Kern, zuweilen durch starkes Trocknen verkleistert; Ölzellen. Keine Oxalate usw., keine Haarbildungen.

Enthält: Fett (ca. 25 %), äth. Öl (1 %), Zucker, Gummi, Bassorin, Stärke usw.

Anwendung als gewürzhaftes Stomachikum, äußerlich in Salben bei Hämorrhoiden. Gewürz.

Fructus Myrtilli, Blaubeeren, Heidelbeeren. Oe. Sch.

Stammpflanze: *Vaccinium myrtillus L. Ericaceae.* Nördl. und mittl. Europa. Die getrockneten Beeren, Sammelzeit Juli, August. Frisch sind diese kugelig, bis 8 mm im Durchmesser, schwarzpurpurn, bläulich bereift, saftig; getrocknet stark geschrumpft, grobrunzelig, fast schwarz, blau bereift; in der Droge oft noch mit einem dünnen Stiele versehen. Im blaupurpurnen, grobzelligen, lockeren Fruchtfleisch viele, etwa bis 1 mm lange, glänzend braunrote, feinrunzelige Samen. Geschmack säuerlich-süß, schwach zusammenziehend.

Bestandteile: Zucker, freie Säuren (Äpfelsäure, Zitronensäure), Erikolin (Glykosid), Vakzinin (= Arbutin), Gerbstoff, Salze. Asche nicht über 2%.

Anwendung innerlich bei Durchfall, Ruhr, äußerlich bei Ekzem und Brandwunden, zu Mundspülungen bei Leukoplazie usw. Frisch als Obst.

Verfälschungen: *Vaccinium uliginosum L.*, Rauschbeere = die Früchte größer, enthalten einen grünlichen Saft, sind außen etwas heller schwarzblau. *Vaccinium vitis idaea L.*, Preißelbeere = die Früchte scharlachrot, von saurem, herbem, bitterlichem Geschmack.

Fructus Papaveris immaturi, unreife Mohnköpfe. Oe. Sch.

Stammpflanze: *Papaver somniferum L. Papaveraceae.* Östl. Mittelmeergebiet, Westasien heimisch; kultiviert in fast allen Gegenden der warmen und gemäßigten Zone. Die aus 7—15 Fruchtblättern gebildete, vor der vollen Reife gesammelte und der Länge nach halbierte Porenkapsel ohne die Samen. Sie trägt oben eine flache, am Rande gelappte Narbenscheibe und geht unten wulstig in den Stiel über. Graugrünlich bis gelb, annähernd kugelig, etwa 4 cm lang, 3—3,5 cm im Durchmesser, ohne Samen 3—4 g schwer. Einfächerig aber mehrkammerig, indem die messerklingenartigen Plazenten von der Kapselwand gegen die Mitte vorspringen. Vielsamig. Auf der Schnittfläche ist der eingetrocknete Milchsaft zu erkennen; der Längsschnitt zeigt gegliederte Milchröhren. Die Droge stammt meist von einer weißsamigen Spielart, bei welcher die Porenklappen der Kapsel sich nicht öffnen. Geschmack bitter, verliert sich beim Trocknen.

Mikroskop: Epidermiszellen mit stärker verdickter Außenwand; zahlreiche Spaltöffnungen. Im Parenchym der Mittelschicht der Fruchtwand ein Kreis von Gefäßbündeln, in letzteren dem Siebteil angelagert zahlreiche Milchsaftschläuche (gegliederte Milchröhren).

Enthält: In geringer Menge die Alkaloide des Opiums (Morphin, Narkotin usw.). Der Alkaloidgehalt nimmt beim Reifen ab.

Anwendung mißbräuchlich als Beruhigungs- und Schlafmittel bei kleinen Kindern.

Fructus Petroselini, Petersilienfrucht. Sch.

Stammpflanze: *Petroselinum sativum Hoffmann Umbelliferae.* Südeuropa, Kleinasien; angebaut als Gemüsepflanze in fast allen gemäßigten Klimaten. Sammelzeit September, Oktober. Die Früchte (Spaltfrucht) meist in ihre Teilfrüchte zerfallen, bis 2 mm lang, 1—2 mm breit, rundlich eiförmig, von der Seite stark zusammengedrückt, graugrünlich bis graubraun, kahl, in der Mitte klaffend. Jede Teilfrucht mit 5 wenig hervortretenden, glatten, geraden, strohgelben Rippen und zwischen diesen 4 breite Tälchen mit stark hervortretenden Ölstriemen. Geruch und Geschmack stark, eigentümlich gewürzig.

Mikroskop: Im dünnwandigen Mesokarp in jedem Tälchen 1, selten 2, in der Fugenseite 2 auf dem Querschnitt elliptische Ölstriemen. Im Endosperm fettes Öl, Aleuron (Kalkoxalatrosetten).

Enthält: Äth. Öl, fettes Öl, Eiweiß usw.

Anwendung als Diuretikum, Karminativum. Volksmittel bei Wassersucht, Harnverhaltung.

Fructus Piperis nigri (Piper nigrum), Schwarzer Pfeffer. Oe.

Stammpflanze: Piper nigrum L. *Piperaceae.* Ostindien (Malabarküste); hier und in anderen Tropenländern kultiviert. Der schwarze Pfeffer stellt die ausgewachsenen, im unreifen Zustand eingesammelten, ungestielten, kugeligen, etwa 5 mm dicken, schnell getrockneten und dadurch runzeligen Früchte dar. Das dünne, schwarzbraune, grobrunzelige Fruchtgehäuse schließt einen einzigen, mit der Fruchtschicht verwachsenen Samen ein; dieser zeigt ein großes, ölglänzendes Perisperm und ein kleines Endosperm (beim unreifen Samen nur als Höhle an der Spitze). Geruch scharf gewürzhaft, Geschmack brennend scharf.

Der weiße Pfeffer ist die reife, von der äußeren sehr reichlich Ölzellen enthaltenden Fruchtwandschicht befreite Frucht, deshalb weniger scharf im Geschmack.

Mikroskop: Die unter der Epidermis liegende Schicht der Fruchtwand aus Steinzellen mit gelben Wänden und rotbraunem, harzigem Inhalt. Mittlere Schicht aus dünnwandigem Parenchym mit einzelnen Öl- und Harzzellen und Leitbündeln; die innerste Lage des Mesokarps aus größeren, äth. Öl enthaltenden Zellen. Das Endokarp aus einer geschlossenen Lage hufeisenförmig verdickter, würfelförmiger Steinzellen. Die Samenhaut, mit der Steinzellenschicht verwachsen, zeigt braune Pigmentschicht. Im Perisperm reichlich feinkörnige, meist in Klumpen geformte Stärke, daneben Ölzellen.

Pulver: Mit Schwefelsäure braunrote bis blutrote Färbung. Sehr reichlich kleine Stärkekörner in Klumpen; kleine gelbe Steinzellen, z. T. mit braunem Inhalt, z. T. leer und hufeisenförmig verdickt. Ölzellen. Keine Haare, kein Oxalat. *Piper nigr. pulv.* gegenüber *Piper alb. pulv.* mit Epidermisfetzen.

Bestandteile: Äth. Öl, Piperin, Chavicin, Piperidin, Stärke, Harz, Farbstoff usw.; *Piper nigrum* höchstens 5 %, *Piper album* höchstens 2,5 % Rückstand.

Anwendung als Gewürz.

Verfälschungen: Arachiskuchenmehl, Olivenkernpulver, Gerstenmehl, Leinsamenmehl, Nußschalen, Hülsenfrüchte, Holzmehl, erdige Beimengungen usw.

Fructus Sennae, Sennafrucht, Sennesbälge. Oe. Sch.

Stammpflanzen: *Cassia angustifolia Vahl β. Royleana Bischoff* u. *Cassia acutifolia Delile — Leguminosae — Caesalpinioideae* (siehe *Folia Sennae.*) Die reifen, mit den Sennesblättern von der Pflanze abgestreiften, später ausgelesenen Früchte. Die Frucht ist flach, breit, pergamentartig, graugrün oder bräunlich, etwas nierenförmig gekrümmt gegen die Bruchnaht, kurz geschnäbelt, unvollständig mehrfächerig, zweiklappig mit leicht sich trennenden, zähen, glatten Häuten, über den Samen in der Mittellinie der Frucht wenig (aber nicht kammartig) aufgetrieben. Gefäßbündel laufen von beiden Rändern gegen die Mitte. Die Hülse der erstgenannten Art ist schlanker, wenig gekrümmt, bis 6 cm lang, bis 2 cm breit, sie enthält 6—10 Samen; die der zweiten Art ist breiter, oval, fast nierenförmig, oft etwas sichelförmig, etwa bis 5 cm lang, bis 2,5 cm breit, sie enthält meist 6—7 Samen. Die Samen beider Arten bis 6 mm lang, flach, verkehrt herzförmig bis keilförmig, runzeligwarzig, weißlich graugrün, sehr hart und haben am verschmälerten Ende einen auf beiden Seiten sichtbaren Nabelstreifen. Ohne Geruch, von schwach schleimigem Geschmack.

Enthält die gleichen Bestandteile wie *Folia Sennae*. Aschengehalt nicht über 6 %.

Anwendung wie *Folia Sennae*.

Fructus Tamarindi, Tamarinde. Oe. Sch. (= *Pulpa Tamarindorum cruda.* D.).

Stammpflanze: *Tamarindus indica L. Leguminosae-Caesalpinioideae.* In allen trop. Ländern; häufig kultiviert. Die Frucht eine bis 20 cm lange, bis 3 cm breite, bräunliche, nicht aufspringende Hülse mit 3—12 unregelmäßigen, glänzend braunen Samen. Epikarp ziemlich brüchig, vorzugsweise aus Steinzellen bestehend, ebenso das Endokarp, welches auch die Scheidewände bildet. Das Mesokarp bildet einen säuerlichen Brei, in welchem die Verzweigungen der randständigen Gefäßbündel eingebettet sind. Offizinell ist nur der zähe, weiche Brei als *Pulpa Tamarindorum,* welchem in geringer Menge Samen, das Endokarp, die Gefäßbündel der Frucht und Trümmer ihrer äußeren Hüllschicht beigemengt sind.

Enthält in der Pulpa Wein-, Zitronen- und Apfelsäure, Weinstein, Pektin, Zucker, Zellulose und Schleim.

Anwendung: Das Mus als leichtes Abführmittel.

Fructus Vanillae, Vanille. Oe. Sch.

Stammpflanze: *Vanilla planifolia Andrews Orchidaceae.* Mexiko; hier und in anderen Tropenländern (Mauritius, Bourbon, Seychellen, Ceylon, Java usw.) kultiviert, die kultivierten Pflanzen liefern bessere Ware, die Blüten werden künstlich bestäubt. Die Früchte, anfangs grün und nicht aromatisch, werden im unreifen Zustand, wenn sie gelb werden, geerntet und langsam nach besonderen Präparationsmethoden getrocknet, wobei sie eine braune Farbe annehmen und der das Aroma der Frucht bedingende Körper, das Vanillin, erst gebildet wird. Bis 25 cm lang, höchstens 1 cm breit. Die glänzend schwarzbraune Oberfläche ist häufig von Vanillinkristallen bedeckt. Geruch und Geschmack stark aromatisch.

Lupe: Der Querschnitt der einfächerigen Frucht zeigt drei, in je zwei Leisten gespaltene Plazenten. Die reife Frucht springt in zwei Längsrissen auf, die auf dem Querschnitt als Einbuchtungen zu erkennen sind. Sehr zahlreiche, höchstens 0,25 mm dicke Samen im schwarzen, wohlriechenden Fruchtmus, in der trockenen Frucht von den Samenleisten abgelöst.

Mikroskop: Epidermis meist mit Oxalatkristallen, auch Vanillinausscheidungen. Das Fruchtfleisch aus dünnwandigen Parenchymzellen, zerstreut Raphidenbündel, in Schleim eingebettet. Die äußersten 5—6 Zellreihen bei Mexiko-Vanille Netzleistenverdickung, bei anderen Sorten ovale Tüpfel oder Spiralbänder. Die inneren an die Fruchthöhle angrenzenden Epidermiszellen z. T. zu langen, einzelligen, balsamsezernierenden Papillen ausgewachsen.

Pulver: Charakteristisch die winzigen Samen resp. ihre Schale, Raphiden, Parenchymfetzen mit Raphidenschläuchen, Vanillinkristalle. Vanillinreaktion — 5 % Phloroglucin mit einem Tropfen Schwefelsäure — Rotfärbung.

Bestandteile: Bis 1,8 % Vanillin in der mexikan., bis 2,9 % in der Bourbon-, bis 2,7 % in der Java-Vanille; ferner Vanillinsäure, Fett, Gerbstoff, Bitterstoff, Zucker, Oxalate usw. Aschengehalt höchstens 5 %.

Anwendung als Geschmackskorrigens, Gewürz.

XIII. Samen *(Semina)*.

1. Schlüssel zum Bestimmen.

A. Samen ohne Endosperm oder nur mit dünner Eiweißschicht.

I. Mit geradem Embryo.

a) Same eilänglich, etwas zusammengedrückt; Samenschale matt, hellzimtbraun, schilferig, hautartig. Inhalt weiß, nußkernartig. *Amygdalae.*

b) Samen zu mehreren zusammengeklebt, unregelmäßig abgeplattet; Samenschale braun mit weißlicher Schleimhaut. *Semen Cydoniae.*

c) Bohnenförmig; Samenschale braun, brüchig; Kotyledonen braun, ölig, aromatisch, unregelmäßig geklüftet, bröckelig. *Semen Cacao.*

d) Schale fehlend. Kern aus den getrennten Kotyledonen.

1. Kotyledonen länglich, plankonvex, blaß bräunlich, süßlich, abstringierend, nicht aromatisch. *Semen Quercus.*

2. Kotyledonen verkehrt-eiförmig, länglich, gerundet mehrkantig, hart, dunkel- oder grau-rotbraun, bis 4 cm lang, bis 3 cm breit, an der Außenseite gewölbt, an der Innenseite konkav. Zusammenziehend bitterlich. *Semen Cola.*

II. Mit gekrümmtem, den ganzen Samen ausfüllendem, gefaltenem Embryo, das Würzelchen in der Rinne einschließend. Same kugelig; Kern ölig. Geruch und Geschmack scharf.

a) Bis 1,5 mm dick, rotbraun, feinadrig-grubig. *Semen Sinapis nigrae.*

b) Bis 2,5 mm dick, gelb, matt, sehr zartgrubig-punktiert. *Semen Sinapis albae (Semen Erucae).*

B. Samen mit reichlicherem Endosperm.

a) Kreiselförmig, bis 3 cm hoch. Endosperm marmoriert, hornartig, nicht aromatisch. *Semen Arecae.*

b) Ohne Samenschale. Eiförmig, bis 3,3 cm lang. Endosperm marmoriert, nicht hornartig, aromatisch. *Semen Myristicae.*

c) Scheibenförmig, annähernd kreisrund, bis 2,5 cm breit, grau, glänzend behaart. Endosperm hornartig, gespalten, bitter. *Semen Strychni.*

d) Flachlanzettlich, bis 1,8 cm lang, glänzend behaart, nach oben in eine Spitze ausgezogen, welche am unverletzten Samen in einen bis 10 cm langen Fortsatz mit Haarschopf übergeht (fehlt in der Droge). *Semen Strophanthi.*

e) Annähernd kugelrund, 2 mm dick, braun, mit einem Nabelwulst. Endosperm weiß, hornartig, strahlig; Embryo sehr klein. *Semen Colchici.*

f) Länglich oder lanzettlich, unregelmäßig kantig, bis 9 mm lang, glänzend braunschwarz, mit einem Nabelwulst. Endosperm weiß, hornartig, strahlig. Embryo sehr klein. *Semen Sabadillae.*

g) **Nierenförmig.** Embryo gekrümmt.
1. Bis 1,5 mm lang, gelblich-weiß, netzförmig-gerippt. Süß-
ölig. *Semen Papaveris.*
2. Bis 4 mm lang, matt violett-schwarz, grob-netzadrig. Bitter
und scharf. *Semen Stramonii.*
h) **Rhombisch-vierseitig** oder flach rautenförmig, mit schiefer Furche, bis 5 mm lang, gelbbraun bis braunrot, körnig rauh.
Semen Foenugraeci.
i) **Flachgedrückt länglich-eiförmig,** am Rande scharfkantig, bis 6 mm lang, glänzend, braun, glatt, beim Aufquellen
schleimig.

Semen Lini.
k) **Ohne Samenschale,** Plankonvex, elliptisch, auf der flachen
Seite mit tiefer Längsfurche. Endosperm hornartig, grau oder
gelbbräunlich bis lichtgrün, eingerollt. *Semen Coffeae.*

2. Beschreibung der Samendrogen.

Amygdalae, Mandeln. D. Oe. Sch.

Stammpflanze: D. A. *Prunus amygdalus Stokes* = Ph. austr. und
Ph. helv. *Prunus amygdalus Stokes (Baillon) var. amara et dulcis D. C.
Rosaceae.* Heimisch wahrscheinlich Vorderasien; kultiviert seit Jahr-
tausenden im ganzen Mittelmeergebiet, heute in Mitteleuropa, im Süden
Englands, Kalifornien. Die von der Fruchthülle befreiten Samen, bei
var. amara Geschmack stark bitter = *Amygdalae amarae*; bei *var. dulcis*
Geschmack milde ölig, süßlich = *Amygdalae dulces.*

Die Frucht eine trockene Steinfrucht mit filzig behaarter Fruchtschale, deren äußerer Teil grün und hartfleischig, deren innerer als
Steinschale ausgebildet. Von den beiden Samenanlagen gewöhnlich
nur eine ausgebildet. Die Samen unsymmetrisch, eiförmig, abgeplattet,
zimtbraun, schilfrig, die „bitteren" durchschnittlich 2 cm lang, bis
1,2 cm breit, die „süßen" 2,25 cm lang bis 1,5 cm breit, an dem einen
Ende zugespitzt, am entgegengesetzten abgerundet und bis 0,8 resp.
1 cm dick. Sie zeigen auf der breiteren Seite einen dunkleren Fleck,
die Chalaza, von der aus ein unregelmäßiger, dunkler Kiel, die Raphe,
an der einen Kante des Samens hinaufläuft. Die von der Chalaza aus
die Samenschale durchziehenden Gefäßbündel erscheinen von außen
her als dunkle Adern. Am Embryo zwischen den dicken, reichlich
fettes Öl und Protein führenden Kotyledonen die Stammknospe. Keine
Stärke.

Mikroskop: Epidermis der Samenschale aus sehr ungleich großen, reich getüpfelten, gelbwandigen, verholzten Zellen, einzelne losgerissene machen den Ein-
druck eines der Samenschale anhaftenden Pulvers. Die inneren Schichten (mit
Ausnahme der unter der Epidermis liegenden) der Samenschale stark zusammen-
gefallen, darunter die strukturlosen Reste des Nucellus; vom Endosperm ist
im reifen Samen nur eine 1—2reihige Zellschicht erhalten. Die Samenschale läßt
sich nach dem Einweichen in heißem Wasser nebst dem dünnen Endosperm als
Haut von dem reinweißen Keimling abziehen.

Pulver: Vorwiegend Kotyledonargewebe, daneben verdickte Zellen der Samenschale (s. o.), Gefäßstücke, Sklerenchymfasern, Drusen und Einzelkristalle. Keine
Stärke.

Bestandteile: Süße Mandeln bis 45 % fettes Öl, ca. 25 % Eiweißstoffe, 10 %
Zucker, 3 % Gummi, 3,5 % Asche. Bittere Mandeln bis 38 % fettes Öl, ca. 30 %
Eiweißstoffe, 5 % Zucker, 1,75—3,5 % Amygdalin (Glykosid), spaltbar bei Gegenwart von Wasser durch das Ferment Emulsin in Bittermandelöl, Traubenzucker
und Blausäure.

Anwendung meist in Form des Bittermandelwassers als Sedativum, Antipyretikum usw.

Verfälschungen: Die Samen von *Prunus nana Jess.* u. *P. persica Jess.*, Pfir-
sichkerne.

Semen Arecae, Arekanuß. D. Sch.

Stammpflanze: *Areca catechu L. Palmae.* Im tropischen Asien heimisch,
oft kultiviert. Der Same bis 3 cm hoch, bis 3 cm dick, hart, halbkugelig
oder stumpf kegelförmig gewölbt, an der Basis abgeflacht oder etwas
eingedrückt, außen hell- bis zimtbraun mit einem helleren Netze durchzogen. Gewicht 3—10 g. Zuweilen sind die Samen noch teilweise von
der dünnen, leicht abblätternden Fruchtschale bedeckt. Der an der
abgeflachten Basis liegende Nabel wird von zahlreichen Leitbündeln
durchzogen. Im Zentrum des Samens, unter der Mitte der ebenen Fläche,
eine unregelmäßig zerklüftete Höhlung. Embryo fehlt meistens oder
ist nicht mehr zu erkennen. Geschmack schwach zusammenziehend.

Lupe: Endosperm hart, ruminat, auf dem Schnitt von rotbraunen Adern
durchzogen, dem sich vom Rande her hineinerstreckenden Gewebe der Samenschale.

Mikroskop: Die äußeren Schichten der Samenschale aus rotbraunen, dünnwandigen, lockeren Zellen, U-förmig verdickten größeren und gleichartig verdickten kleineren Steinzellen; die innersten Lagen dünnwandig, mit rotbraunem
Inhalt, dringen in das weiße, aus großen, stark verdickten, grob getüpfelten Zellen
bestehende Endosperm ein.

Pulver: Charakteristische U-förmig verdickte Steinzellen der Samenschale,
dünnwandiges, lockeres Gewebe und allseitig gleich verdickte Zellen der Schale.
Fragmente des Ruminationsgewebes; grobgetüpfelte Endospermzellen.

Bestandteile: Die Alkaloide Arecolin (wirksam), Arecain, Arecaidin, Guvacin,
Cholin, ferner Gerbsäure, 14—18 % Fett, Spuren äth. Öls, roten Farbstoff (Areca-
rot) usw.

Anwendung als Bandwurmmittel. In Asien als Zusatz zum Betelkauen.

Semen Cacao, Kakaobohnen (nicht offizinell).

Stammpflanze: *Theobroma cacao L.* und nahe verwandte Arten,
Sterculiaceae Mexiko, nördl. Südamerika; vielfach kultiviert im trop.
Amerika, Afrika, Asien usw. Die besten Sorten sind Caracas-, Trinidad-,
Guayaquil- und Brasilianischer Kakao. Samen länglich eiförmig, an
zwei Seiten abgeplattet, bis 3 cm lang, bis 1,5 cm breit, bis 8 mm dick,
blaßrötlich oder schmutzigbraun, von einer dünnen, brüchigen Samenschale umgeben, mit Resten eines eingetrockneten, süßsäuerlichen,
schleimigen Fruchtmarkes. Innerhalb der Samenschale ein zartes,
durchsichtiges, teils dem Kern anhaftendes Häutchen (Endosperm)
und der große Embryo mit seinen zwei großen, unregelmäßig ineinander
gefalteten Keimblättern, welche durch die Falten der dünnen weißen
Samenhaut in eckige Stücke zerklüftet sind; Würzelchen am breiteren
Ende als ein härteres Stiftchen zwischen den Kotyledonen verborgen.
Geruch gewürzhaft, Geschmack ölig, bitter, gewürzhaft.

Mikroskop: Samenschale hauptsächlich aus derbwandigen, verbogenen
Zellen, durchzogen von Bündeln aus lauter Spiralgefäßen. Nach innen eine Lage

kleiner Steinzellen, ferner eine Schicht dichter tafelförmiger Zellen mit Stärke und Fettsäurekristallen, dazwischen Pigmentzellen. Die innere Samenhaut aus farblosen, zarten Parenchymzellen mit zahlreichen braunen, eigentümlichen vielzelligen Haaren auf der Oberfläche, den sog. Mitscherlichschen Körperchen. Die Parenchymzellen des Kerns mit braunen Wänden, mit Öl, Stärkemehl, Farbstoff und Eiweißstoffen.

Pulver: Die sog. Mitscherlichschen Körperchen (Trümmer vielzelliger Haarbildungen); kleine zusammengesetzte Stärkekörner; Aleuronkörner; Farbstoffzellen; Gewebe der Keimblätter usw. Kleine Steinzellen, Spiralgefäßstücke usw. lassen auf Beimengungen der Samenschale schließen.

Verfälschungen: Das Pulver der Samenschale, Maismehl, Ölkuchenmehle usw.

Bestandteile: $1-2{,}5\%$ Theobromin, $0{,}07-0{,}36\%$ Koffein, Gerbstoff (Kakaorot), Schleim, Zucker, $2-10\%$ Stärke, über 45% fettes Öl, $7{,}5-15\%$ Eiweißstoffe, im Kerne $2-4\%$ Aschenbestandteile, in der Schale $7-19\%$.

Anwendung als Nahrungs- und Genußmittel.

Semen Coffeae, Kaffeebohnen (nicht offizinell).

Stammpflanzen: *Coffea arabica L.* und *Coffea liberica Hiern. Rubiaceae.* Erstere heimisch im trop. Ostafrika (Abessinien), letztere heimisch im trop. Westafrika, beide kultiviert überall in den trop. Gegenden. Das bedeutendste Produktionsland ist Brasilien, die besten Sorten liefern Arabien und Asien. Die Frucht ist eine Steinfrucht, anfangs grün, dann kirschrot, bei der Vollreife karmoisinrot, zweifächerig, zweisamig. Die Droge besteht aus den enthülsten, bis 2,3 cm langen, plankonvexen Samen (Endosperm), die auf der abgeflachten Seite eine sich bei den einen Exemplaren nach links, bei den anderen nach rechts in das hornartige Nährgewebe hineinwindende, von der Silberhaut (Samenschale) ausgekleidete Längsfurche — Naht — tragen; in einer und derselben Frucht meistens beide Samen entweder Rechts- oder Linkssamen. Gewöhnlich beide Samenanlagen entwickelt, schlägt eine fehl, ist der allein entwickelte Samen beiderseits gerundet, nicht einseitig flach = Perlbohne, Perlkaffee. Der Same liegt immer mit dem kleinen Keime unten im Endosperm, d. h. der Insertionsstelle der Frucht zunächst.

Mikroskop: Die Hauptmasse der Samen, das Endosperm, aus dickwandigen, grobgetüpfelten Zellen mit spärlich fettem Öl und Proteinkörnern. Zellwände knotig verdickt. Die charakteristisch gebaute Samenhaut ist von der Oberfläche der Bohnen abgerieben, in der Furche doch teilweise erhalten: eine aus mehreren Schichten sehr dünnwandiger, stark zusammengedrückter Zellen bestehende Membran mit zahlreichen aufliegenden, eigentümlichen, dickwandigen, spindelförmigen oder unregelmäßigen Steinzellen, die Wände schwach verdickt mit großen Spaltentüpfeln.

Pulver: Die charakterstischen Steinzellen der Silberhaut (Samenhaut) und die Zellen des Endosperms, deren Wände dickwandig, grobgetüpfelt, knotig verdickt; andere Elemente dürfen nicht vorkommen.

Bestandteile: Bis $2{,}5\%$ Koffein, Kaffeegerbsäure, Pektin, Fett, äth. Öl, Dextrin, Dextrose, Mannan, Paramannan, Pentosan, Zucker, Eiweiß usw.

Anwendung als Genußmittel. Das getrocknete Fruchtfleisch dient unter dem Namen „Saccakaffee" als Surrogat. Die Zahl der Ersatz- und Fälschungsmittel des Kaffeepulvers ist ziemlich groß.

Semen (nuces) Cola, Kolanuß. Oe. Sch.

Stammpflanzen: *Cola-Arten,* Ph. austr. *Cola acuminata R. Br.* und *Cola vera K. Schumann,* Ph. helv. *Cola vera K. Schum. Sterculiaceae.* Westl. trop. Afrika (Hinterländer der Guineaküste, Togo, Kamerun); kultiviert Westindien, Südamerika, Asien. Die Frucht eine trockenhäutige Schote mit 2—10 (meist 4—6) Samen. Letztere durch Druck etwas abgeflacht, gerundet-eiförmig oder etwas kantig, sehr verschieden gestaltet, bis 4 cm lang, in der Droge zumeist in die Kotyledonen zerfallen. Sie bestehen aus einer dünnen Samenschale und großem Keimling, Nährgewebe fehlt. Das Verhältnis der bis 6 (*Cola acuminata*), meist 2 (*Cola vera*) Kotyledonen zueinander sehr wechselnd, oft ein Kotyledon so viel größer als der andere. daß dieser bloß in einer Vertiefung des ersteren liegt. Als Kolanüsse werden selten die ganzen Samen, meist die von der Schale befreiten Keimlinge oder auch die Keimlappen bezeichnet; frisch weiß oder rosarot, getrocknet zimtbraun bis dunkelbraun, hart. Keimlappen meist 3kantig, oben und unten spitz, nur wenig geschrumpft, schwach verbogen, in den Flächen etwas eingefallen, etwa 1 cm dick, 2—3 cm lang. Geschmack herbe, bitterlich, die frischen Samen bitterer als die trockenen.

Mikroskop: Gewebe der Keimblätter ein zartzelliges Parenchym, mit Stärke angefüllt. Körner einfach, rundlich, . ei- oder bohnenförmig, bis 0,030 mm groß, undeutlich geschichtet, oft mit Kernspalte.

Pulver: Fetzen vom Parenchymgewebe der Keimlappen mit reichlich Stärke (s. o.), und solche mit braunem Inhalt.

Bestandteile: Etwa 2,5 % Koffein, 0,023 % Theobromin, Kolatin, Kolanin, 1,3 % Kolarot, Gerbstoff, Zucker und Gummi, über 30 % Stärke, 7 % Proteinstoffe usw. Aschengehalt nicht über 3 %.

Anwendung als anregendes Mittel, bei Migräne, Neuralgien, Diarrhöen, als Stimulans und Herztonikum. Genußmittel.

Semen Colchici, Zeitlosensamen. D. Oe. Sch.

Stammpflanze: *Colchicum autumnale L. Liliaceae-Melanthioideae.* Mittel- und Südeuropa, Deutschland sehr häufig. Sammelzeit Juni, Juli. Die Samen, zahlreich in einer dreifächerigen Kapsel, sind im frischen Zustand weiß, werden beim Trocknen bräunlich und von ausgeschiedenem Zucker klebrig (bei längerer Aufbewahrung wieder trocken). Nahezu kugelig, meist 2 mm dick, hart, matt, sehr feingrubig punktiert, auf der einen Seite mit einem leistenartigen Auswuchs = Nabelstrangrest, Karunkula. Geschmack sehr bitter.

Mikroskop: Die braune Samenschale aus 6—8 Reihen dünnwandiger, zusammengefallener Zellen. Die Epidermis, aus großen, lockeren Zellen, und die nächstfolgenden 2—3 Reihen sind nur als zusammengefallener Belag sichtbar, dann 2—3 Reihen dickwandiger brauner Zellen, darauf 2 Reihen kollabierter, verkorkter Zellen. Das grauweiße, sehr harte Endosperm aus radialgestreckten, dickwandigen, grobgetüpfelten Zellen (Reservezellulose), in demselben Aleuronkörner und Öltröpfchen. Embryo etwa 0,5 mm lang, liegt im Endosperm der Karunkula gegenüber.

Pulver: Flache, dickwandigere Zellen der Epidermis und dünnwandige zusammengefallene Zellen der übrigen Samenschale; charakteristisch grobgetüpfelte Endospermzellen. Wenig Stärke (aus der Karunkula).

Bestandteile: 0,2—0,6 % Colchicin (stark giftiges Alkaloid), ca. 8 % fettes Öl, bis 20 % Eiweißstoffe, Zucker, Gallussäure, Phytosterin, Stärke usw.

Anwendung bei Gicht, Asthma, chronischem Rheumatismus, Wassersucht usw.

Semen Cydoniae. Quittenkerne. Sch.

Stammpflanze: *Cydonia vulgaris Persoon Rosaceae.* Südwestasien; durch Kultur weit verbreitet. Die Samen meist zu mehreren miteinander verklebt, keilförmig oder verkehrt eiförmig, durch gegenseitigen

Druck abgeplattet und dadurch kantig, bis 1 cm lang, hart, rotbraun, von eingedrocknetem Schleim wie mit einem weißlichen Häutchen bedeckt. In Wasser gelegt quellen sie auf, werden schlüpfrig und umgeben sich mit einer Schleimhülle. Die dünne, zerbrechliche Samenschale umschließt ein schmales Endosperm und den Embryo mit dicken Kotyledonen. Geschmack schwach nach bitteren Mandeln.

Mikroskop: Schleimepidermis, deren dünnwandige, farblose, palisadenartig gestreckte Zellen auf Wasserzusatz leicht aufquellen, darunter eine mehrreihige Schicht dickwandiger Zellen mit festem, braunrotem Inhalt, farbloses, dünnwandiges Parenchym und die innere Epidermis aus Zellen mit braunem Inhalt. Das Endosperm und die Kotyledonen enthalten Öl und kleine Aleuronkörner. Stärke nur bei unreifen Samen.

Bestandteile: Pflanzenschleim (22 %), fettes Öl (15 %), Amygdalin, Emulsin, Gerbstoff, Eiweiß, Farbstoffe. Aschengehalt 13 %.

Anwendung als Mucilaginosum, zu Augenwässer.

Verfälschungen: Samen des Apfel- und Birnbaumes, diese glatt, glänzend, nicht kantig, geben mit Wasser keinen Schleim.

Semen Erucae (Semen Sinapis albae), Weißer Senfsamen. Oe.

Stammpflanze: *Sinapis alba* L. *Cruciferae.* Südeuropa; kultiviert als Feldpflanze in Mitteleuropa und Amerika. Fast kugelige, ungefähr 2 mm dicke, sehr zartgrubig punktierte, blaßrötlichgelbe, manchmal weißschilferige Samen. Die hellgelben Keimblätter gefaltet. Äußerer Bau wie bei *Semen Sinapis.* Geschmack anfangs milde, dann brennend scharf.

Mikroskop: Epidermis aus nicht langgestreckten, deutlich geschichteten Schleimzellen, darunter 2, selten 3 Reihen, in den Ecken etwas kollenchymatisch verdickter Zellen, dann eine Reihe eigentümlicher, gelber, becherförmiger Sklerenchymzellen, welche nur ganz unbedeutende Größenunterschiede zeigen, worauf die weniger deutliche Punktierung der Samenschale gegenüber *Sem. Sinapis* zu erklären ist. Verdickung der Wände bloß auf der inneren Hälfte. Die folgende Schicht von 2—3 Reihen kleiner kollabierter Zellen ohne dunkelgefärbten Inhalt. Das Endosperm nur aus einer Reihe proteinhaltiger Zellen. Embryo stark entwickelt, reich an Fett und Eiweiß. Keine Stärke.

Pulver: Charakter. Schleimzellen und Becherzellen; kollenchymat. verdickte Zellen; keine braunen Pigmentzellen; Parenchymgewebe des Embryo; keine Stärke.

Enthält Sinalbin (Glykosid), bei Gegenwart von Wasser durch das im Samen vorhandene Myrosin in Sinapinbisulfat, Traubenzucker und Sinalbinsenföl spaltbar; Sinapin, Sinapinsäure. Asche höchstens 5 %.

Anwendung wie *Semen Sinapis (nigrae)*, hauptsächlich als Gewürz.

Semen Foenugraeci, Bockshornsamen. D. Oe. Sch.

Stammpflanze: *Trigonella foenum graecum* L. *Leguminosae-Papilionatae.* Westasien, Mittelmeergebiet, kultiviert in einigen Ländern. Same sehr hart, bräunlichgelb, körnig rauh, rautenförmig, mit schiefer Furche, bis 5, meist 4 mm lang, bis 3 mm breit; Endosperm trocken, hornig, wenig umfangreich. Nabel klein, hell, Raphe als kurzer, dunkler Strich. Der kleinere, durch die flache Furche bezeichnete Teil des Samens enthält das Würzelchen, der größere Teil die Kotyledonen des gekrümmten Embryos. Geschmack unangenehm, bitterlich, Geruch eigenartig.

Mikroskop: Die Samenschale besteht aus folgenden Zellschichten: 1. Epidermis mit charakteristischen, langgestreckten, flaschenförmigen Palisadenzellen mit dicker im Wasser vorquellender Außenwand (Lichtzone); 2. kuppelförmige

Trägerzellen mit gestreiften Wänden und großen Interzellularen; 3. drei und mehr Reihen zusammengefallener Zellen (Nährschicht). Die Zellwände des Endosperms größtenteils aus verschleimenden Lamellen aufgebaut. Keine oder geringe Mengen Stärke.

Pulver: Charakteristisch die Schleimzellen des Endosperms; die Palisadenzellen und Trägerzellen der Samenschale. Keine oder nur wenige Stärke.

Bestandteile: 0,13 % Trigonellin, Cholin, ca. 6 % fettes Öl mit Cholesterin und Lezithin, 28 % Schleim, Spuren äth. Öl, 22 % Aleuron, Bitterstoff, Gerbstoff. Asche 3,7 %.

Anwendung innerlich bei Brust- und Milzleiden, äußerlich zu erweichenden Umschlägen, Klistieren usw. In der Tierarzneikunde als Expektorans, bei Drusen der Pferde. Technisch der Schleim als Appretur in der Tuchfabrikation.

Semen Lini, Leinsamen. D. Oe. Sch.

Stammpflanze: *Linum usitatissimum L. Linaceae.* Eine der ältesten Kulturpflanzen, mit Ausnahme der heißen Gegenden fast überall angebaut. Die Samen flachgedrückt, länglich-eiförmig, am Rande scharfkantig, bis 6 mm lang, bis 3 mm breit, 1 mm dick, glatt, glänzend, gelblich bis braun, bei Lupenbetrachtung feingrubig. Die Mikropyle an der einen schmalen Kante als dunkles Höckerchen, darunter der etwas hellere Nabel, von dem aus die Raphe als meist hellerer Streifen an der scharfen Kante hinabzieht. Endosperm nur dünn, tritt aber auf dem Querschnitt deutlich hervor. Geschmack milde ölig, schleimig; nicht ranzig.

Mikroskop: Die Samenschale aus 5 Schichten: 1. Epidermis (große, etwas radial verlängerte Schleimzellen mit stark verdickten, geschichteten Außen- und Seitenwänden. Die Verdickungsschichten bilden im Wasser quellend Schleim); 2. Unter der Epidermis eine Schicht von 1—3 (meist 2) Lagen dünner, gelbwandiger Parenchymzellen (Ringzellen); 3. eine einfache Lage von Sklerenchymzellen (Faserschicht); 4. dünnwandige, zusammengefallene Zellen (Querzellen); 5. mit brauner Masse gefüllte Zellen, Wände feinzackig (Pigmentschicht). Unter der Samenschale das weiße oder blaßgrünliche Endosperm, enthält wie der Embryo Öl und Proteinkörner. Stärke nur in geringen Mengen.

Pulver: Charakteristisch die Schleimzellen der Epidermis, die getüpfelten Steinzellen, die Farbstoffzellen, Proteinkörner. Stärke nur in sehr kleinen Mengen.

Enthält: 6 % Schleim, 30—40 % fettes Öl, 25 % Proteinstoffe, bis 5 % Aschenbestandteile.

Anwendung als einhüllendes, reizmilderndes Mittel bei Katarrh, Durchfall usw.; äußerlich zu Kataplasmen, Gargarismen, Emulsionen.

Semen Myristicae, Muskatnuß. D. Oe. Sch.

Stammpflanze: *Myristica fragrans Houtt. Myristicaceae.* Heimisch wahrscheinlich auf den Molukken; kultiviert Sumatra, Java, Borneo, Celebes, Vorder- und Hinterindien, Ceylon, Westindien, Südamerika usw. Die Handelsware nur von kultivierten Pflanzen. Die von dem Arillus (Macis, Muskatblüte) und der dunkelbraunen Samenschale befreiten, gekalkten Samenkerne. Stumpf eiförmig, annähernd kugelig, bis 3,3 cm lang, 2 cm dick. Oberfläche bräunlich, runzelig, geadert, auf der weniger gewölbten Seite von einer breiten flachen Längsfurche durchzogen, an dem stumpferen Ende, dem Hilum entsprechend, eine hellere Stelle, am spitzeren, der Chalaza entsprechenden Ende eine dunkle Vertiefung. Embryo klein. Geruch und Geschmack kräftig aromatisch.

Lupe: Querschnitt. Die hellere Masse, das Endosperm, erscheint durch braune, von außen nach innen eindringende Streifen zerklüftet, unregelmäßig strahlig gefeldert, Stellen, an denen das Perisperm (sek. Nucellusteil) in das Endosperm hereingefaltet ist = ruminiertes Endosperm.

7*

Mikroskop: Das Gewebe in den Platten, die Perispermstränge, besteht der Hauptsache nach aus großen äth. Öl führenden Sekretzellen, zwischen denen kleine Parenchymzellen liegen, es wird von Gefäßbündeln durchzogen. Das Endosperm ist ein dichtes Parenchym zarthäutiger Zellen (einzelne braune sind gerbstoffhaltig), die in dem fettreichen Protoplasma zahlreiche kleine, meist zusammengesetzte Stärkekörner und einzelne Proteinkörner enthalten (oft ist der Eiweißkristall sehr groß entwickelt.)

Pulver: Hauptsächlich Fragmente des Endospermgewebes aus dünnwandigen Zellen mit Stärke und Aleuron (oft groß entwickelte Eiweißkristalle) im öligen Plasma; Fragmente des Hüllperisperms; aneinanderhängendes Endosperm- und Ruminationsgewebe; Stärkekörner; Pigmentstücke; Sekretzellen; Gefäßbündelstücke. Keine Steinzellen.

Enthält: Bis $40^0/_0$ fettes Öl, bis $8^0/_0$ äth. Öl, Myristizin, Harze, Stärke, Eiweiß, Zucker, Gerbstoffe, Farbstoff.

Anwendung als Aromatikum. Küchengewürz.

Macis = Muskatblüte ist der getrocknete, rotgelbgefärbte Samenmantel (Arillus) der Muskatnuß, eine ei- oder becherförmige, aus der Chalaza hervorgegangene, bis 3 cm lange, etwa 1 mm dicke Hülle, fast hornartig, zerbrechlich, fettglänzend, am Grunde ungeteilt und mit einer Öffnung, nach oben vielfach zerschlitzt. Im Handel plattgedrückt. Geschmack eigentümlich, brennend gewürzhaft.

Mikroskop: Querschnitt. Beiderseits eine Epidermis aus flachen Zellen, in dem dazwischenliegenden Parenchym Gefäßbündel und reichlich Ölzellen; die Parenchymzellen mit Amylodextrin erfüllt (färbt sich mit Jodjodkalium weinrot).

Enthält: Äth. Öl, Amylodextrin (an Stelle von Stärke). Nicht über $2,7^0/_0$ Asche.

Anwendung als Aromatikum. Küchengewürz.

Verfälschungen sind das Pulver der Muskatnuß, Kurkumawurzel, Brot usw. Bombay-Macis = mit Kaliumchromatlösung erwärmt dunkelrotbraune Färbung, echter Macis kaum verändert.

Semen Papaveris, Mohnsamen. D.

Stammpflanze: *Papaver somniferum L. Papaveraceae.* Kleinasien, Südeuropa; kultiviert zur Opiumgewinnung hier und in Persien, Indien, China usw., der Samen wegen in vielen Ländern mit gemäßigtem Klima. Nur die weißen Samen sind zulässig. Die Samen nierenförmig, bis 1,5 mm lang, weißlich, in der Einbuchtung eine gelbliche Erhöhung = der Rest des Funiculus, die gelbe breite Stelle, welche sich daran anschließt ist die Chalaza. Die sehr dünne Samenschale auf der Oberfläche mit einem Netz zarter Leisten, sechseckige Maschen. Geschmack milde ölig, angenehm.

Mikroskop: Die Samenschale zeigt 6 verschiedene Schichten sehr kleiner, zusammengefallener Zellen. Die Epidermiszellen kollabiert; die Reihe unter der Epidermis mit Kristallsand. In dem weißen, stark entwickelten, fettes Öl und Protein, keine Stärke enthaltenden Endosperm der kleine gekrümmte Embryo.

Pulver: Netzzellen der Epidermis der Samenhaut; zusammengefallene Zellen der Samenschale mit Oxalatsand; Faserzellen der Samenhaut; farbloses Endospermgewebe usw. Keine Stärke.

Enthält bis $50^0/_0$ fettes Öl, Schleim, Eiweiß, Zellulose, $6-8^0/_0$ Asche. Keine Alkaloide des Opiums.

Anwendung der Samen zu Emulsionen, als Speise und zur Speiseölgewinnung.

Semen Quercus, Eichelsamen. Oe.

Stammpflanze: *Quercus robur L.* bzw. deren beide Formen *Quercus pedunculata Ehrh.* und *Q. sessiliflora Smith. Fagaceae.* In ganz Europa.

Die reifen, rostbräunlichen, eiweißlosen, mit dünner Samenschale
versehenen Samen, bestehend aus 2, oft schon voneinander getrennten,
länglich-eiförmigen, plankonvexen, bis 2,5 cm langen, dicken, harten,
blaßgelblichen, im Innern weißlichgelben Kotyledonen. Am gewölbten
Rücken längsfurchig, im obersten Teile der flachen oder vertieften
Innenseite mit einem kleinen Würzelchen. Geschmack süßlich, etwas
bitter, zusammenziehend.

Semen Quercus tostum (Glandes Quercus tostae), Eichelkaffee. Nur
die gerösteten, grobgepulverten Kotyledonen der Eicheln. Die Stärkekörner im frischen Samen bis 0,020 vereinzelt bis 0,050 mm groß, immer
einfach, mit weiter Kernhöhle, typisch die gerundetdreieckige Form; im
Eichelkaffee infolge der Erhitzung verkleistert, die gequollenen Stärkekörner noch erkennbar. Im Pulver teils einzelne, bis 0,090 mm große
dünnwandige Zellen oder Zellgruppen mit genetztem (koagulierte Eiweiß-
hüllen), oft gebräuntem Inhalt. Spärlich Teile der Samenoberhaut
(polygonale, zarte Zellen, lange, dünnwandige Haare), braunes Parenchym der Samenhaut mit Kalziumoxalat in Form von Einzelkristallen,
Drusen und Sand; enge Spiralgefäße aus den Leitbündeln der Kotyledonen. Als zufällige Verunreinigung vereinzelt Bestandteile der Schale
und des Fruchtbechers. Steinzellen, einzellige, dickwandige, lange
Haare, Oxalatdrusen, Epidermisfragmente in größeren Mengen lassen
auf Verfälschung mit der Fruchtschale und dem Fruchtbecher schließen.
Geruch brenzlich, Geschmack adstringierend.

Enthält: Querzit (mannitähnlicher Zucker), Querzin (Eichenbitter), Gerbstoff,
fettes Öl, Stärke usw. Aschengehalt höchstens $2,5\,^0/_0$.

Anwendung: Die nicht gerösteten Eicheln als Nahrungsmittel, die gerösteten
als Nahrungs- und Genußmittel bei Kindern, gegen Durchfall; als Kaffeesurrogat.

Semen Sabadillae, Sabadillsamen. D. Oe. Sch.

Stammpflanze: D. A. und Ph. helv. *Schoenocaulon officinale (Schlechtendal) Asa Gray* = Ph. austr. *Sabadilla officinarum Brandt Liliaceae-
Melanthioideae.* Mexiko, Venezuela heimisch und kultiviert; die Droge
stammt meist von wildwachsenden Pflanzen. In jedem der 3 Fächer der
Kapselfrucht 1—6, zumeist 2—4 Samen. Diese länglich bis lanzettlich,
lang zugespitzt, bisweilen verbogen, unregelmäßig kantig, bis 9 mm lang,
bis 2 mm dick. Samenschale dünn, glänzend braunschwarz, fein längsrunzelig; seitlich mit wulstiger Erhöhung des Nabelrestes (siehe *Semen
Colchici*). Endosperm weißlich, hart hornartig, mit kleinem Embryo
am Grunde. Geschmack bitter und scharf.

Mikroskop: Epidermis der Samenschale aus großlumigen, in der Längsrichtung des Samens gestreckten, braunwandigen Zellen, dann mehrere Lagen dünnwandiger, zusammengefallener, braunwandiger Zellen. Oxalatraphiden vereinzelt
in dem braunen subepidermalen Parenchym, reichlicher im Parenchym der
schnabelartigen Erweiterung des Samens, die Raphidenzellen heben sich durch
Größe ab. Endosperm aus strahlig angeordneten Zellen mit farblosen, unregelmäßig knotig verdickten Membranen, Stärke und Aleuron führend.

Pulver: Hauptsächlich Endospermgewebe aus derbwandigen, knotig verdickten Zellen (Stärkekörner, Aleuron); Fetzen der dünnwandigen Samenschale,
die Epidermiszellen kurzprismatisch, in der Längsrichtung des Samens gestreckt,
in der Flächenansicht vieleckig, groß, die übrigen Zellen dünnwandig, zusammen-
gefallen, alle braunwandig. Zuweilen Raphidenbündel.

Bestandteile: Die Alkaloide: krist. Veratrin (= Cevadin), amorphes Veratrin (= Veratridin), Sabadillin (= Cevadillin), Sabadin, Sabadinin, Sabatrin, alle an Cevadinsäure und Veratrumsäure gebunden; ferner Fett, Farbstoff, Stärke, Eiweiß usw.

Anwendung als Ungeziefermittel.

Semen Sinapis (nigrae), Senfsamen. D. Oe. Sch.

Stammpflanze: *Brassica nigra (L.) Koch Cruciferae.* Mittel- und Südeuropa, Mittelasien, Nordafrika usw. als Feldpflanze in Kultur. Die besten Handelssorten aus Holland und England, die Hauptmengen aus Brit. Indien. Die Samen kampylotrop, fast kugelig, bis 1,5 mm dick, außen rotbraun, netziggrubig, manchmal weißschilferig, innen gelb bis grünlich, in Wasser aufgeweicht schlüpfrig. Der Nabel als helles Pünktchen. Geringes Nährgewebe; der herausgelöste Embryo zeigt, daß die Kotyledonen der Länge nach einmal zusammengefaltet sind, sie bilden eine Rinne, in der das Würzelchen liegt. Geschmack anfangs milde ölig, schwach säuerlich, dann brennend scharf.

Mikroskop: Querschnitt. In der Samenschale außen eine Schleimepidermis aus schmalen, tangentialgestreckten, tafelförmigen, von der Fläche gesehen großen, sechseckigen Zellen mit stark verdickter Außenwand; darunter eine einzellige Lage sehr großer, dünnwandiger Zellen; dann Palisadenschicht = Becherzellenschicht aus ungleich hohen, 0,003—0,01 mm breiten, nur im unteren Teile verdickten, rotbraunen Zellen; alsdann die tangential gestreckten Pigmentzellen mit braunem Inhalt (geben dem Samen die Farbe); als letzte Lage die Kleberschicht aus relativ großen, Eiweißkörper führenden Zellen. Der den Hauptteil des Samens bildende Embryo aus sehr regelmäßigem, dünnwandigem Gewebe mit reichlich fettem Öl, Aleuron und bei nicht völlig reifen Samen auch mit Stärkekörnern.

Pulver: Darf nur Elemente der Droge: Schleim-, Palisaden-, Farbstoffzellen der Samenschale, Gewebe des Embryo mit Öl und Aleuronkörnern (bis 0,008 mm breit, bis 0,017 mm lang, mit zahlreichen, sehr kleinen Globoiden) enthalten. Keine Stärke oder nur vereinzelt.

Enthält: Sinigrin (Glykosid), spaltet sich bei Gegenwart von Wasser durch das Ferment Myrosin in Allylsenföl, Traubenzucker und Kaliumbisulfat; ferner Sinapin, Sinapinsäure, 30% fettes Öl, 1,3% äth. Öl, Schleim, 4% Asche.

Anwendung als Reiz- und Genußmittel, äußerlich als Hautreizungsmittel.

Verwechslungen: Andere Brassica-Arten ohne scharfen Geschmack, geben mit Wasser verrieben kein äth. Öl. Rapskuchen, die ausgepreßten Samen von *Brassica napus L.*, angebaut in Deutschland, Rußland, Österreich-Ungarn usw., und Rübsenkuchen, die ausgepreßten Samen von *Brassica rapa L.*, dienen zur Verfälschung des Senfmehles. Der anatomische Bau des Samens ist dem von *Sem. Sinapis* sehr ähnlich, für *Br. napus* und *Br. rapa* sind die fast gleich hohen, großen Becherzellen charakteristisch (0,025—0,03 mm hoch, 0,008—0,020 mm breit), bei letzterer sind sie höher und haben ein engeres Lumen. Epidermis und die darunter liegende Schicht großer Zellen bilden eine fast strukturlose Membran, die Palisadenschicht ist weder gerippt noch genetzt. Leindotter, der Same von *Camelina sativa L.*, Deutschland und Holland angebaut, zu gleichen Zwecken benützt, zeigt ebenfalls einen ähnlichen anatom. Bau wie *Br. nigra L.*, doch ist die Palisadenschicht weder gerippt noch genetzt, die Oberhaupt ist deutlich und die Palisadenzellen sind meist 0,045, höchstens bis 0,090 mm breit. Der Schleim tritt in Form kegelförmiger Säulen aus.

Semen Stramonii, Stechapfelsamen. Sch.

Stammpflanze: *Datura stramonium L. Solanaceae.* An den Ufern und südl. des Kaspischen und Schwarzen Meeres; auf Schutthaufen verwildert, vereinzelt in Kultur. Sammelzeit Ende August, Anfang September. Flach gedrückte, rundlich-nierenförmige, mattschwarze, feingrubige, bis 4 mm lange Samen. Die spröde Samenschale umschließt ein grauweißes Endosperm, innerhalb desselben der hakenförmig gekrümmte Embryo. Beim Zerreiben riechen die Samen widerlich, der Geschmack ist bitter und scharf.

Mikroskop: Die gelben, auf dem Querschnitt radial gestellten Zellen der Epidermis der Samenschale mit eigenartig gefalteten, dicken Innen- und Seitenwänden. Von der Fläche gesehen sind die Zellen tafelförmig, die Wände sehr stark verdickt und tief gewellt. Die zweite Schicht der Samenschale als mehrreihiges, lockeres, zartes Gewebe brauner Zellen. Endosperm und Embryo enthalten fettes Öl und Aleuron, aber keine Stärke.

Pulver: Fragmente der Samenschale mit den gefalteten, stark verdickten Epidermiszellen; Gewebestücke des Endosperms und Embryos, deren Zellen bis 0,01 mm große Aleuronkörner und fettes Öl, aber keine Stärke führen.

Enthält bis 0,4 % Alkaloide, hauptsächlich Hyoscyamin neben kleinen Mengen Hyoscin-Scopolamin; ferner fettes Öl usw. Aschengehalt etwa 3 %.

Anwendung wie *Folia Belladonnae* bei Hustenreiz, Neuralgien, Nierenkolik, Asthma usw.

Semen Strophanthi, Strophanthussamen. D. Oe. Sch.

Stammpflanze: *Strophanthus kombe Oliver Apocynaceae.* Ostafrika. Die Samen bis 15 mm lang, selten länger, bis 5 mm breit und bis 3 mm dick, lanzettförmig, etwas flachgedrückt, zugespitzt, an der einen etwas gewölbten Fläche stumpf gekielt, mit langen, einzelligen, einfachen, nach der Spitze des Samens zu gerichteten, angedrückten, seidigweißlichen, glänzenden Haaren dicht besetzt, befreit von dem langgestielten federigen Haarschopf (Granne). Die Farbe gegen die Richtung der Haare hellgrünlichbraun, sonst graugrünlich. Auf der Mitte der einen, flachen Seite beginnt die Raphe, welche oben in der Bruchfläche der Granne endigt. Geschmack sehr bitter.

Mikroskop: Samenschale dünn, nach dem Einweichen leicht abziehbar, aus zusammengefallenen dünnwandigen Zellen; nur die Epidermiszellen mit in der Mitte knotenförmig, von der Fläche gesehen ringförmig verdickten Radialwänden. Haare einzellig, über der Basis scharf eingebogen. Nährschicht aus mehreren Reihen dünnwandiger zusammengefallener Zellen. Der weiße, öligfleischige Embryo liegt mit den beiden länglichen Keimblättern und dem langen stielrunden Stämmchen in dem spärlichen dünnen weißen Endosperm. Beide stärkefrei oder vereinzelt rundliche, nicht über 0,008 mm große Stärkekörner. Fettes Öl, Aleuron. Ein Querschnitt durch den von der Samenschale befreiten Samen färbt sich, besonders im Endosperm und im äußeren Teile des Embryos, mit einem Tropfen Schwefelsäure befeuchtet tiefgrün (Strophanthin-Reaktion).

Pulver: Mit Schwefelsäure charakteristische Grünfärbung. Lange, verdickte Haare mit ungetüpfelter Haarbasis; Epidermiszellen in den Radialwänden verdickt; zusammengefallene Zellen der Samenschale; Gewebe des Endosperms und Embryos mit fettem Öl und Aleuron. Wenig Stärke.

Bestandteile: k-Strophanthin (Glykosid), Kombesäure, Cholin, Trigonellin, fettes Öl, Schleim, Harz, Eiweiß. Aschengehalt nicht über 5 %.

Anwendung ähnlich *Folia Digitalis* als herzregulierendes und diuretisches Mittel.

Semen Strychni, Brechnuß, Krähenaugen. D. Oe. Sch.

Stammpflanze: *Strychnos nux vomica L. Loganiaceae.* Ostindien (Ceylon, Coromandel) bis Nordaustralien. Die Samen gehen aus einer fast anatropen Samenanlage hervor, die später ihre Gestalt ändert, indem sich der Embryosack rechtwinklig zum Funikulus stellt. Es ist nur ein sehr dickes Integument, von demselben bleibt nur die Epidermis erhalten. An den reifen, scheibenförmigen, annähernd kreis-

runden, oft etwas verbogenen, am Rande verdickten, 20—25 mm breiten,
bis 5 mm dicken, graugrünlichen oder graubräunlichen, seidenglänzen-
den, dicht behaarten Samen auf der einen, häufig schalenförmig vertieften Seite der Nabel als mehr oder weniger hohe Warze, von dem
meist eine Leiste (Vorwölbung des Endosperms) nach der Mikropyle
verläuft, die am Rande des Samens als kleiner Höcker hervortritt. Das
hornartige Endosperm wird von einer Spalte durchzogen, in dieser liegt
der ungefähr 7 mm lange Embryo, der sein gerades Würzelchen dem
Samenrande zukehrt, wodurch die zäpfchenartige Erhöhung gebildet
wird. Geschmack sehr bitter.

Mikroskop: Die dickwandigen, grobgetüpfelten Epidermiszellen der Samenschale sind sämtlich zu schräggestellten, d. h. nach dem Samenrande hin um-
gebogenen, etwa 1 mm langen, glänzenden, derben, einzelligen, am Grunde zwiebel-
artigen und hier grobnetzig verdickten, im oberen Teile leistenförmig verdickten,
an der Spitze abgerundeten, verholzten Haaren ausgewachsen. Endosperm dickwandig, in den Wänden keine deutlichen Tüpfel, nur äußerst feine Tüpfelkanäle,
der Inhalt stärkefrei, enthält fettes Öl und Aleuron, färbt sich beim Einlegen eines
Schnittes des Endosperms in rauchender Salpetersäure orangegelb.

Pulver: Fragmente der charakteristischen Haare (mit Phlorogluzin-Salz-
säure Rotfärbung); hauptsächlich Stücke des Endosperms mit stark verdickten
farblosen Zellen, deren Wände ohne große Tüpfel. Keine Stärke.

Bestandteile: Die Alkaloide Strychnin und Bruzin (zusammen $2-3^0/_0$, annähernd zu gleichen Teilen), Loganin (Glykosid), Igasursäure (= Chlorogensäure),
Fett, Eiweiß. Keine Stärke.

Anwendung bei Rückenmarksleiden, Lähmungen, Verdauungsbeschwerden;
gegen Trunksucht usw.

Guarana (*Pasta Guarana*), Guarana. Oe. Sch.

Stammpflanze: Ph. austr. *Paullinia sorbilis Mart.* = Ph. helv.
Paullinia cupana H. B. K. Sapindaceae. Brasilien, Südvenezuela heimisch und in Kultur. Die aus den geschälten, getrockneten, gerösteten
und gepulverten Samen durch Zusatz von Wasser bereitete Masse, im
Handel meist in Form sehr harter, dunkel rotbrauner, bis 5 cm dicker,
bis 20 cm langer, an den Enden abgerundeter, fester und schwerer Stangen. Außen etwas glänzend, auf dem Bruch muschelig, rotbraun, mit
eingesprengten weißlich-grauen Körnern durchsetzt. Geschmack bitterlich, schwach adstringierend, an Kakao erinnernd.

Mikroskop: Das Pulver besteht fast nur aus sehr kleinen, teils unversehrten,
teils aufgequollenen, zusammengesetzten Stärkekörnern und aus den diese Stärke
enthaltenden Gewebsfragmenten (gerundete oder rundlich-polyedrische Parenchymzellen der Kotyledonen). Bei Mitvermahlung ungeschälter Samen treten vereinzelt
kleine, verschieden stark verdickte Steinzellen auf.

Bestandteile: Mindestens $3,5^0/_0$ Koffein, ferner Paulliniagerbsäure (= Kate-
chugerbsäure), Katechin (= Katechusäure), Fett, Stärke, Farbstoff, geringe
Mengen Saponin; Aschengehalt nicht über $1,5-2^0/_0$.

Anwendung als Adstringens, Tonikum, Nervinum, bei chronischen Dünn-
darmkrankheiten, Dysenterie, Migräne, Kopfweh usw.

Samen und Früchte, deren Pulver (Preßrückstände) unter
anderen zu Verfälschungen dienen:

Semen Arachidis, Erdnuß. (Nicht offizinell.)

Stammpflanze: *Arachis hypogaea L. Leguminosae-Papilionatae.*
Trop. Afrika, Brasilien; angebaut in großem Maßstab in Westafrika,
Ostindien, China, Japan, Vereinigte Staaten, Südamerika.

Die gepulverten Ölkuchen werden zur Verfälschung von Drogen- und Gewürzpulvern benutzt. Erkenntlich (wenn Teile der Fruchtwand mit vermahlen worden sind) an den oft gegabelten, mannigfach verzweigten, mit Sägezähnen versehenen Faserzellen der Faserschicht der Fruchtschale. Charakteristisch für den Samen sind die Zellen der Epidermis der Samenschale, bis 0,025 mm hoch und bis 0,050 mm breit, Lumen auf dem Querschnitt dreieckig, Innenwand nicht verdickt, Seiten- und Außenwand stark verdickt, die radial verlängerten Poren der Verdickung geben den Zellen ein eigentümliches, gezähntes Aussehen. In dem weitlumigen Kotyledonargewebe Aleuron, Fett und Stärke, letztere kugelig, bohnen- und nierenförmig, einfach, bis 0,025 mm groß, mit zentralem Kern.

Bestandteile: Die ganzen Samen enthalten bis $50^0/_0$ fettes Öl, bis $30^0/_0$ Stickstoffsubstanz, bis $20^0/_0$ Stärke usw. Die Ölkuchen etwa $45^0/_0$ Stickstoffsubstanz, $5,6^0/_0$ Fett, $28^0/_0$ stickstofffreie Extraktstoffe usw.

Anwendung der Samen zur Ölgewinnung.

Semen Cocois, Kokosnuß. (Nicht offizinell.)

Stammpflanze: *Cocos nucifera L. Palmae.* Über den ganzen Tropengürtel verbreitet und angebaut. Eine trockene Steinfrucht, kopfgroß, dreikantig, einsamig. Epikarp eine bräunliche oder graue, glatte, zähe Haut; Mesokarp 3—4 cm dicke Faserschicht; Endokarp eine dunkelbraune, eiförmige, 2—6 mm dicke Steinschale. Samenschale dünn, der Steinschale und dem Samenkern angewachsen, letzterer ein eiförmiger, 1—2 cm dicker Hohlkörper; Endosperm weiß, mandelartig.

Zur Fälschung der Drogen- und Gewürzpulver dienen die Kokosnußkuchen, die Rückstände der Ölpressung, bestehend aus dem Endospermgewebe mit Schalenfragmenten. Für letztere sind charakteristisch die braunen, dichtgefügten, zumeist gestreckten, teils longitudinal, teils transversal geordneten Steinzellen. Die gleichfalls anzutreffenden Leitbündel der Fruchtwand (Mittelschicht) mit einer Scheide von Fasern, deren Oberfläche Zellen mit Kieselkörperchen (Stegmata) besitzt. Die nur wenig verdickten Endospermzellen führen Fettkristalle und Aleuronkörner mit je einem bis 0,025 mm großen Eiweißkristall.

Vielfach werden statt der Kokoskuchen die gemahlenen Steinschalen zur Fälschung benutzt; diese zeigen überwiegend braune Steinzellen, reichlich Gefäßbruchstücke und obige Sklerenchymfasern mit Kieselkörpern.

Bestandteile: Das frische Endosperm der Kokosnuß enthält etwa $46^0/_0$, das getrocknete Endosperm, die Kopra, $65^0/_0$ und mehr Fett.

Fructus Elaeis, Palmnuß. (Nicht offizinell.)

Stammpflanze: *Elaeis guineensis L. Palmae.* Heimisch im trop. Westafrika, scheinbar wild in Amerika; durch Kultur in den trop. Ländern verbreitet Die Früchte sind pflaumengroß, gelb oder rot, mit ölreichem Fruchtfleisch (aus welchem das Palmöl) und ölreichem Samen (aus welchem das Palmkernöl gewonnen wird). Die Preßkuchen des letzteren dienen als Gewürzfälschung.

Die Endospermzellen sind dickwandiger als die der Kokosnuß, deutlicher getüpfelt, die Membranen auf dem Querschnitt knotig. In den Endospermzellen fettes Öl und Aleuronkörner mit großen Eiweißkristallen.

Enthält: Im Fruchtfleisch $45-70^0/_0$, in den Kernen $43-54^0/_0$ fettes Öl.

Semen Gossypii, Baumwollsamen. (Nicht offizinell.)

Stammpflanze: *Gossypium herbaceum L.* und andere, *Malvaceae.* Indien; kultiviert Nordafrika, Nordamerika, Brasilien usw. Nach Entfernung der dichten, zarten, bis 5 cm langen Wolle bleibt der Same noch mit der kurzhaarigen, gelben oder grünlichen nicht leicht zu entfernenden Grundwolle bedeckt. Samen 6—12 mm lang, kantig, zugespitzt, schwarz oder dunkelbraun. Die Samenschale löst sich leicht ab; Perisperm und Endosperm, beide einschichtig, bilden nur ein dünnes Häutchen. Kotyledonen eingerollt, auf Querschnitten von Sekreträumen schwarzbraun punktiert. Meistens, außer in den Vereinigten Staaten, wird das Öl aus den ungeschälten Samen gepreßt.

Mikroskop: Oberhautzellen der Samenschale verdickt, mit braunem Inhalt; die Haare gedreht. Es folgen: eine braune Schicht aus dünnwandigen, oft zusammengedrückten Zellen mit braunem Inhalt; eine farblose Schicht kleiner, meist leerer Zellen; die Palisadenschicht aus sehr englumigen Zellen; eine innere, aus 3 Schichten gebildete braune Haut. Die Perispermzellen farblos, mit „gefransten" Wänden, die Endospermzellen mit kleinen Aleuronkörnern. In dem Kotyledonargewebe Fett und Aleuron, einzelne Zellen mit Kristalldrusen. Sekreträume von zarten Zellen ausgekleidet.

Die Ölkuchen enthalten reichlich Samenbestandteile mit den charakteristischen Oberhautzellen und den langen Palisadenzellen (Zellen etwa 0,15 mm lang, der äußere Teil besitzt ein enges, nach unten erweitertes Lumen mit brauner Inhaltsmasse, der innere Teil nur ein äußerst enges Lumen); gedrehte, nicht verdickte, lange Haare; Faserzellen. Die amerikanischen Baumwollsamenkuchen sind an sich arm an Schalenteilen, aber oft stark verfälscht mit gemahlenen Baumwollschalen.

Enthält in den Samen bis 45 % fettes Öl.

Fructus Oleae europaeae, Ölfrucht, Olivenfrucht. (Nicht offizinell.)

Stammpflanze: _Olea europaea L. Oleaceae._ Heimisch und kultiviert im südl. Europa. Die Frucht ist eine Steinfrucht, in Form und Größe sehr verschieden. Neben dem Palmöl ist das Olivenöl das einzige Pflanzenfett, das neben den Samen hauptsächlich aus dem Fruchtfleisch gewonnen wird.

Mikroskop: Fruchtschale aus den dickwandigen Epidermiszellen mit rotem Farbstoff, den dünnwandigen, mit Öl erfüllten, denselben Farbstoff führenden Zellen des Mesokarps (zerstreut große, eigenartig geformte Steinzellen) und dem bis 3 mm dicken, harten Endokarp (hier unter anderem die gleichen Steinzellen des Mesokarps). Die Samenschale aus langgestreckten, ungleich verdickten Epidermiszellen und darunter dünnwandigem Parenchym mit verschieden gestalteten Oxalatkristallen. Im Endosperm und Embryo Fett und Aleuron.

Die Olivenkuchen = Ölkuchen dienen gelegentlich als Verfälschungsmittel, besonders für schwarzen Pfeffer. Zur Erkennung charakteristisch ist die eigentümliche Form und Gruppierung der Steinzellen des Endokarp, große phantastisch geformte, farblose Steinzellen, deren Äste oft T- oder Y-förmig sind, an den Enden teils abgerundet, teils spitz zulaufend; die gleichen Gebilde zerstreut im Parenchym des Mesokarp. Daneben gestreckte und isodiam. Steinzellen. Ferner charakteristisch der purpurne, mit konz. Schwefelsäure intensiv rotwerdende Farbstoff der Oberhautzellen wie der dieser folgenden Parenchymzellen der Fruchtschale.

Die Olivenkerne dienen zermahlen, auch wohl vorher geröstet, gleichfalls der Gewürzfälschung, als Matta Livorno über Triest in den Handel gebracht. Erkenntlich an obigen, vielgestaltigen Steinzellen und den gestreckten, oft 0,3 mm langen, in den Membranen knotig verdickten Epidermiszellen der Samenschale. Oxalatkristalle verschiedener Form aus dem zartwandigen Parenchymgewebe unter der Epidermis der Samenschale. Fragmente von Endosperm und Embryo mit Fett und Aleuron.

Enthält im Fruchtfleisch bis 70 %, in den Kernen bis 15 % fettes Öl.

Semen Sesami, Sesamsamen. (Nicht offizinell.)

Stammpflanzen: _Sesamum indicum D.C._ und _S. orientale L. Pedaliaceae._ Ostindien, kultiviert Indien, China, Kleinasien, Ägypten, Ostafrika usw. Die flachen, birnförmigen Samen, 2—3 mm lang, weiß, gelblich, braun bis schwarz; in der Mitte einer der flachen Seiten die Raphe, am Rande jede Seite undeutlich gerippt. Das Endosperm etwa halb so dick wie das Keimblatt.

Mikroskop: Epidermiszellen der Samenschale radial gestreckt, bis 0,03 mm breit, an den Rippen leer und hier wie eine Federfahne angeordnet, in den übrigen Partien parallel gereiht und im äußeren Teil mit je einem Kalkoxalat-Sphärokristall, anscheinend in einer zarten Hülle gelegen. Unter der Epidermis eine dünne Parenchymschicht (innere Samenschale), anschließend als gelbe Membran der Rest des Eikerns. Im Endosperm und Embryo fettes Öl und Aleuron.

Das **Ölkuchenmehl** charakterisiert durch die Epidermiszellen der Samenschale (s. o.). In der Parenchymschicht unter der Epidermis Einzelkristalle von Kalziumoxalat. Im Endosperm und Embryo Fett und Aleuronkörner (eirund, 0,002—0,006 mm, im Embryo bis 0,01 mm, mit Globoid oder Eiweißkristall). Keine Haarbildungen, keine Steinzellen und Sklerenchymfasern.

Enthält 45 bis 57 °/₀ fettes Öl usw.

XIV. Pilze *(Fungi)*, Algen *(Algae)*, Flechten *(Lichenes)*.

Pilze.

Secale cornutum (Fungus Secalis), Mutterkorn. D. Oe. Sch.

Stammpflanze: *Claviceps purpurea (Fries) Tulasne. Euascomycetes-Pyrenomycetes. Secale cornutum* ist das Sklerotium des Pilzes, welcher auf Roggen und anderen Getreidearten schmarotzt. Gesammelt in der Ruheperiode seiner Entwicklung vom Roggen, *Secale cereale L.-Gramineae*, hauptsächlich in Rußland, ferner in Galizien, weniger Spanien, Portugal, in geringen Mengen bei uns. Die Sklerotien sind gerundet dreikantig, beiderseits verjüngt, oft längsfurchig, vielfach gebogen, 10—35 mm lang, 2,5—5 mm dick, spröde, außen dunkelviolett oder schwarz, im Innern rötlich oder weiß. Bruch leicht und glatt, am Rande tiefviolett. Geschmack süßlich, später etwas scharf.

Mikroskop: Im Querschnitt ein gleichmäßiges, sehr kleinzelliges, pseudoparenchymatisches, bis auf die tief violett gefärbte Rindenschicht grauweißes bis hellrötliches Gewebe aus ungleich langen, dünnwandigen, Öl enthaltenden Hyphen, ohne Zwischenräume. Die Rindenschicht aus etwas kleineren, dunkler gefärbten Zellen.

Pulver: Charakteristisch die Pilzhyphen (Pseudoparenchym), z. T. farblos, z. T. violett. Der Farbstoff der Randschicht ist in Schwefelsäure mit blutroter, in Kalilauge mit violetter Farbe löslich. Das Pulver, mit Kalilauge befeuchtet, entwickelt Trimethylamingeruch.

Bestandteile: Ergotinin (= Cornutin, Secalin), Hydroergotinin (= Ergotoxin), p-Oxyphenyläthylamin, β-Imidazolyläthylamin, Sekalonsäure, Sekaleamidosulfonsäure (= Ergotsäure, Ergotinsäure, Sklerotinsäure), ferner Ergosterin, Betain, Cholin, Tetramethylendiamin usw., die Farbstoffe Sklerorythrin, Fuskosklerotinsäure, Sklerojodin, fettes Öl und Salze. Stoll nennt Ergotamin als wirksame Substanz. 2,9 °/₀ Asche.

Anwendung als wehenbeförderndes Mittel bei schweren Geburten, zu Kontraktionen des Uterus, gegen Uterusblutungen usw.

Fungus Chirurgorum (Fungus igniarius), Feuerschwamm, Wundschwamm. Oe.

Stammpflanze: *Fomes fomentarius (L.) Fries Hymenomycetes-Polyporeae.* Mitteleuropa; gesammelt in Polen, Böhmen, Ungarn, Siebenbürgen usw., auch in Thüringen, Bayern und der Schweiz. Die Fruchtkörper des Pilzes, welcher als Schmarotzer in den Stämmen von Laubholzbäumen, besonders Buchen, lebt, wachsen seitlich aus der Stammoberfläche hervor. Sie sind ungestielt, 10—30 cm breit und an der Anheftungsstelle bis 20 cm dick, halbkreisförmig, hufförmig, oberseits gewölbt, kahl, matt, mit konzentrischen Zonen, unten flach, mit der das Hymenium tragenden feinporigen Röhrenschicht bedeckt. Die Droge ist die aus dem Fruchtkörper herausgeschnittene lockerste Schicht, welche schön braun gefärbt ist und aus sehr zarten, locker verwebten Pilzfäden besteht.

Enthält: Ergosterine, Fett, Harz, Mannit, Glykose, Salze.

Anwendung als blutstillendes Mittel bei oberflächigen Blutungen. Mit Salpeterlösung getränkt und dann getrocknet als Feuerschwamm.

Fungus Laricis, Lärchenschwamm. Oe. Sch.

Stammpflanze: *Polyporus officinalis Fries. Hymenomycetes-Polyporeae.* Europa, Sibirien; auf alten Stämmen des Lärchenbaumes, *Larix europaea DC.* und *L. sibirica Ledeb.* Die Fruchtkörper des Pilzes sind ungestielt, halbkegelförmig oder hufförmig, wenn zu mehreren verwachsen sehr unregelmäßig gestaltet, bis etwa von Kindskopfgröße, außen weißlich oder bräunlich; mit Querzonen und an der Unterseite mit feinen Poren. Lärchenschwamm darf nur geschält angewendet werden und bildet dann leichte, mürbe, faserige, leicht zerreibliche, unregelmäßige, innen und außen gelblich-weiße Stücke. Geruch dumpfig, pilzartig, Geschmack zugleich süßlich und bitter.

Mikroskop: Ein dichtes Gewebe zahlreicher langer, durcheinanderlaufender, teils intakter, teils in Verharzung begriffener Hyphen oder deren Häute.

Enthält: Harze ($50-80\,^0/_0$), Pilzzellulose ($10-30\,^0/_0$), Agarizin = Agarizinsäure, Fett, Phosphorsäure, Oxalsäure, Äpfelsäure, Bernsteinsäure, Mannit, Eiweiß usw.

Anwendung als Abführmittel, zu Bitterlikör.

Algen.

Carrageen, Irländisch Moos. D. Oe. Sch.

Stammpflanzen: *Chondrus crispus (L.) Stackhouse* und *Gigartina mamillosa (Goudenough* und *Woodward) G. Agardh Rhodophyceae-Gigartinales.* Nördl. Atlantischer Ozean, Nordsee. Gesammelt an den Küsten Irlands und der Küste von Massachusetts (Nordamerika). Die Droge besteht aus den höchstens handgroßen, laubartigen, in schmälere oder breitere Lappen von wechselnder Gestalt geteilten Vegetationskörpern der genannten Rotalgen. Andere Algen dürfen nur in sehr geringer Menge in der Droge vorhanden sein. Die im frischen Zustande schwarzrot bis grünrot gefärbten Algen werden mit Süßwasser ausgewaschen, an der Sonne gebleicht und getrocknet und sind in der Droge bräunlichgelb bis weißlichgelb, steif-knorpelig. Geschmack schleimig fade, zuweilen etwas salzig; trockene Droge geruchlos.

Mikroskop: Der Querschnitt zeigt eine aus radial angeordneten Zellreihen gebildete Rinde, deren Zellen von außen nach innen an Größe abnehmen. Die mittleren Partien der Zellmembranen sind schleimig gequollen. Außen ist der Thallus von einer dichten Schleimschicht bedeckt.

Enthält: Etwa $80\,^0/_0$ Basserin (= Karrageenschleim), etwa $6\,^0/_0$ Proteinstoffe. In der Asche (nicht mehr als $16\,^0/_0$) reichlich Sulfate, Chloride, wenige Jodide und Bromide.

Anwendung als leicht verdauliches Nahrungsmittel, als reizmilderndes einhüllendes Mittel bei Husten usw.; technisch als Klär- und Klebemittel.

Agar-Agar, Agartang, japanische Gelatine. (Nicht offizinell.)

Stammpflanzen: *Gelidium-, Gracilaria-, Eucheuma-* und *Gloeopeltis-Arten, Rhodophyceae-Florideae-Gelidiaceae* bzw. *Sphaerococcaceae, Rhodophyllidaceae.* Ostasiatische Meere. Die Algen werden gereinigt, gebleicht, in Wasser aufgeweicht, zu einer gelatinösen Flüssigkeit eingekocht und die anfänglich zu einer Gallerte erkaltete Masse später zur Erstarrung gebracht und ausgetrocknet. Man unterscheidet im Handel: 1. meist bis 35 cm lange bis bleistiftdicke, geschrumpfte, schwach gelbliche Streifen und 2. vierkantige, bis 30 cm lange, 3—4 cm dicke, gelbliche Stücke von zellig-blätterigem Gefüge (letztere nach dem Aufquellen vierkantig, in der Handelsware plattgedrückt). Ohne Geruch und Geschmack.

Mikroskop: In der an sich strukturlosen Gallerte sind reichlich Diatomeen verschiedener Arten zu erkennen (Absetzenlassen eines Agarschleimes und Untersuchung des Bodensatzes).

Enthält: Etwa 60 % Gelose usw. Aschengehalt nicht über 4 %.

Anwendung zur Herstellung von Nährböden; technisch als Ersatz für Gelatine und Hausenblase.

Stipites Laminariae, Laminaria-Quellstifte. (Nicht offizinell.)

Stammpflanze: *Laminaria Cloustoni (Edm.) Le Iolis Phaeophyceae-Laminariaceae.* An den Küsten der Nordsee und des nördl. Atlantischen Ozeans. Die Braunalge besteht aus einem mit kurzen wurzelartigen Haftorganen versehenen Stengel, der an seinem oberen Ende in einen handförmig zerschlitzten, blattartigen Lappen übergeht. Der bis meterlange und getrocknet bis 4 cm dicke Stengel ist getrocknet grau, braun bis dunkelbraun, hornartig, grobgefurcht und längsrunzelig, beim Aufweichen bis zum 5fachen Durchmesser schleimig aufquellend. Die Handelsware besteht aus verschieden langen Stücken des Stengels.

Mikroskop: Eine dünne, gelbbräunliche Randschicht, darunter eine ungleich breite, ungefärbte, von der Randschicht nicht scharf getrennte Mittelschicht. Das starke Mark imInnern nach außen ziemlich scharf begrenzt, hier laufen die stark längsgestreckten, ziemlich dickwandigen Zellen wirr durcheinander. Der Schleim ist ausschließlich aus den Membranen hervorgegangen.

Enthalten: Schleim, eiweißhaltige, Gerbstoff führende Stoffe, Kalkpektat, Jod usw.

Anwendung in Form geglätteter Stäbchen als Quellstifte und Sonden.

Flechten.

Lichen islandicus, Isländisches Moos. D. Oe. Sch.

Stammpflanze: *Cetraria islandica (L.) Acharius Ascolichenes-Parmeliaceae.* In Nordeuropa auf trockenen Heideplätzen häufig, im mittleren und südl. Europa im Gebirge. In größeren Mengen aus Skandinavien, Frankreich, Spanien, Tirol und der Schweiz. Die blattartige Strauchflechte bildet einen bis 15 cm hohen, höchstens 0,5 mm dicken, aufrechten oder aufsteigenden Thallus, dessen einzelne Zweige gabelig gelappt und an den Rändern mehr oder minder nach oben umgerollt sind. Oberseits bräunlichgrün, unten grau oder hellbräunlich, auf beiden Seiten glatt, am Grunde rinnig, am Rande grob gewimpert. Apothezien, wenn vorhanden, als rundliche, braune, berandete Vertiefungen am Rande der Thalluslappen. Geruch schwach und eigenartig, Geschmack fade, schleimig-bitter.

Mikroskop: Zu beiden Seiten des Thallus eine deutliche pseudoparenchymatische Rindenschicht. Unter den Rindenschichten eine Lage lockeren Hyphengewebes mit den grünen Algen (Gonidien). Die Markschicht aus fädigen Hyphen, locker, lufthaftig. An der Unterseite der Flechte weiße Pünktchen (Soredien).

Bestandteile: 70% Lichenin (Flechtenstärke), 11% Dextrolichenin, 2% Cetrarin (= Cetrarsäure, Bitterstoff), 1% Lichesterinsäure, äth. Öl, Gummi, Zucker, Fumarsäure, Spuren Eisen usw.

Anwendung als Bittermittel; schleimiges, reizmilderndes Mittel bei Lungenkranken. Volksmittel.

XV. Haarbildungen.

Gossypium depuratum, Gereinigte Baumwolle. D. Oe. Sch.

Stammpflanzen: *Gossypium*-Arten: *Gossypium herbaceum L.* (bzw. die 2 Varietäten *G. religiosum L.*, China, und *G. hirsutum L.*, Mexiko, Westindien), *G. arboreum L.*, Togo, *G. barbadense L.*, Antillen, *Malvaceae-Hibisceae.* Sämtlich kultiviert in Amerika, Afrika, Asien, Australien. Die zur Zeit der Reife aufspringenden, walnußgroßen 3—5fächerigen, fachspaltigen, dunkelbraunen Kapselfrüchte enthalten in jedem Fache 5—8 mit zweierlei Haaren (*G. barbadense L.* mit nur langen Haaren) dicht besetzte Samen. Nur die langen, die Grundwolle verdeckenden Haare bilden die Baumwolle, welche durch Mazerieren in Benzol oder Kochen mit verdünnter Natronlauge oder Sodalösung vom Fett befreit, mit schwacher Schwefelsäure, Seifenwasser und reinem Wasser gewaschen, gebleicht und getrocknet wird und dann als gereinigte Baumwolle, *Gossypium depuratum* pharmazeutisch gebräuchlich ist. Eine sehr weiße, gleichmäßig sehr weiche und leichte, höchst elastische, geruch- und geschmacklose fädige Masse.

Mikroskop. Einzellige, mindestens 3 cm lange, zusammengefallene und flachgedrückte, bandförmige, häufig schraubig gedrehte, spatel- oder kolbenförmig endende Haare, deren schwach verdickte Membran sich mit Chlorzinkjodlösung violett, mit Jodschwefelsäure blau färbt. Querschnitt eiförmig, seitlich stark gedrückt, mit meist weitem Lumen. Keine eigentlichen Porenkanäle.

Enthält fast nur reine Zellulose. Aschengehalt nicht über 0,3%.

Anwendung in der Chirurgie als Verbandwatte, zur Herstellung von Verbandstoffen, Filtriermaterial usw.

Paleae haemostaticae (Penghawar-Djambi), Blutstillende Spreuhaare. Oe.

Stammpflanzen: *Cibotium Baromez. J. Sm.* und andere *Cibotium*-Arten, *Filicales-Cyatheaceae.* Ostindien, China, Japan. Die den Wurzelstock und die Wedelbasen dicht bekleidenden Spreuschuppen; weiche, seidig-wollige, goldgelbe bis gelbbraune, etwas metallisch glänzende Massen.

Mikroskop: Die einzelnen, bis 7 cm langen, glatten, zusammengedrückten Haare mehrzellig, an den Querwänden um die Achse gedreht.

Enthalten: Harz, Wachs, Gerbstoff usw. Aschengehalt etwa 1,5%.

Anwendung als blutstillendes Mittel bei oberflächigen Blutungen.

XVI. Pflanzenauswüchse *(pathologische Bildungen)*.

Gallae, Galläpfel. D. Oe. Sch.

Wucherungen, erzeugt durch *Cynips tinctoria Hartig* (weibl. Gall-wespe) an Blattknospen von *Quercus infectoria Oliver, Fagaceae-Casta-neeae.* Syrien, Kleinasien. Kugelige, seltener birnförmige, dunkel-graugrüne bis hellgelblichbraune, etwas glänzende, im oberen Teile außen höckerige, im unteren mehr glatte Gebilde von 1,5—2,5 cm Durchmesser, teilweise in der unteren Hälfte mit einem etwa 3 mm wei-ten Flugloch. Gallen ohne Flugloch werden höher geschätzt, diese sollen nach Ph. helv. in der Mehrzahl in der Droge vorhanden sein. Geschmack herbe, stark zusammenziehend.

Lupe: Bruch hart, weißlichbraun, wachsglänzend, körnig; in der Mitte der Galläpfel eine 5—7 mm breite, zentrale, kugelige Höhlung, in dieser häufig Über-reste der Wespe.

Mikroskop: Epidermis meist frühzeitig abgefallen. Die Außengalle aus tangential gestreckten, ziemlich kleinen, nicht selten sklerotischen Zellen, die nach innen zu rundlich und größer werden und sich zur Innengalle hin radial strecken. In der letzteren Schicht und in der folgenden, aus Steinzellen aufgebauten Innengalle reichlich Oxalate; Sitz der Gerbsäure ist hauptsächlich die Außengalle, neben dieser und den Oxalaten noch Stärke und braune Sphärokristalle. Mehr oder weniger Reste der ursprünglich die ganze Höhlung ausfüllenden Nährschicht innerhalb der Steinzellenschicht.

Bestandteile: 60—70 % eisenbläuende Galläpfelgerbsäure (Tannin), 3 % Gallus-säure, 2 % Ellagsäure, Zucker, Harz, Gummi, äth. Öl, Stärke usw. Aschen-gehalt nicht über 2 %.

Anwendung innerlich und äußerlich als Adstringens, Styptikum, Hämo-statikum. Zur Herstellung von Tannin.

II. Teil. Drogen ohne organische Struktur und ohne charakteristische mikroskopische Merkmale.

I. Süße Stoffe.

Saccharum, Zucker. D. Oe. Sch.

Stammpflanzen: *Beta vulgaris L. var. rapacea forma altissima* und andere Varietäten, *Chenopodiaceae,* Mittelmeerländer bis Ostindien, viel-fach kultiviert; *Saccharum officinarum L.* und Varietäten, *Gramineae,* Südasien, kultiviert Ostindien, Westindien, Brasilien, Zentralafrika, Ägypten usw. Die Halme des Zuckerrohrs werden in 1 m lange Stücke geschnitten und ausgepreßt, der zuckerhaltige (17—20 %) Saft unter Zusatz von frisch gelöschtem Kalk auf 70° erwärmt, dann unter Auf-kochen abgeschäumt und bis zum Kristallisationspunkt eingedampft; der so erhaltene Rohzucker (Kolonialzucker) mit 97 % Zuckergehalt erfährt in Europa die gleiche Weiterverarbeitung wie der Rübenzucker. Bei der Gewinnung aus Zuckerrüben verfährt man ebenso oder zieht die auf 1 cm dicke Schnitzel zerkleinerten Rüben in großen Gefäßen mit erwärmtem Wasser aus (Diffusionsverfahren), läutert und klärt den zuckerhaltigen (12—15 %) Saft unter schwachem Erhitzen mit 2—3 % gelöschtem Kalk, scheidet durch Kohlendioxyd den Kalk und durch schweflige Säure den Farbstoff ab und filtriert durch Filterpressen. Der erhaltene Saft (Dünnsaft, 10—14 $^0/_0$ Zucker) wird im Vakuum zu Sirupkonsistenz (Dicksaft, 85 $^0/_0$ Zucker) eingedampft und unter Umrühren bei etwa 40 ^{0} erkalten lassen, es scheidet sich der größte Teil des Zuckers als Kristallmehl ab. Die breiige Masse trennt man durch Zentrifugieren in Zucker und Mutterlauge, letztere liefert durch wiederholtes Eindampfen weitere Mengen Zucker. Als Rückstand verbleibt die Melasse (50$^0/_0$ige Lösung von Rohr- und Invertzucker), diese dient zur Rumund Spiritusfabrikation oder zur Viehfütterung. Durch Auflösen, Kochen mit Knochenkohle zwecks Entfärbung, wiederholtes Filtrieren, Eindampfen im Vakuum, Zentrifugieren usw. erhält man den Melis oder den völlig reinen Zucker. die Raffinade mit 99,5—99,9$^0/_0$ Zuckergehalt, welcher auf Brote (Zuckerhüte), Würfel bzw. aus den hierbei abfallenden Resten auf Pulver verarbeitet wird. Die offiz. Droge ist die Raffinade, reinweiße, harte, trockene, sehr luftbeständige, kristallinische Stücke oder ein weißes kristallinisches Pulver. Geschmack rein, angenehm süß. Zucker muß frei sein von fremden Beimengungen, Farbstoffen usw.

Anwendung als Nahrungs- und Genußmittel, Geschmackskorrigens, Expektorans, äußerlich als Antiseptikum auf Wunden.

Manna, Manna. D. Oe. Sch.

Stammpflanze: *Fraxinus ornus L. Oleaceae.* Südl. Europa, Vorderasien; kultiviert im nordwestl. Sizilien. Der aus zahlreichen, in den Monaten Juli und August in die Rinde von etwa 8—10 cm dicken Stämmen kultivierter Bäume in kurzen Abständen gemachten Einschnitten austretende, anfangs bräunliche, innerhalb weniger Stunden an der Luft zu einer gelblichweißen, kristallinischen Masse erstarrte Saft. Im Handel als *Manna cannellata,* Stengel-Manna, die beste Ware, das in Krusten von der Rinde abgelöste Produkt und als *Manna communis* (= *Manna geracea*), gemeine oder sizilianische Manna, eine geringere Ware, die auf den Boden getröpfelte, aufgelesene Manna; von beiden kennt man verschiedene Nebensorten. Pharmazeutisch zulässig ist nur Manna canellata, gerundet-dreikantige oder fast flache, etwas rinnige, kristallinische, zerreiblich trockéne, bis 15 cm lange, bis 4 cm breite, blaßgelbliche, innen weiße Stücke von honigartigem Geruch und süßem Geschmack. Querbruch undeutlich geschichtet.

Mikroskop: Manna, in einem Tropfen Öl zerdrückt, zeigt zahlreiche gut ausgebildete Kristalle und deren Bruchstücke.

Bestandteile: In den besten Sorten bis 90$^0/_0$ (verlangt wird nicht unter 75$^0/_0$) Mannit (Mannazucker, sechswertiger Alkohol), Zucker (in guter Manna bis 2$^0/_0$, in geringeren Sorten bis 30$^0/_0$), ferner, besonders in schlechter Ware, Schleim, Dextrin, Zitronensäure, Fraxin usw. Aschengehalt etwa 1,2$^0/_0$, nicht über 3$^0/_0$ (D. A., Ph. helv.) bzw. 4$^0/_0$ (Ph. austr.).

Anwendung als mildes Abführmittel und gegen Husten bei Kindern.

II. Eingetrocknete Pflanzensäfte.

Aloe, Aloe. D. Oe. Sch.

Stammpflanzen: Mehrere Arten der Gattung *Aloe,* hauptsächlich *Aloe ferox Miller,* ferner *A. africana Miller, A. spicata Haworth, A. vera*

L. usw. *Liliaceae.* Trop. und subtrop. Afrika, spez. Kapland. Die Pflanzen besitzen dickfleischige Blätter mit stark entwickeltem Wassergewebe und großen Sekretzellen an der Außenseite der Gefäßbündel. Den Anforderungen der Arzneibücher entspricht nur die Aloe des Kaplandes. Gewinnung durch Eingeborene, weshalb nicht bestimmte Arten, sondern alle eine genügende Größe besitzende Aloearten zur Verwendung kommen. Der aus den abgeschnittenen, mit der Schnittfläche nach unten aufgestellten Blättern freiwillig ausgeflossene oder aus den zerschnittenen und zerstampften Blättern ausgepreßte Saft wird koliert, sofort in eisernen Pfannen eingedickt und die zähflüssige Masse in Fässer, Kisten usw. ausgegossen. Eine dunkelbraune bis schwarze, glänzende, oft grünlich bestäubte Masse, leicht in großmuschelige, glasglänzende Stücke und in scharfkantige, je nach der Dicke fast farblose, rötliche bis hellbraune, durchsichtige Splitterchen mit spitzen Enden zerbrechend. Nicht kristallinisch; man verwechsle bei der mikroskopischen Untersuchung die Bruchstückchen nicht mit Kristallen. Geruch eigentümlich, Geschmack bitter.

Hepaticasorten haben obige Eigenschaften nicht; bei kristall. Aloe sind die Splitter dunkler, nicht so spitz, die Kanten häufig fein gekörnt. Kap-Aloe gibt mit Salpetersäure innerhalb 3 Minuten eine grünliche Färbung, die anderen Sorten eine rötliche.

Enthält: Aloin, Aloeharz, Emodin (0,15 %), Spuren äth. Öl usw. Aschengehalt höchstens 1,5 %.

Anwendung in kleinen Gaben als Bittermittel, in größeren als Laxans, Drastikum, Emmenagogum usw.

Kino, Kino. Sch.

Stammpflanze: *Pterocarpus marsupium Roxburgh Leguminosae-Papilionatae.* Vorderindien. Das aus Einschnitten in die Stammrinde ausfließende, aufgefangene oder am Baum erhärtete, getrocknete Sekret. Die Droge als kleine, dunkelrotbraune bis schwärzliche, glänzende, eckige, harte, pulverfreie Stücke, deren kleinste Bruchstücke rubinrot durchscheinen. Geschmack stark adstringierend, schwach säuerlich.

Bestandteile: Kinogerbsäure (bis 85 %), Kinorot, Kinoin, Protokatechusäure, Brenzkatechin usw. Aschengehalt 1,3 %, höchstens 2 %.

Anwendung als innerliches und äußerliches Adstringens; technisch in der Gerberei und Färberei. Neben diesem offiz. Kino sind im Handel verschiedene andere sehr ähnliche Kino-Arten.

III. Eingetrocknete Milchsäfte.

Opium, Opium. D. Oe. Sch.

Stammpflanze: *Papaver somniferum L. var. album DC. Papaveraceae.* Angebaut zwecks Opiumgewinnung in Kleinasien, Bulgarien, Persien, Ostindien, China. Die Arzneibücher verlangen ausschließlich den in Kleinasien gewonnenen, an der Luft eingetrockneten Milchsaft der unreifen, mit scharfen Messern ringsum horizontal angeschnittenen Früchte (Smyrna-Opium). Der anfangs weiße Milchsaft wird an der Luft braun. Im Handel zusammengeknetet in Form verschieden großer, bis 20 cm breiter, abgeplatteter oder ovaler, bis 700 g schwerer, in

Mohnblätter gehüllter und, um ein gegenseitiges Ankleben zu verhindern, mit Früchten einer Rumexart bestreuter Kuchen. Außen rotbraun, ziemlich hart; innen braun, hier und da mit helleren Körnern durchsetzt, aus einer gleichmäßigen Masse bestehend. Im Bruch etwas glänzend, körnig; beim Schneiden zerbröckelnd. Geruch eigenartig narkotisch, Geschmack bitter und brennend. Der Morphingehalt soll 10—12% betragen.

Mikroskop: Im Opium resp. dem reinen Pulver sollen weder ganze oder verquollene Stärkekörner noch Gewebeelemente nachweisbar sein, ausgenommen geringe Mengen Epidermiszellen der unreifen Mohnfrucht und sehr geringe Fragmente des den Kuchen umhüllenden Mohnblattes. Die Rumex-Früchte sind vor dem Pulvern zu entfernen. Opium pulv. der Arzneibücher enthält zugesetzte Stärke oder Milchzucker.

Bestandteile: 10—18% Morphin, 4—8% Narkotin, 0,2—0,8% Kodein, 0,2—0,3% Thebain, 0,15—0,1% Papaverin, 0,1—0,4% Narcein, Pseudomorphin, Laudanin, Laudanidin, Laudanonin, Kodamin, Protopin, Kryptopin, Tritopin usw., etwa 20 verschiedene Alkaloide, teils an Mekonsäure, teils an Milch- und Schwefelsäure gebunden, z. T. auch frei und in Wasser schwer löslich. Ferner Mekonin, Mekonoisin, Schleim, Wachs, Harz, Kautschuk, Gummi, Eiweiß, Zucker, Farbstoffe. Aschengehalt etwa bis 6%.

Anwendung als Hypnotikum, Sedativum, Anodynum (schmerzstillendes und schlafbringendes Mittel), zur Herabsetzung des Hustenreizes und der Atemnot usw. Genußmittel.

Kautschuk D. Sch., ***Resina elastica*** *depurata*, Oe., Kautschuk, Gereinigter Para-Kautschuk.

Stammpflanzen: Die Arzneibücher verlangen ausschließlich den *Parakautschuk* von *Hevea*-Arten, besonders *Hevea brasiliensis (Humboldt, Bonpland, Knuth) Müller Arg. Euphorbiaceae.* Trop. Südamerika. Allgemein kommen als Kautschuk liefernde Pflanzen hauptsächlich Bäume aus den Familien der *Euphorbiaceen (Hevea-, Micranda-, Manihot-, Sapium-*Arten), *Moraceen (Castilloa-, Ficus-, Urostigma-*Arten), *Apocynaceen (Hancornia-, Willoughbeia-, Urceola-, Landolphia-, Kickxia-, Alstonia-*Arten) in Betracht. Auffangen des Milchsaftes durch Einschnitte in die Rinde der Bäume; das Verfahren, den Saft zu koagulieren, ist verschieden nach den Produktionsländern und der Pflanzenart, demzufolge die verschiedenen Kautschuksoiten des Handels. Parakautschuk gilt als die beste Handelsmarke. Beim Parakautschuk geschieht die Koagulierung durch Räuchern, derart, daß der Milchsaft (Latex) auf flachen, spatelförmigen Holzstücken, welche im heißen Rauch der Urikurinüsse (*Attalea excelsa Mart.*) ständig gedreht werden, zum Gerinnen und Trocknen gebracht wird, wobei immer wieder neuer Saft aufgegossen wird, wenn das frühere Quantum koaguliert ist, solange, bis Brote von 2—12 cm Dicke entstehen. Früher Erzeugung durch Handbetrieb, heute maschinell. Man reinigt durch Erweichen, Auswaschen und Durchkneten, walzt zu Platten aus und preßt diese zusammen.

Der **offiz.** gereinigte **Kautschuk** bildet 0,5 mm dicke, braune, durchscheinende, etwas glänzende Tafeln, bei gewöhnlicher Temperatur zähe, dehnbar und elastisch.

Enthält vornehmlich Kutschukgutta, daneben Spuren von Eiweißstoffen, Harz, Fett, äth. Öl, Farbstoffe usw. Asche nicht über 8%.

Anwendung zur Herstellung von Pflastern; technisch zu Gummischläuchen, chirurgischen Geräten usw.

Gutta Percha, Guttapercha. D. Sch.

Stammpflanzen: *Palaquium* und *Payena-Arten,* hauptsächlich *Palaquium gutta Burck, P. oblongifolium Burck, P. borneense Burck, P. Treubii Burck, Payena Leerii Burck, Sapotaceae,* Malayische Halbinsel, Sumatra, Borneo, Neuguinea; kultiviert auf Java. Die Guttapercha wird gewonnen durch Fällen der Bäume (Raubbau), Einschneiden der Rinde in gewissen Abständen und Auffangen und Abkratzen des in die Einschnitte ausgetretenen, zu einer schwammigen Masse erstarrten Milchsaftes. Der koagulierte, mit Holz- und Rindenstückchen verunreinigte Milchsaft wird nach dem Einsammeln in warmem Wasser zu Platten und Blöcke von 10—20 und mehr Kilo zusammengeknetet (Rohguttapercha). Die Stücke sind braun bis graubraun, innen rötlichgelb, grauweiß oder weiß mit braunrötlichen Flecken. Die Rohguttapercha reinigt man durch wiederholtes Einweichen in warmem Wasser, Walzen, Zerschneiden, Pressen, nochmaliges Einweichen, Kneten, Pressen usw.

Die Arzneibuchware (gereinigte Guttapercha) bildet bräunliche, graubraune bis fast weißliche, harte, lederartig biegsame, etwas elastische, in heißem Wasser erweichende und dann knetbare Stücke von schwach unangenehmem Geruch.

Guttaperchapapier, *Percha lamellata,* aus gereinigter Guttapercha in dünnen Blättern ausgewalzt, ist gelbbraun, durchscheinend, nicht klebend.

Guttaperchastäbchen, *Percha in bacillis,* aus gereinigter und gebleichter Guttapercha, sind weiß bis gelblichweiß, biegsam, wenig elastisch, in warmem Wasser weich, knet- und formbar. Aufbewahrung unter Wasser.

Enthält: 80—85 % Gutta (Kohlenwasserstoff), Fluavil u. Alban (harzartige Stoffe), Gerbstoffe, Farbstoffe usw. Asche 3—4 %.

Anwendung: Das Papier zu Verbänden, Umschlägen usw., die Stäbchen als Zahnkitt.

Euphorbium D. Sch., *Gummiresina Euphorbium Oe., Euphorbium.*

Stammpflanze: *Euphorbia resinifera Berg Euphorbiaceae.* Marokko. Der zur Fruchtzeit (August—September) infolge von Einschnitten in den Stamm und die Zweige aus den zahlreichen ungegliederten Milchsaftschläuchen ausgetretene, an der Pflanze erhärtete Milchsaft. Getrocknet bildet dieser teils schmutzig gelbliche, bisweilen rötliche, durchscheinende, matte, leicht zerreibliche Massen, teils hohle, dreikantigkugelige oder krustenförmige Stücke (innen Abdrücke von Pflanzenfragmenten) in Größe einer Erbse bis zu 3 cm. Geruch beim Erwärmen schwach aromatisch, Geschmack anfangs schwach, dann brennend scharf.

Mikroskop: Man erkennt die charakteristischen knochenförmigen Stärkekörner der Euphorbiaceen.

Bestandteile: Euphorbon (35 %), ätherlösl. Harz (27 %), in Äther unlösl. Harz (14 %), Kautschuk (1 %), Apfelsäure, Gummi, Harz usw.

Anwendung zu scharfen Einreibungen, als Zusatz zu reizenden und blasenziehenden Pflastern.

IV. Gummistoffe.

Gummi arabicum, Arabisches Gummi D. Sch., *Gummi Acaciae,* Akazien-Gummi, Oe.

Stammpflanzen: *Acacia senegal (L.) Willdenow (= A. Verek Guillemin* und *Perrottet)* und einige andere Akazienarten, *Leguminosae-Mimosoideae.* Gebiete des oberen Nil, Abessinien, Senegambien. Das aus den Stämmen und Zweigen ausgeflossene, an der Luft erhärtete Gummi. Das ostafrikanische echte arabische Gummi = Nilgummi, Kordofangummi, und das westafrikanische Gummi = Senegalgummi, beide von *A. senegal (L.) Willd.,* stellen die fast ausschließlich pharmazeutisch verwendeten Handelssorten dar; sie stufen sich je nach der Qualität in verschiedene Sorten ab, von denen die beiden besten, *Gummi arabicum albissimum s. electissimum u. Gummi arabicum album s. electum,* zum medizinischen Gebrauch allein zulässig sind.

Das Aussehen von Kordofangummi und Senegalgummi ist sehr ähnlich = verschieden große und verschieden gestaltete, mehr oder weniger rundliche, harte, zerreibliche, entweder farblose und glasartig durchsichtige oder weißliche, allenfalls schwach gelbliche und undurchsichtige, spröde, beim Kauen erst sandig zerfallende, dann stark klebende Stücke, außen matt, von zahlreichen Rissen durchsetzt, daher zwischen den Fingern leicht in kleine glasglänzende Stückchen zerbrechend.

Enthält in der Hauptsache Arabin (saures Kalziumsalz der Arabinsäure mit Magnesium- und Kaliumsalz in kleinen Mengen), ferner Zucker (bis $1\,^0/_0$), stickstoffhalt. Stoffe, Farbstoff und Gerbstoff (in gefärbten Sorten), Enzyme usw. Aschengehalt D. A. höchstens $5\,^0/_0$, Ph. austr. $3\,^0/_0$, Ph. helv. $4\,^0/_0$.

Anwendung innerlich als reizmilderndes, schleimiges, einhüllendes Arzneimittel, bei Magen- und Darmentzündung, Durchfall; als Bindemittel in Emulsionen, Pillen, Pastillen usw.; äußerlich zu Streupulver, zur Blutstillung auf Wunden.

Tragacantha. Tragant. D. Sch.

Stammpflanzen: *Astragalus-Arten, Astragalus adscendens Boissier* und *Haußknecht,* Südpersien, *A. leioclades Boiss.,* Persien, *A. brachycalyx Fischer,* Persien, *A. gummifer Labillardière,* Kleinasien, *A. microcephalus Willd.,* Kleinasien und andere, *Leguminosae-Papilionatae.* Der durch Verschleimung und starkes Aufquellen der Mark- und Markstrahlenzellen entstandene Schleim tritt bei feuchter Witterung freiwillig oder aus Einschnitten aus und erhärtet innerhalb einiger Tage zu formlosen Klumpen (Austritt aus größeren Löchern) oder zu blätterigen Stücken bzw. bandartigen, sichelförmigen flachen Streifen (Austritt aus schmalen Rissen). Die Formen des Tragants sind abhängig von der Gestalt der Ausflußöffnungen. Nur der letztere, der kleinasiatische oder türkische Blättertragant, Tragacantha *in foliis* ist offizinell. Die Arzneibücher verlangen ausgewählte, farblose oder gelblichweiße, dichte, zähe, hornartig durchscheinende, oft zierlich gestreifte, bis 3 mm dicke, mindestens 0,5 cm breite, meist 1—3, auch bis 6 cm lange Stücke von fadenartiger oder breiterer, gerundeter, platter oder muschelförmiger Gestalt. Im Bruche eben; ohne Geruch und Geschmack.

Mikroskop: Ein Querschnitt läßt unter Glyzerin bei vorsichtigem Zufluß von 1 Tropfen Wasser evtl. den zelligen Bau und rundliche oder gestreckte Gruppen

oder Klumpen kleiner, teils einfacher, rundlicher, teils zusammengesetzter Stärkekörner erkennen; bei den besten Tragantsorten verschwindet die organische
Struktur, die Wände sind fast bis zur Unkenntlichkeit verquollen.

Enthält: Hauptsächlich Bassorin (= Tragantin), ferner Stärke (3%), Zellulose (4%), mineralische Stoffe, geringe Mengen Invertzucker, Wasser. Aschengehalt nicht über 3,5%.

Anwendung als einhüllendes Mittel, Bindemittel für Pillenmassen, Pastillen,
als Ersatz für arabisches Gummi; äußerlich zu Klistieren, Linimenten. In der
Technik als Verdickungsmittel für Farben, in der Appretur.

V. Gummiharze *(Gummiresinae)*.

a) Umbelliferen-Gummiharze.

***Ammoniacum*, Ammoniakgummi, D. Sch., *Gummiresina Am-
moniacum*, Ammoniak-Gummiharz. Oe.**

Stammpflanze: *Dorema ammoniacum Don. Umbelliferae.* Mittel- und
Ostpersien, die Wüsten um den Aralsee. Das in allen Teilen der Pflanze
in schizogenen Sekreträumen enthaltene Gummiharz fließt als milchiger
Saft aus den Stengeln und dicken Blattstielen entweder freiwillig aus
durch Zersprengung oder aus den von Insekten usw. herrührenden Ver-
wundungen. Der Saft erhärtet an der Luft zu Körnern und Tränen =
Ammoniacum in granis s. lacrimis; nur diese Sorte ist offizinell. Die
Handelsdroge bildet lose oder mehr oder weniger zusammenhängende,
gerundete, erbsen- bis walnußgroße, außen gelblichweiße bis blaß-
bräunliche, matte oder etwas fettglänzende, feste Körner, im Bruch
flachmuschelig, milchweiß oder violettweißlich, opalartig, wachsglänzend. Geruch beim Erwärmen eigenartig, an Knoblauch erinnernd,
Geschmack bitter, scharf und aromatisch. Das nicht offiz. *Ammoniacum
in massis*, eine geringere Sorte, das am Wurzelschopfe und den oberen
Teilen der Wurzel hervorquellende Gummiharz, stellt größere, weiche,
schmierige Klumpen dar von bräunlicher Farbe, häufig vermischt mit
Pflanzenresten, Sand usw.

Enthält: Äth. Öl (bis 0,4%). Harz (60—70%), Gummi (12—16%) usw.
Aschengehalt D.A. höchstens 5%, Ph. austr. und Ph. helv. höchstens 2%.

Anwendung selten, innerlich als Expektorans, Diuretikum, krampfstillendes
Mittel, äußerlich zu erweichenden Pflastern, als reizendes und zerteilendes Mittel
bei Abzessen, Drüsenanschwellungen.

***Asa foetida* D. Sch.; *Gummiresina Asa foetida* Oe., Asant,
Stinkasant.**

Stammpflanzen: *Ferula-Arten*, besonders *Ferula assa foetida L.,
F. narthex Boissier* und *F. foetida (Bunge) Regel, Umbelliferae.* Persien,
Afghanistan; kultiviert bei Herat. Der in zahlreichen schizogenen
Sekretbehältern der Pflanze vorhandene, bei Verletzungen leicht austretende Gummiharzsaft wird durch scheibenweises, nach jedesmaliger
Ruhepause wiederholtes Abschneiden des Wurzelkopfes und Abkratzen
des jeweils auf der Wundfläche angesammelten, anfänglich dünnflüssigen,
an der Luft mehr oder weniger eingedickten, frisch weißen, bald rot,
violett bis bräunlichgelb werdenden Saftes gewonnen, der bei weiterem
Eintrocknen die *Asa foetida* bildet. Von den verschiedenen Handelssorten, deren beste nicht in den europäischen Handel gelangen, sind

nur *Asa foetida electa in granis s. lacrimis* und *Asa foetida in massis s. amygdaloides* pharmazeutisch zulässig. Erstere stellt unregelmäßig rundliche, glatte, bis 4 cm große, fettglänzende, bräunlichgelbe, lose oder verklebte Körner dar; letztere ansehnliche, unregelmäßige Klumpen von gelblicher, violetter oder brauner Oberfläche und weißer, rot anlaufender, dann braunwerdender Bruchfläche. Frische Ware ist oft im Innern zähe, teigartig. *Asa foetida in massis* ist hauptsächlich im Handel, reicher an äth. Öl und deshalb pharmazeutisch besser. Geruch nach Zwiebeln und Knoblauch, Geschmack bitter und scharf. Andere schlechtere Sorten sind pharmazeutisch nicht verwendbar.

Enthält: Äth. Öl (bis 9%), Harz (bis 65%), Gummi (bis 50%, je nach der Art der Gewinnung). Aschengehalt D.A. nicht über 15%, Ph. helv. 6% *(A. f. in granis)*, 20% *(A. f. in massis)*.

Anwendung bei Hysterie, Nervosität, als Sedativum gegen Krampfkolik, gegen Abortus, als Wurmmittel. In Indien und Persien als Speisegewürz.

Galbanum, Galbanum, D. Sch.; *Gummiresina* Galbanum, Galbanum-Gummiharz. Oe.

Stammpflanzen: *Ferula-Arten,* hauptsächlich *Ferula galbaniflua Boissier* und *Buhse, F. rubricaulis Boissier* (nach Schumann identisch mit ersterer) und *F.Schair Borszczow, Umbelliferae.* Nord- und Westpersien, Afghanistan. Der in schizogenen Sekretbehältern in Mark und Rinde der Pflanzen vorkommende Gummiharzsaft tritt freiwillig aus oder wird (seltener) in der bei *Asa foetida* angeführten Weise gewonnen. Die pharmazeutisch allein zulässige beste Handelssorte besteht aus rundlichen, bis walnußgroßen, unregelmäßigen, losen oder zusammengeklebten, matten oder firnisartig glänzenden, bräunlich- bis hellgelben, auf dem Bruch gelblichen nicht weißen Körnern oder aus grünlichbraunen Stücken mit reichlichen obigen Körnern. Eine zweite Sorte, *Galbanum in massis,* ist unreiner und nicht offizinell, sie enthält jedoch mehr äth. Öl und ist deshalb pharmazeutisch sehr brauchbar, doch sind beigemengte Pflanzenteile zu entfernen. Geruch stark aromatisch, widerlich, Geschmack bitter, aromatisch, erinnernd an Terpentin.

Verunreinigungen (etwa 25%).

Anwendung bei Luftröhrenkatarrh, als Menstruationsmittel, äußerlich zu Kataplasmen und erweichenden Pflastern.

b) Burseraceen-Gummiharze.

Myrrha D. Sch., *Gummiresina Myrrha* Oe., Myrrhe.

Stammpflanzen: *Commiphora-Arten,* vielleicht nur *Commiphora abyssinica (Berg) Engler Burseraceae.* Abessinien, südl. und südwestl. Arabien. Austreten des in schizogenen Sekreträumen der Rinde entstehenden Gummiharzsaftes entweder freiwillig aus Rissen der Rinde oder (was unwahrscheinlicher ist) aus Einschnitten. Der anfangs milchigtrübe, gelbliche Saft trocknet an der Luft sich dunkler färbend ein. Von der offiz. *Myrrha (Heerabol-Myrrha)* sind zwei Sorten = *Myrrha electa* und *Myrrha in sortis s. naturalis* im Handel, pharmazeutisch gebräuchlich ist nur die erstere. Körner oder löcherige, zähe Klumpen von höckeriger, knolliger, bisweilen traubiger Gestalt, nuß- bis faustgroß, an der Oberfläche rauh, matt oder fettglänzend, rotgelb bis rotbraun, oft stellenweise weißlich gefleckt oder von helleren und dunkleren Adern durchzogen, meist außen grau oder bleich-gelbbraun bestäubt, in kleinen Stückchen durchscheinend. Geruch eigentümlich aromatisch, Geschmack gewürzhaft, zugleich bitter und anhaltend kratzend.

Die geringere Sorte *Myrrha in sortis*, aus unförmigen, häufig zusammenhängenden, verschieden großen Stücken, die nach dem Sortiern der *M. electa* zurückbleiben, ist oft verunreinigt mit anderen wertlosen Gummiharzen usw.

Enthält: Harz, äth. Öl (bis 9%), Gummi, Enzyme usw. Aschengehalt höchstens 6%.

Anwendung gering, innerlich als Expektorans, bei Hypersekretionen der Respirations- und Urogenitalorgane, äußerlich in Pulverform und Tinktur als Reizmittel bei schlecht vernarbenden Wunden, zu Mund- und Gurgelwässern, Pinselungen bei Angina, in Zahnmitteln, Pflastern, Seifen usw.

Olibanum, Gummiresina Olibanum, Weihrauch. Oe.

Stammpflanzen: *Boswellia-Arten,* besonders *Boswellia Carteri Birdwood* und *B. Bhau-Dajiana Birdwood Burseraceae.* Südl. Arabien, östl. Afrika (Somali-Gebiet). Der durch wiederholtes Einschneiden der Rinde der Stämme zum reichlichen Austreten gebrachte Gummiharzsaft erstarrt an der Luft zu gelben Körnern, die entweder von den Stämmen abgelöst = *Olibanum electum* oder vom Boden aufgelesen werden = *Olibanum in sortis.* Nur die erstere, bessere Sorte ist pharmazeutisch zulässig, sie stellt fast kugelige oder längliche, erbsen- bis höchstens walnußgroße, gelbliche oder gelbrötliche, leicht zerbrechliche, am muscheligen Bruche wachsglänzende Körner dar von schwachem, auf glühende Kohlen gestreut balsamischem Geruch und aromatischem, etwas bitterem Geschmack. Die zweite Sorte *Olibanum in sortis* zeigt unregelmäßige, größere, oft durch Zusammenfließen mehrerer Körner entstandene, dunklere Stücke und ist durch fremde Substanzen verunreinigt.

Enthält: Harz (etwa 70%), äth. Öl (bis 9%), Gummi (etwa 20%), Bassorin usw. Aschengehalt bis 3%.

Anwendung gering, innerlich gegen Katarrh, äußerlich zu Salben und Pflastern, zu Räucherungen.

c) Guttiferen-Gummiharze.

Gutti. D. Sch.; *Gummiresina Gutti,* Oe., Gummigutti.

Stammpflanzen: *Garcinia-Arten,* besonders *Garcinia Hanburyi Hooker fil. Guttiferae.* Siam, Cambodja. Das in großen schizogenen Sekretbehältern, besonders der sek. Rinde befindliche Gummiharz fließt aus spiraligen, zur Regenzeit (Juni—Oktober) in 3—4 m Höhe bis zur Erde ringsum in die Stämme gemachten Einschnitten als schleimiger gelber Saft aus und wird in untergestellten Bambusbehältern aufgefangen, in denen es erstarrt. Nach dem völligen Eintrocknen (ein Monat und länger) bringt man die Bambusbröhren über Feuer zum Auseinandersprengen, die herausgeschobene erhärtete innere Masse bildet das offiz. Röhrengutti. Harte, spröde, bis 20 cm lange, 3—7 cm dicke, walzenförmige, massive oder zuweilen in der Mitte hohle, rotgelbe, außen grüngelb bestäubte Stangen, in der Handelsware oft untereinander verbogen, nicht selten zu unregelmäßigen Massen zusammengeschlossen. Bruch mattglänzend, flach- und großmuschelig, glatt; kleine Splitter dunkelzitronengelb, undurchsichtig. Ohne Geruch, Geschmack scharf und kratzend; der Speichel wird gelb gefärbt.

Das nicht offiz. *Kuchen-* oder *Schollengutti* bildet unförmige, bis 2 kg schwere Massen ohne Stangenstruktur.

Enthält: Harz (bis 85 %), Gummi (bis 28 %) usw. Aschengehalt nicht über 1 %. **Anwendung** als drastisches Abführmittel, Diuretikum. Aquarellfarbe.

VI. Echte Harze *(Resinae)*.

1. In Alkohol meist vollständig unlöslich.

Dammar, Dammar D.; ***Resina Dammar,*** Dammarharz, Oe.

Stammpflanzen: D.A. *Shorea Wiesneri* Schiffner, Ph. austr. Nicht genügend bekannte Arten der Gattung *Shorea, Hopea* und anderer Gattungen, *Dipterocarpaceae*. Vorder- und Hinterindien, südasiatische Inseln. Von *Shorea Wiesneri* stammt die vorwiegende Handelsware. Das freiwillig austretende, an der Luft erhärtende Harz. Gelblich-weiße, durchsichtige, außen bestäubte Körner oder unförmliche Massen, im Bruch glasglänzend, muschelig. Konz. Schwefelsäure löst Dammar mit roter Farbe.

Bestandteile: Dammarolsäure (23 %), α-Dammar-Resen (40 %), β-Dammar-Resen, äth. Öl, Bitterstoff; Verunreinigungen (etwa 8 %). Aschengehalt bis 3,5 %. **Anwendung** zu Heftpflaster; in der Technik zur Darstellung von Lacken, Firnissen usw.

2. Mehr oder weniger in Alkohol löslich.

Sandaraca, Resina Sandaraca, Sandarakharz. Oe.

Stammpflanze: *Callitris quadrivalvis Ventenat Coniferae-Cupressineae.* Nordwestl. Afrika (Atlasgebirge); in Algerien in Forstkultur. Der in schizolysigenen Sekretbehältern der Rinde gebildete, teils freiwillig, teils infolge von Einschnitten in Stamm und Äste ausgeflossene, an der Luft erhärtete Harzsaft. Im Handel als *Sandaraca naturalis (in sortis)* und *Sandaraca electa,* letztere allein offizinell. Hauptausfuhr über Mogador. Längliche oder fast zylindrische, bis 3,5 cm lange, seltener fast kugelige, bis 1,5 cm dicke, blaßzitronengelbe, durchsichtige, zerreibliche, auf dem Bruch glasglänzende, glatte oder etwas weißlich bestäubte Stücke. Geruch balsamisch, terpentinartig, Geschmack aromatisch bitterlich; zerfällt beim Kauen, haftet nicht an den Zähnen (Unterschied von Mastix).

Bestandteile: Sandarapimarsäure, Resen, äth. Öl, Bitterstoff usw. **Verfälschungen:** Kolophonium, Resina Pini, Dammar, Mastix und australische Sandarakharze. **Anwendung** zu Pflastern, Salben, Räucherungen, zur Herstellung von Firnissen, Lacken usw., das Gummi zu Radiergummi.

Mastix, Resina Mastix, Mastix. Oe.

Stammpflanze: *Pistacia lentiscus L. var. γ-Chia D.C. Anacardiaceae.* Insel Chios, kultivert. Der in schizogenen Harzkanälen der Rinde befindliche Balsam fließt freiwillig aus oder aus zahlreichen Einschnitten (zur Erzielung größerer Mengen) und härtet in Tropfenform direkt am

Baum, *Mastix electa*, oder, wenn er herabtropft, auf untergelegten Blättern oder Steinplatten, *Mastix naturalis*. Offizinell nur *Mastix electa*. Länglich- oder meist kugelig tränenförmige, bis 2 cm messende, klare, durchsichtige, zitronengelbe oder etwas grünliche, am muscheligen Bruch glasglänzende, leicht zerreibliche Körner. Geruch schwach balsamisch, Geschmack gewürzhaft bitterlich; beim Kauen erweicht Mastix und haftet den Zähnen an (Unterschied von Sandarak).

Bestandteile: Äth. Öl (bis 3%), freie Harzsäuren (α- und β-Mastizinsäure, Mastikolsäure, α- und β-Mastikonsäure, 42%), Resene (α- und β-Mastikoresen, 50%), Bitterstoff, Verunreinigungen. Asche nicht über 1%.

Anwendung früher innerlich als Stomachikum usw., äußerlich gegen Gicht und Rheuma, als Kaumittel, Zahnkitt. Technisch als Kittmittel (Glas- und Porzellan), zu Gemäldefirnissen, Decklacken usw.; in der Parfümerie.

Verfälschungen: Andere nicht offiz. Mastixsorten; Sandarak, *Resina Pini*, Kolophonium.

Resina Guajaci, Guajakharz. Oe. Sch.

Stammpflanzen: *Guajacum officinale L.* und *G. sanctum L. Zygophyllaceae* (s. *Lignum Guajaci*). *Resina Guajaci in lacrimis (granis)* = das freiwillig oder aus Einschnitten in den Stamm ausgeflossene Harz, eine gute Ware, bei uns selten im Handel; *Resina Guajaci in massis (naturalis)* = durch Anbohren der zerschnittenen Stämme und Schwelung gewonnen, die offiz. Handelsware. Unregelmäßige, schwarzgrüne oder dunkelrotbraune, harte, brüchige, am Bruch glasglänzende, in kleinen Splittern durchsichtige, amorphe, außen grünlich bestäubte Massen. Geschmack scharf bitterlich, kratzend, Geruch beim Erwärmen benzoeartig.

Bestandteile: Guajakonsäure (70%), Guajakharzsäure (11%), Guajazinsäure ($12-15\%$), äth. Öl, Gummi, Guajakgelb, Guajaksäure, Vanillin, Guajaksaponin. Aschengehalt bis $1,5\%$.

Anwendung wie *Lignum Guajaci* als Diuretikum. Eine Lösung des Harzes dient als Reagens für Enzyme usw.

Verfälschungen: Schlechte und zu sehr mit Holzstückchen verunreinigte Sorten; Kolophonium.

3. Vollständig in Alkohol löslich.

Colophonium, Kolophonium, D. Sch.; *Resina Colophonium,* Geigenharz. Oe.

Stammpflanzen: *Pinus-Arten,* namentlich *Pinus australis Michaux, P. Taeda L., P. Taeda var. heterophylla Ell., P. echinata Mill.,* Vereinigte Staaten Nordamerikas, *P. pinaster Sol.* (= *P. maritima Poiret*), Südfrankreich, Portugal, *P. laricio Poiret, P. silvestris L.,* Österreich, *Coniferae-Pinaceae.* Hauptproduktionsland Nordamerika, dann Frankreich, weniger Österreich usw. Das vom Wasser und fast vollständig vom äth. Öl befreite gereinigte und erhärtete Harz des Terpentins. *Colophonium album,* blaßgelb und *Colophonium citrinum,* gelb bis bernsteingelb (nur diese sind pharmazeutisch zulässig) bilden glasartige, klare, durchsichtige, stark glänzende, oberflächlich bestäubte, amorphe, harte, zerreibliche Massen, ohne Geruch und Geschmack. Verbrennt an der Luft mit stark rußender Flamme.

Enthält: Das amerik. Kolophonium hauptsächlich Abietinsäureanhydrit, daneben geringe Mengen von Isomeren usw., Protokatechusäure, Bitterstoff, Resen, äth. Öl (Spuren), mineralische Bestandteile (geringe Mengen).

Anwendung zu Salben, Pflastern; technisch zu Firnissen, Lacken, Kitte, zum Bestreichen der Violinbogen.

4. In Alkohol löslich, enthält Benzoesäure.

Benzoe, Benzoe, D. Sch.; ***Resina Benzoe,*** Benzoeharz, Siam-Benzoe. Oe.

Stammpflanzen: *Styrax benzoides Craib.* und *Styrax tonkinensis (Pierre) Craib. Styracaceae.* Hinterindien (Siam). Das freiwillig oder in Folge von V-förmigen Einschnitten in die Rinde des Stammes austretende, erhärtete Harz. Ein pathologisches, erst nach der Verwundung sich bildendes Produkt, die Bäume besitzen weder Sekretbehälter noch ein Sekret. *Benzoe in granis*, die beste, allein offiz. Sorte = fast flache, abgerundete, stumpfkantige, verschieden große, zuweilen verklebte, bräunliche oder rotbraune, am frischen Bruch weißliche, fettig glänzende Körner von balsamischem Geruch. Beim Kauen den Zähnen anhaftend. Mindere Sorten bilden dunkler gefärbte, von Tränen und Mandeln durchsetzte Massen.

Enthält: Bonzoesäure (bis über 20 %), Benzoesäureester, Vanillin usw. Nicht mehr als 3 % Verunreinigungen.

Anwendung innerlich als Expektorans, äußerlich in Pulverform zu Einblasungen in die Nase, als Antiseptikum und Desinfiziens bei Wunden, zu Räucherungen, Zahnmitteln, in der Kosmetik usw.; technisch zu Lacken und Firnissen.

Verwechslungen: Andere Benzoearten des Handels = Sumatra-, Palembang-, Padang-Benzoe usw.

VII. Ölharze *(Oleo-resinae).*

Balsamum Copaivae, Copaiva-Balsam. D. Oe. Sch.

Stammpflanzen: *Copaiba- (Copaifera-) Arten,* namentlich *Copaiba officinalis (L.) Jacquin, C. guyanensis (Desf.) O. Kuntze, C. coriacea (Mart.) O. Kuntze, C. Langsdorffii (Desf.) O. Kuntze, Leguminosae-Caesalpinioideae.* Trinidad, Guyana, Venezuela, Kolumbien, Brasilien. Der durch Anzapfen der Bäume gewonnene Balsam. Durch Ausbreitung der den Stamm durchziehenden Sekretgänge entstehen Räume, die auf eine Anzapfung bis 50 l Balsam liefern. Offizinell zumeist der *Maracaibo-Balsam* = eine klare, dickliche, durchsichtige, stark lichtbrechende, gelbbräunliche Flüssigkeit von eigentümlich aromatischem Geruch und scharfem, bitterlichem, schwach gewürzhaftem Geschmack. Neben dem dickflüssigen Maracaibo- (Venezuela-) Balsam bildet der dünnflüssige Para- (Maranham-) Balsam die Haupthandelssorte, andere Balsame sind pharmazeutisch minder wertvoll.

Enthält: Harz und äth. Öl in sehr wechselndem Verhältnis, etwas Bitterstoff usw.

Anwendung als Diuretikum, Expektorans, bei Nieren- u. Harnsteinen, Blennorrhöe. Technisch zu Lacken und Firnissen, zum Aufhellen von Gefäßen. Das Öl zur Verfälschung äth. Öle.

Verfälschungen: Terpentinöl, Rizinusöl, Olivenöl, Paraffin, Gurgunbalsam, mit minderwertigen Sorten gleicher Abstammung verschnittene Balsame.

Terebinthina, Terpentin, D. Sch.; ***Balsamum Terebinthina,***
Terpentinbalsam. Oe.

Stammpflanzen: D. A. und Ph. austr. *Pinus-Arten*, Ph. helv. *Pinus
pinaster Solander* (= *P. maritima Poiret*) *Coniferae.* Europa, Nordasien,
Vereinigte Staaten Nordamerikas. *Pinus pinaster Sol.*, in Frankreich
in den Departements de la Gironde und des Landes in großem Maßstabe angepflanzt, liefert den franz. Terpentin, *Terebinthina gallica* (Ph.
helv.); der amerik. Terpentin stammt von den bei Kolophonium auf-
geführten Pinus-Arten (s. d.). Der aus Einschnitten an der Basis der
Baumstämme austretende, in untergestellte Blech- oder Tongefäße aufgefangene Balsam. Das längs der, nach oben weiter fortgeführten Einschnitte ausgetrocknete, im Spätherbst abgekratzte Harz kommt als
Resina Pini in den Handel.

Terebinthina gallica ist frisch flüssig, durchsichtig, später dickflüssig,
trübe, körnig, honigartig zähe, klebrig, gelblichweiß. Man reinigt durch
Erwärmen, Klären und Kolieren. Bei längerem Stehen zeigt sich eine
obere dickflüssige klare, durchsichtige, bernsteingelbe und eine festere,
weichlich körnige Schicht (wetzsteinförmige Kriställchen). Geruch
eigenartig, Geschmack bitterlich scharf.

Enthält: Harz (70—85 %), äth. Öl (15—30 %), Wasser (5—10 %), Bitterstoff,
Farbstoff.

Anwendung: In Pflastern, Salben, Linimenten, bei Rheumatismus, Neuralgien usw. Zur Herstellung des Kolophoniums (s. d.), des Terpentinöles (s. d.), zur
Bereitung von Firnissen, Lacken (Siegellack), Harzseifen.

Elemi, Sch.; ***Resina Elemi,*** Elemi. Oe.

Stammpflanzen: *Canarium-Arten*, hauptsächlich *Canarium commune
L.* bzw. *Canarium luzonicum Gray* (Manila-Elemi) *Burseraceae.* Philippinen. Das durch Anschneiden des Baumes austretende Harz; frisch
eine klare Auflösung von Harzen im äth. Öl, aus der das Harz z. T. aus-
kristallisiert. Im Handel (*Manila-Elemi*) in gelblichweißen, teils zäh-
flüssigen, teils klebrig-weichen, oder durch längeres Liegen erhärteten,
undurchsichtigen, im Innern oft weichen Massen. Geruch balsamisch,
Geschmack gewürzhaft, bitterlich. Mikroskopischer Nachweis: Bei Behandlung mit kaltem Alkohol (1 : 3) zeigt der unlösliche Bodensatz
zahlreiche nadelförmige Kristalle von Amyrin. Geschmolzenes Elemi
bildet eine klare, durch verdünnte Schwefelsäure (1 : 4) sich eosinrot
färbende Flüssigkeit.

Bestandteile: Äth. Öl (in weicher Elemi 20—25 %, in harter 7—8 %), Man-
amyrin (20—25 %), Bryoidin (0,8—1 %), α- und β-Manaelemisäure, Maneleresen
(30—35 %) usw.

Anwendung zu Salben, Pflastern; in der Technik zu Firnissen.

Verfälschungen: Dem Elemi ähnliche Sorten (die Bezeichnung Elemi ist ein
Sammelname für eine größere Anzahl Harze).

VIII. Balsame *(Balsama).*

Balsamum peruvianum, Peru-Balsam. D. Oe. Sch.

Stammpflanze: D. A. *Myroxylon balsamum* (*L.*) *Harms var. Pereirae
(Royle) Baillon* = Ph. austr. Ph. helv. *Toluifera Pereirae* (*Klotsch*)
Baillon, Leguminosae-Papilionatae. San Salvador (Costa del Balsamo).

Gewinnung des Balsams durch stellenweise Entblößung des Baumes von der äußeren Rindenschicht, Schwelen der entrindeten Stellen, Auffangen des heraussickernden Balsams in aufgelegten Lappen, Auskochen und Auspressen = **Lappenbalsam**, und durch Zerstampfen und Auskochen der nach völliger Schwelung heruntergekratzten Rindenstücke = **Rindenbalsam**. Der Balsam ist in der Pflanze nicht vorgebildet, seine Bildung erfolgt erst nach der Verletzung der Rinde usw. Die Handelsware ist meist ein Gemisch des Lappen- und Rindenbalsams. Ein dunkelbrauner, klarer, in dünner Schicht rubinrot durchscheinender, nicht klebriger, dickflüssiger, an der Luft nicht eintrocknender Balsam, mit gleichen Teilen Weingeist klar mischbar. Geruch angenehm aromatisch, vanilleartig, Geschmack scharf, kratzend, bitterlich.

Enthält: Cinnamein (Perubalsamöl, bis 65%, Mindestgehalt 60%), bestehend aus Benzoesäurebenzylester und Zimtsäurebenzylester; ferner Vanillin, Peruviol, Dihydrozimtsäure usw. Das Verhältnis der Zimtsäure zur Benzoesäure schwankt.

Anwendung innerlich als Expektorans, gegen Tuberkulose, äußerlich als Antiparasitikum, Antiskabiosum (Räude, Akarusausschlag), Antiseptikum, zu Parfümeriezwecken.

Verfälschungen: Sehr häufig; Kopaivabalsam, Gurjunbalsam, venet. Terpentin, Benzoe, Styrax, fette Öle usw.

Balsamum tolutanum, Tolu-Balsam. D. Oe. Sch.

Stammpflanze: D. A. *Myroxylon balsamum (L.) Harms var. genuinum Baillon* = Ph. austr. und Ph. helv. *Toluifera balsamum L. Leguminosae-Papilionatae.* Südamerika (Neu-Granada, im unteren Stromgebiet des Magdalena). Der aus zahlreichen V-förmigen Einschnitten in den Stamm ausgeflossene Balsam, ein erst nach der Verwundung sich bildendes, in der Rinde nicht vorgebildetes Produkt. Frisch braungelb, dickflüssig, in dünnen Schichten durchsichtig, erhärtet (die Handelsware) braunrot bis braungelb, mikrokristallinisch, zerreiblich. Geruch erwärmt vanille- und benzoeartig, Geschmack aromatisch, nur wenig scharf.

Bestandteile: Benzoesäurebenzylester, Zimtsäurebenzylester, Vanillin, Zimtsäure, Benzoesäure usw.

Anwendung innerlich als Expektorans, mit Kreosot bei Tuberkulose, äußerlich als Geruchskorrigens. Zu Parfümeriezwecken.

Verfälschungen: Kolophonium, Fichtenharz.

Styrax crudus, Roher Storax, D.; *Balsamum Styrax liquidus,* Styrax-Balsam, Oe.; *Styrax liquidus.* Sch.

Stammpflanze: *Liquidambar orientalis Miller Hamamelidaceae.* Kleinasien, Nordsyrien. Der Balsam ist in der Pflanze nicht vorgebildet, er entsteht erst nach dem Schlagen und Einschneiden der Rinde im jungen Holze, niemals in der Rinde. Letztere ist wertlos, dient aber, da der Balsam vom Holze in diese eindringt, zum Auffangen des austretenden Balsams. Man hackt die Rinde und die äußeren Partien des Holzes ab, kocht den Balsam in Wasser aus und preßt ab. Rohstorax ist dick, zähe, klebrig, graubraun, klärt sich beim Erwärmen und längeren Lagern, sinkt im Wasser unter. Geruch aromatisch, nach Benzoe und Perubalsam, Geschmack etwas bitter.

Gereinigter Storax, *Styrax depuratus,* erhalten durch Entfernung des Wassers (Erwärmen bei 100°), Lösen in Weingeist usw., Filtrieren und Eindampfen, ist dunkelbraun, in dünner Schicht durchsichtig, extraktartig.

Bestandteile: Roher Storax = 15—30 % (meist etwa 20 %) Wasser, Gehalt an Rein-Storax 60—75 %, mindestens 65 %. Reiner Storax = freie Zimtsäure (25—30 %), Zimtsäureester (bis 30 %), Storesinol, äth. Öl, Harz, Vanillin, Äthylvanillin, Benzoesäure usw.

Anwendung als Expektorans, äußerlich zu Räucherungen bei Asthma usw., gegen Hautkrankheiten, zu Einreibungen. In der Parfümerie.

Verfälschungen: Fichtenharz, Terpentin, Kolophonium, fette Öle.

IX. Ätherische Öle *(Olea aetherea)*.

Camphora. Kampfer. D. Oe. Sch.

Stammpflanze: *Cinnamomum camphora (Nees et Ebermaier) L. Lauraceae.* Chinesische Küstengebiete, Japan, Formosa, Hainang; kultiviert hier, Ägypten, Kanaren, Ceylon, Ver. Staaten Nordamerikas. Der durch Destillation mit Wasserdämpfen aus dem zerkleinerten Holz der Wurzeln und des unteren Stammabschnittes gewonnene **Rohkampfer** bildet körnige, blaßrötliche Massen mit 20 % flüssigem Kampferöl. Reinigung in Japan, Hongkong oder Europa und Amerika durch Sublimation aus Glaskolben oder eisernen Gefäßen = **raffinierter Kampfer.** Das ursprünglich im Holze vorhandene äth. Öl wird später im lebenden Baume durch Oxydation in Kampfer umgebildet. Das vom rohen Kampfer vor der Reinigung abgepreßte usw. Kampferöl dient zur Safrolbereitung. Handelsware: Bis 5 kg schwere, konvex-konkave, in der Mitte durchlöcherte Kuchen, weiß, in kleinen Stücken farblos, durchscheinend, krist. körnig, zerreiblich, im Bruch blätterig, auf der Schnittfläche glänzend. Geruch eigenartig, durchdringend, Geschmack scharf, bitterlich, kühlend. Um Kampfer zu pulvern, besprengt man ihn zuvor mit Äther oder Weingeist.

Bestandteile: Kampfer ist ein Keton = $C_{10}H_{16}O$.

Anwendung innerlich als Exzitans, Expektorans, äußerlich als reizendes, hautrötendes, schmerzlinderndes Mittel bei rheumatischen Leiden usw. Technisch als Mottenmittel, zur Zelluloidfabrikation, rauchschwachem Schießpulver.

Verfälschungen: Stearinzusatz.

Oleum Anisi, Anisöl, D. Sch.; *Anetholum,* Anethol, Oe.

Stammpflanze: *Pimpinella anisum L.* (s. *Fructus Anisi*). Das durch Destillation aus den zerkleinerten Anisfrüchten je nach der Provenienz bis zu 6 % gewonnene äth. Öl; bei mittlerer Temperatur eine stark lichtbrechende Flüssigkeit, die in der Kälte zu einer kristallinischen Masse erstarrt (schmilzt bei 15°, verflüssigt sich völlig bei 19—20°). Geruch charakteristisch, Geschmack süßlich. Anethol, der sauerstoffhaltige Anteil des äth. Öles, bildet eine weiße, kristallinische Masse von gleichem Geruch und Geschmack. Schmelzpunkt 21—22°. Klar und völlig löslich in 2 Teilen Weingeist.

Enthält: 80—90 % Anethol, der Rest Methylchavikol, Anisketon.

Anwendung innerlich als Expektorans, Karminativum, Geschmackskorrigens, äußerlich gegen Ungeziefer (in fettem Öl gelöst).

Verfälschungen: Terpentinöl, Zedernholzöl, Fenchelöl, Kopaivabalsam- und Gurjunbalsamöl, Spiritus, fette Öle, Paraffinöl.

Oleum Aurantii florum, Orangenblütenöl. Oe. Sch.

Stammpflanze: *Citrus aurantium L. subspec. amara L.* (s. *Cortex Aurantii fructus*). Das in Südfrankreich bei der Destillation der Blüten zur Erzeugung von Aqua Naphae als Nebenprodukt gewonnene äth. Öl der Blüten des Bigaradebaumes (zu $0{,}1\,\%$ in den frischen Blüten). Frisch farblos bis gelblich, später bis braungelb, von eigenartigem Geruch (nach Orangenblüten), von süßlichem, dann bitter aromatischem Geschmack. Löst sich klar und leicht in Weingeist, die Lösung fluoresziert violett.

Enthält: Limonen, l-Linalool, Essigester des Linalools, Geraniol, Nerolikampfer, Nerol, Nerolidol usw.

Anwendung als Geschmackskorrigens; zu Spiritus odoratus.

Verfälschungen: Petitgrainöl, Bergamottöl.

Oleum Aurantii pericarpii (*Oleum corticis Aurantii*), Orangenschalenöl. Oe.

Stammpflanze: *Citrus aurantium Risso* (für süßes Orangenöl), *Citrus aurantium L. subspec. amara L.* (für bitteres Pomeranzenöl) s. *Cortex fructus Aurantii.* Das aus den frischen Fruchtschalen gewonnene äth. Öl; süßes Orangenöl unterscheidet sich vom bitteren fast nur durch den Geschmack. Klar, leicht löslich in Weingeist, vom Geruch nach Orangenschalen und von angenehmem, aromatischem Geschmack.

Enthält: d-Limonen (zumindest $90\,\%$), Zitral, Zitronellal usw.

Anwendung als Aromatikum.

Verfälschungen: Terpentinöl, Bergamottöl.

Oleum Bergamottae. Bergamottöl. Sch.

Stammpflanze: *Citrus aurantium L. supspec. Bergamia Wight et Arnolt, Rutaceae.* Südeuropa. Das durch Pressung aus der frischen Fruchtschale gewonnene äth. Öl; braungelb, oft grünlich (Kupfergehalt, herrührend durch den Versand in kupfernen Ramieren), von charakteristischem Geruch und bitter aromatischem Geschmack.

Enthält: d-Limonen, l-Linalool, l-Linalylazetat, Bergapten, Octylen, Pinen, Kamphen, Essigsäure usw.

Anwendung als Geruchskorrigens, zu Spiritus odoratus.

Verfälschungen: Zitronenöl, Terpentinöl, Pomeranzenöl, fette Öle usw.

Oleum Caiuputi (Cajeputi), Kajeputöl. Oe. Sch.

Stammpflanze: Ph. austr. *Melaleuca lencadendron L.* = Ph. helv. *Melaleuca minor Smith Myrtaceae.* Hinterindien, ostindische Inseln, Nordaustralien; kultiviert Ostindien. Das in der Heimat auf primitive Weise durch Destillation mit Wasserdämpfen aus den Blättern gewonnene Öl. Klar, farblos, schwach gelblich oder grünlich (durch geringe Mengen Kupfer), Geruch an Kampfer erinnernd, Geschmack aromatisch, etwas brennend, dann kühlend. Sehr leicht löslich in $95\,\%$ Weingeist.

Enthält: Hauptbestandteil Cineol ($50{-}60\,\%$), ferner Terpineol, l-Pinen, Valeraldehyd, Benzaldehyd usw.

Anwendung innerlich als Antipyretikum, Antispasmodikum, gegen Kolik, Magenkrampf, Asthma, Blasenlähmung, äußerlich bei Zahnschmerz, in Salben bei Rheumatismus.

Verfälschungen: Rosmarinöl, Eukalyptusöl usw.

Oleum Calami, Kalmusöl. D.

Stammpflanze: *Acorus calami L.* (s. *Rhizoma Calami*). Das aus dem Kalmusrhizom destillierte äth. Öl; gelbbräunlich, etwas dickflüssig, von sehr aromatischem Geruch und etwas bitterlich brennend gewürzhaftem Geschmack, Ausbeute bei frischem Rhizom 0,8 %, bei ungeschältem. getrocknetem Wurzelstock 1,5—3,5 %; löslich in Weingeist von 90 Vol.-%.

Enthält: α-Pinen, Kamphen, Calamen, Calamenol, Calameon (Kalmuskampfer), Eugenol, Asaron, Asarylalkohol, n-Heptylsäure, Palmitinsäure usw.

Anwendung innerlich als Stomachikum, Karminativum, äußerlich zu Bädern. Zur Likörfabrikation.

Verfälschungen: Terpentinöl, Zedernöl usw.

Oleum Carvi, Kümmelöl, D. Sch.; *Carvon*, Oe.

Stammpflanze: *Carum carvi L.* (s. *Fructus Carvi*). D. A. und Ph. helv. das zu 4—6 % durch Destillation mit Wasserdampf aus den zerkleinerten Früchten gewonnene äth. Öl; Ph. austr. der durch fraktionierte Destillation des äth. Öles erhaltene sauerstoffhaltige Anteil = Karvon (zu ca. 65 % im *Oleum Carvi*). Klare, farblose bis blaßgelbliche, scharf aromatisch schmeckende Flüssigkeiten von charakteristischem Kümmel-geruch, löslich in Weingeist 90 Vol.-%.

Enthält: Bis 65 % Karvon, ferner d-Limonen (40—50 %), Dihydrokarvon, Dihydrokarveol usw.

Anwendung innerlich bei Magenkrampf, Appetitlosigkeit, Flatulenz, äußerlich zu Zahntropfen. In der Likörfabrikation.

Oleum Caryophyllorum, Nelkenöl, D. Sch.; *Eugenolum*, Eugenol, Oe.

Stammpflanze: *Jambosa caryophyllus (Sprengel) Niedenzu* (s. *Caryophylli*). D. A. und Ph. helv. das aus den Gewürznelken durch Destillation mit Wasserdampf gewonnene äth. Öl; Ph. austr. der sauerstoffhaltige Anteil des äth. Öles = Eugenol (bis zu 85 % im Öl). Klare, gelbliche bis schwach bräunliche, stark lichtbrechende Flüssigkeiten von charakteristischem, scharfaromatischem Geruch und brennend aromatischem Geschmack. Mit Weingeist klar mischbar.

Enthält: Eugenol (70—85 %), Azetyleugenol, Karyophyllen, Salizylsäure-methylester, Methylamylketon, Methylalkohol, Furfurol, Vanillin, Benzoesäure-methylester usw.

Anwendung innerlich als Aromatikum, Stomachikum, äußerlich als Antiseptikum, schmerzstillendes Mittel, zu Einreibungen, Zahnmitteln, Mundwässern.

Verfälschungen: Das äth. Öl der Nelkenstiele (am Geruch erkennbar).

Oleum Chamomillae (aethereum), Ätherisches Kamillenöl. Sch.

Stammpflanze: *Matricaria chamomilla L.* (s. *Flores Chamomillae*). Durch Destillation mit Wasserdampf aus den frischen oder frisch getrockneten Blütenkörbchen gewonnen, dunkelblau (ändert später in Braun), etwas dickflüssig, von charakteristischem Geruch und bitterlich aromatischem Geschmack.

Enthält: Azulen (bedingt die blaue Farbe), Kaprinsäure, Triakontan, Paraffin usw.

Anwendung zur Likörfabrikation.

Verfälschungen: Schafgarbenöl (ebenfalls blau), Zedernholzöl usw.

Oleum Cinnamomi, Zimtöl, Sch..; ***Cinnamalum,*** Zimtaldehyd, Oe.

Stammpflanze: *Cinnamomum cassia (Nees) Blume* (s. *Cortex Cinnamomi*). Ph. helv. das durch Destillation mit Wasserdampf aus den jungen, beblätterten Zweigen gewonnene und rektifizierte Öl; Ph. austr. der aus dem äth. Zimtöl erhaltene Zimtaldehyd = Cinnamalum. Gelbe bis bräunliche Flüssigkeiten von charakteristischem Zimtgeruch und süßem, später brennend scharfem Geschmack.

Enthält: Zimtöl = mindestens 70% Zimtaldehyd, ferner freie Zimtsäure, Essigsäurezimtester, Essigsäurephenylpropylester, Salizylaldehyd usw.

Anwendung innerlich als Stomachikum, Karminativum, Geschmackskorrigens, äußerlich als Geruchskorrigens, zu Zahnmitteln.

Verfälschungen: Kolophonium mit Petroleum, fette Öle usw.

Oleum Cinnamomi zeylanici, Ceylonzimtöl, D., wird aus dem Bruch und Abfall (Chips), erhalten beim Schälen des Ceylonzimts (s. *Cortex Cinnamomi zeylanici*) durch Destillation zu $0,5$—1% gewonnen. Geruch etwas milder, Geschmack ein wenig süßer als obiges Zimtöl.

Oleum Citri, Zitronenöl. D. Oe. Sch.

Stammpflanze: *Citrus medica L. subspec. Limonum (Risso) Hooker fil.* (s. *Cortex fructus Citri*). Gewinnung in Süditalien durch Auspressen der frischen Fruchtschalen und Auffangen des Öles in Schwämme (Spugna-Prozeß, Scorzetta-Prozeß) oder in Nizza durch Aufstechen der Ölbehälter mittels einer mit aufrecht stehenden Nadeln versehenen, am Grunde in eine Röhre zum Auffangen des Öles auslaufenden Schüssel. Eine klare, dünnflüssige, blaßgelbliche Flüssigkeit von feinem Zitronengeruch und mildem, aromatischem, schwach bitterem Geschmack. Löslich in 12 Teilen Weingeist von 90 Vol.-$\%$.

Enthält d-Limonen (Hauptbestandteil), daneben α- und β-Pinen, Kamphen, β-Phellandren, Methylheptenon, Oktylaldehyd, Zitronellal usw.

Anwendung als Geschmackskorrigens, Aromatikum, als Gewürz zum Backen, in der Likörfabrikation.

Verfälschungen: Terpentinöl, Zitronenöl-Terpene, Pomeranzenschalenöl usw.

Oleum Foeniculi, Fenchelöl. D. Oe. Sch.

Stammpflanze: *Foeniculum vulgare Miller* (s. *Fructus Foeniculi*). Durch Destillation mit Wasserdampf zu 4—6% aus den zerquetschten Früchten gewonnen. Klare, farblose bis schwach gelbliche, stark aromatisch riechende Flüssigkeit von kampferartigem, später süßem Geschmack, in gleichen Raumteilen Weingeist klar löslich.

Enthält: Anethol (50—60%), Fenchon, d-Pinen, Dipenten, Anisketon, Anisaldehyd, Anissäure usw.

Anwendung als Karminativum, Stomachikum, Geschmackskorrigens, zur Likörfabrikation.

Oleum Juniperi, Wacholderöl. D. Oe. Sch.

Stammpflanze: *Juniperus communis L.* (s. *Fructus Juniperi*). Durch Destillation mit Wasserdampf aus den reifen, frischen Früchten, Ausbeute 1—$1,5\%$. Klar, farblos bis blaßgelblich, in Weingeist schwer löslich (1 : 10), frisch von aromatischem, an Terpentin erinnerndem Geruch und aromatisch-brennendem Geschmack; ältere Öle dickflüssiger, verharzt, Geruch mehr oder weniger ranzig.

Enthält: α-Pinen, Kadinen, Kamphen, Terpineol usw.

Anwendung als Diuretikum bei Wassersucht und Blasenkatarrhen, Nervinum, äußerlich zu Einreibungen bei Rheumatismus, Gicht usw. Zur Bereitung von Wacholderbranntwein und Likören.

Oleum Lavandulae, Lavendelöl. D. Oe. Sch.

Stammpflanze: *Lavandula spica* α *L.* (s. *Flores Lavandulae*). Durch Destillation mit Wasserdampf aus den frischen Blüten bzw. blühenden Zweigspitzen, Ausbeute 0,5—1,5% je nach der Provenienz. Klar, farblos bis schwachgelblich, von eigentümlichem Geruch und stark aromatischem, etwas bitterem Geschmack, klar löslich bei 20° in 3 Teilen verdünntem Weingeist.

Enthält: l-Linalylazetat (30—45%, D.A. mindestens 29,3%, Ph. helv. 35%), l-Linalool, Geraniol, d-Borneol, in Spuren l-Pinen und Zineol, Kumarin, Äthylamylketon usw.

Anwendung als Zusatz zu Einreibungen, als Geruchskorrigens; in der Porzellanmalerei und Parfümeriefabrikation.

Verfälschungen: Terpentinöl, Spiköl, spanisches Lavendelöl, Zedernöl, Kokosäther.

Oleum Macidis, Ätherisches Muskatnußöl, Macisöl. D. Oe. Sch.

Stammpflanze: *Myristica fragrans Houttuyn* (s. *Semen Myristicae*). D. A. das äth. Öl des Samenmantels oder der Muskatnüsse; Ph. austr. und Ph. helv. das äth. Öl des Samenmantels der Muskatnüsse, durch Destillation mit Wasserdampf gewonnen. Das echte Macisöl, zu 4 bis 15% aus dem Samenmantel, spielt im Handel eine geringe Rolle gegenüber dem bei der Bereitung der Muskatbutter zu 8—10% gewonnenen oder bis 15% aus den Nüssen selbst durch Destillation erhaltenen Muskatnußöl. Beide (sehr ähnlich, wenn auch nicht identisch) farblos bis schwach gelblich, vom Geruch der Muskatblüte bzw. der Muskatnüsse und von mildem, hinterher scharfem, aromatischem Geschmack, klar mischbar mit gleichen Teilen Weingeist von 95 Vol.-%.

Enthält: α-Pinen, d-Kamphen, Dipenten, d-Linalool, Geraniol, Myristizin, Myristizinsäure, Eugenol, Isoeugenol, Safrol usw.

Anwendung äußerlich als Zahnschmerzmittel.

Oleum Menthae piperitae, Pfefferminzöl. D. Oe. Sch.

Stammpflanze: *Mentha piperita L. (Hudson)* (s. *Folia Menthae piperitae*). Durch Destillation mit Wasserdampf aus den frischen Blättern und blühenden Zweigspitzen. Hauptproduktionsländer Vereinigte Staaten von Nordamerika und England, für Deutschland die Kulturen bei Leipzig-Miltitz. Klar, farblos, blaßgelblich oder grünlichgelblich, von reinem Pfefferminzgeruch und erst brennendem, dann kühlendem, kampferartigem Geschmack. Klar löslich bei 20° in 4—5 Teilen verdünntem Weingeist; auf — 10° abgekühlt, scheiden sich Mentholkristalle ab.

Enthält: Menthol (50—60% als freies Menthol, 3—14% in Form freier Essigsäure- und Isovaleriansäureester), ferner Menthon (Keton, 9—12%) usw.

Anwendung innerlich als Stomachikum, Karminativum, Geschmackskorrigens; in Form des Menthols innerlich bei Kolik, Erbrechen, Durchfall usw., äußerlich als Antiseptikum, schmerzlinderndes Mittel, bei Migräne, Neuralgien, Zahnschmerz, zu Pinselungen, Schnupfpulver, als Geruchskorrigens. In der Likörfabrikation.

Verfälschungen: Weingeist, Rizinusöl, Petroleum usw.

Oleum Pini Pumilionis, Krummholzöl, Latschenöl. Oe. Sch.

Stammpflanze: *Pinus montana Miller var. Pumilio (Haenke) Willkom, Coniferae-Pinaceae.* Hochalpen, Riesengebirge, Bayr. Wald, Schwarzwald, Vogesen, Karpathen. Durch Destillation mit Wasserdampf aus den frischen Nadeln und jüngeren, beblätterten Zweigen gewonnen; farblos oder schwach grünlichgelb, dünnflüssig, von charakteristischem, balsamischem Geruch und bitterem, aromatischem und scharfem Geschmack.

Enthält: l-Pinen, l-Phellandren, Silvestren, Kadinen, 5—8 % Bornylazetat. **Anwendung** zu Einreibungen, Inhalationen, Zerstäubungen.

Oleum Rosae, Rosenöl. D. Oe. Sch.

Stammpflanzen: *Rosa gallica L.* und *Rosa damascena Miller forma trigintipetala Dieck* (s. *Flores Rosae*). Durch Destillation mit Wasserdampf aus den frischen Kronenblättern; Hauptproduktionsgebiet die Gegend von Kazanljk in Rumelien, in Deutschland Kulturen in Miltitz bei Leipzig. Blaßgelblich, etwas dicklich, von angenehmem Rosengeruch und etwas scharfem Geschmack; Ausscheidung kleiner Kristalle bei D. A. + 18 bis 20⁰, Ph. austr. + 15 bis 22⁰, Ph. helv. unter + 20⁰, bei noch niedrigeren Graden Erstarrung zu einer weichen Masse.

Enthält: In der Hauptmasse Geraniol (Alkohol) und zu etwa 20 % l-Zitronellol (Alkohol), beide größtenteils frei, nur zu 2,5—3,5 als Ester, ferner 10—15 % Stearopten. Gesamtgeraniol (Geraniol, Zitronellol) 66—74 %, ausnahmsweise 76 %. Andere Körper sind Phenyläthylalkohol, l-Linalool, Nonylaldehyd, Eugenol, Zitral usw.
Anwendung als Geruchskorrigens.
Verfälschungen: Die Öle von *Cymbopogon Martini Stapf,* ostind. Geraniumöl, Palmarosaöl und von Pelargonium-Arten, algerische bzw. Réunion-Geraniumöle.

Oleum Rosmarini, Rosmarinöl. D. Oe. Sch.

Stammpflanze: *Rosmarinus officinalis L.* (s. *Folia Rosmarini*). Durch Destillation mit Wasserdampf aus den Blättern; Ausbeute 2 %. Hauptproduktionsgebiete die Inseln des Adriatischen Meeres (dalmatinisches Öl) und die südl. Departements Frankreichs (französisches Öl). Klar, farblos bis schwach gelblich, Geruch charakteristisch, kampferartig, Geschmack gewürzig-bitter, kühlend. Löslich in dem halben Vol. Weingeist.

Enthält: Pinen, Kamphen, Zineol, Kampfer, Borneol, kleine Mengen von Estern, vermutlich des Borneols.
Anwendung äußerlich in Salben usw. gegen Rheumatismus und Lähmungen, gegen Hautungeziefer und Räude in der Tierarzneikunde. Denaturierungsmittel für Öle und Branntweine.
Verfälschung: Terpentinöl.

Oleum Santali, Sandelöl, Sandelholzöl. D. Oe. Sch.

Stammpflanze: *Santalum album L. Santalaceae.* Vorderindien heimisch und kultiviert. Offizinell nur das **ostindische** Öl, durch langsame Destillation mit Wasserdampf aus dem zerkleinerten Kernholz der Stämme gewonnen. Etwas dicklich, farblos bis blaßgelblich, von gewürzigem, ambraähnlichem Geruch und nicht scharfem, harzigem Geschmack. Bei 20⁰ klar löslich in 5 Teilen 69 % igem Alkohol.

Enthält: 80 % α- und β-Santalol, 6 % α- und β-Santalen, 3 % Santalal (Aldehyd), Santalon (Keton), Santalsäure, Teresantalsäure, Ester der Ameisensäure und Essigsäure usw.

Anwendung als Antigonorrhoikum, Expektorans.

Verfälschungen: Zedernholzöl, westind. Sandelholzöl, Rizinusöl, Sesamöl, Paraffinöl.

Oleum Sinapis (aethereum), Senföl. D. Oe. Sch.

Stammpflanzen: *Brassica nigra (L.) Koch* und *B. juncea Hooker fil. et Thomson* (s. *Semen Sinapis*). Befreien der Samen vom fetten Öl, Mazerieren der zerkleinerten Preßkuchen mit Wasser, nach kurzer Gärung Destillation mit Wasserdampf. Ausbeute an äth. Öl 0,5—0,75 %. Das Glykosid des Senfsamens = Sinigrin (myronsaures Kalium) spaltet sich bei Gegenwart von Wasser durch das Ferment Myrosin in Senföl, Traubenzucker, Kaliumbisulfat, daneben entsteht Allylzyanid und Schwefelkohlenstoff. Dünnflüssig, farblos bis hellgelb, stark lichtbrechend, von scharfem, die Augen zu Tränen reizendem Geruch. Klar und leicht löslich in Weingeist.

Enthält: Fast nur Allylsenföl neben geringen Mengen Allylzyanid und Schwefelkohlenstoff.

Anwendung in Verdünnung mit Spiritus zu Einreibungen bei Gicht, Rheumatismus, Zahnschmerz usw.

Verfälschungen: Schwefelkohlenstoff, Petroleum, Chloroform usw.

Oleum Terebinthinae, Terpentinöl. D. Oe. Sch.

Stammpflanzen: *Pinus-Arten*, Ph. helv. *Pinus pinaster Solander* (s. Colophonium und Terebinthina). Durch Destillation mit Wasserdampf aus dem gemeinen Terpentin gewonnen. Von Bedeutung sind nur die amerikanischen und französischen Öle, Ph. helv. fordert ausschließlich französisches Terpentinöl. Klar, farblos bis schwach gelblich, stark lichtbrechend, von eigentümlichem Geruch und scharfem kratzendem Geschmack. Klar löslich in 12 Teilen (Ph. austr. 8 T., Ph. helv. 5—12 T.) 90 %igem Weingeist.

Enthält: l- und d-Pinen, Dipenten und polymere Terpene, Kamphen, Fenchen, Essigsäure, Harzsäure, Ameisensäure usw.

Anwendung innerlich als reizendes Stomachikum, Diuretikum, bei chronischen Katarrhen des Respirationsapparates und der Blase, bei Gallensteinkoliken, Gonorrhöe usw., Gegengift gegen Phosphor (altes, peroxydhaltiges Öl). Äußerlich als hautreizendes, ableitendes Mittel, Antiseptikum, Desinfiziens, Antiparasitikum. Technisch zu Farben, Lacken, Firnissen.

Verfälschungen: Petroleum, Harzöl, Kienöl.

Oleum Terebinthinae rectificatum, Gereinigtes Terpentinöl. D. Oe. Anwendung zu Inhalationen bei Bronchitis und Lungengangrän. Zum innerlichen Gebrauch (ausgenommen bei Phosphorvergiftung) nur dieses.

Oleum Thymi, Thymianöl. D. Sch.

Stammpflanze: *Thymus vulgaris L.* (s. *Herba Thymi*). Durch Destillation mit Wasserdampf und Rektifikation aus den frischen Blättern und blühenden Zweigen; Ausbeute 0,3—0,9 %. Hauptproduktionsgebiete Südfrankreich, Spanien, Algerien, Cypern. Rektifiziertes Öl ist farblos (rohes Öl rötlichgelb bis dunkelrotbraun), von stark gewürzigem Geruch und gewürzigem, beißend scharfem Geschmack. Klar löslich in 3 Teilen einer Mischung aus 100 Vol. Weingeist und 14 Vol. Wasser.

Enthält: Thymol bzw. Karvakrol oder ein Gemisch beider (30—36$\%$, seltener bis 42$\%$), Zymol (21$\%$), Linalool (5$\%$), Borneol (8$\%$), Menthen (15$\%$), Kohlenwasserstoffe (17$\%$), 1-Pinen usw.

Anwendung zu Einreibungen.

Verfälschungen. Terpentinöl.

Oleum Valerianae, Baldrianöl. Oe.

Stammpflanze: *Valeriana officinalis L.* (s. *Rhizoma Valerianae*). Durch Destillation mit Wasserdampf aus der trocknen, seltener frischen Wurzel, Ausbeute 0,5—1 $\%$, gewonnen als Nebenprodukt bei der Bereitung von Baldrianextrakt und Baldriansäure. Klar, gelbgrün bis braungelb, frisch dünnflüssig, später zähflüssig, Geruch nach Baldrianwurzel. Geschmack aromatisch kampferartig. Leicht löslich in Weingeist.

Enthält: 1-Kamphen, 1-Pinen, 1-Borneol, Terpinol, Ester der Ameisensäure, Essigsäure, Buttersäure, Baldriansäure (etwa 9$\%$ Baldriansäurebornylester und je 1$\%$ des Borneolesters der übrigen drei Säuren).

Anwendung bei krampfhaften, epileptischen und hysterischen Leiden.

X. Fette Öle *(Olea pinguia)*.

Oleum Amygdalarum, Mandelöl. D. Oe. Sch.

Stammpflanze: *Prunus amygdalus Stokes* (s. *Amygdalae*). Das aus den gereinigten, grobgepulverten Mandeln durch kalte Pressung gewonnene fette Öl. Süße Mandeln enthalten bis 45$\%$, bittere bis 38$\%$ Öl. D. A. und Ph. helv.: das fette Öl der bittern und süßen Mandeln, Ph. austr.: nur das Öl süßer Mandeln. Im Handel zwei Sorten, „anglicum" aus Mandeln gepreßt, „gallicum" meist aus Pfirsichkernen. Klares, hellgelbes, ziemlich dünnflüssiges, geruchloses, milde, nicht ranzig schmeckendes Öl, nicht austrocknend und erst bei — 20^0 erstarrend.

Enthält: Ölsäureglyzerinester (Olein) und kleine Mengen Linolsäureglyzerinester.

Anwendung innerlich als mildes Laxans, reizmilderndes Mittel, äußerlich zu Salben, Zeraten usw. Technisch als Schmieröl für Uhren.

Verfälschungen: Substituiert durch Pfirsich- und Aprikosenkernöl, Zusatz von Mohnöl, Olivenöl, Arachisöl, Nußöl, Sesamöl und anderen.

Oleum Arachidis, Erdnußöl. D. Sch.

Stammpflanze: *Arachis hypogaea L. Leguminosae-Papilionatae.* Trop. Amerika; kultiviert in den Tropen und im südlichen Europa. Das kalt gepreßte Öl der geschälten Samen (Ölgehalt der Samen 42—51$\%$), hellgelb, geruchlos, von mildem Geschmack, trübt sich bei + 3^0, erstarrt bei — 3 bis — 7^0.

Enthält: Glyzeride der Öl-, Linol-, Linozerin-, Arachin-, Palmitin- und Hypogaeasäure. Gehalt an freier Säure 1—9$\%$.

Verwendung als Speiseöl; das Öl zweiter Pressung als Brennöl, warm gepreßte Öle dritter Pressung zur Seifenfabrikation. Die Preßkuchen als Viehfuttermittel.

Verfälschungen: Rüböl, Mohnöl, Sesamöl, Kottonöl.

Oleum Cacao, Kakaobutter. D. Oe. Sch.

Stammpflanze: *Theobroma cacao L.* (s. *Semen Cacao*). Das aus den gerösteten, enthülsten, fein gemahlenen Samen als Nebenprodukt bei der Herstellung des Kakaopulvers durch Auspressen unter Dampf bei 60—70⁰ und einem Druck bis 150 Atmosphären erhaltene filtrierte Öl (zu 40—55°/₀ im *Semen Cacao*). Fest, brüchig-spröde, blaßgelb, Geruch kakaoähnlich, Geschmack milde, rein. Wenig in 90°/₀igem Alkohol löslich.

Enthält: Glyzeride der Stearinsäure (ca. 40°/₀), der Palmitin- und Arachinsäure, Ölsäure (ca. 30°/₀), Laurinsäure, Myristinsäure und Linolsäure usw.; ferner Phytosterin, Sitosterin, Cholesterin usw.

Anwendung zu Pillen, Zeraten, Salben, Suppositorien, Vaginalkugeln.

Verfälschungen: Wachs, Stearinsäure, Palmkernfett, Kokosfett, Talg.

Oleum Crotonis, Krotonöl. D. Oe. Sch.

Stammpflanze: *Croton tiglium L. Euphorbiaceae.* Ostindien; kultiviert hier, Java, Philippinen, China. Das aus den reifen, geschälten Samen durch Auspressen bei gelinder Wärme gewonnene fette Öl; Ausbeute 30°/₀ (in den Samen bis zu 50°/₀). Klar, etwas dicklich, braungelb, Geschmack anfangs milde, bald sehr scharf, kratzend und brennend. Beim Erwärmen in 5 Vol. absol. Alkohol löslich.

Enthält: Krotonol oder Krotonolsäure bzw. krotonolsaures Triglyzerid, ferner Glyzeride der Stearin-, Palmitin-, Olein-, Laurin-, Myristizinsäure usw.

Anwendung als starkes Drastikum bei hartnäckiger Obstipation, äußerlich als Vesikans und Rubefaziens bei Rheumatismus, Neuralgien.

Oleum Lauri, Lorbeeröl, Lorbeerfett. D. Oe. Sch.

Stammpflanze: *Laurus nobilis L.* (s. *Fructus Lauri*). D. A. und Ph. helv. das durch Pressen der zerkleinerten und erwärmten Früchte gewonnene Fett; Ph. austr. Auskochen der frischen, gestoßenen Früchte und Auspressen. Fettgehalt der Früchte etwa 31°/₀. Grünes, salbenartiges, kristallinisches Gemenge von Fett, äth. Öl und Chlorophyll; Geruch nach Lorbeeren, Geschmack balsamisch, bitterlich, fettig. Schmilzt bei 32—56⁰ zu einer dunkelgrünen Flüssigkeit.

Enthält: Laurostearin (vorwiegend), äth. Öl (2,5°/₀), Lorbeerkampfer, Nelkensäure, Chlorophyll, Melissylalkohol, Lauran (Kohlenwasserstoff), Phytosterin usw.

Anwendung äußerlich in Salben zu Einreibungen bei Geschwulsten, Rheumatismus, Kolik usw.

Verfälschungen: Schweineschmalz, Talg.

Oleum Lini, Leinöl. D. Oe. Sch.

Stammpflanze: *Linum usitatissimum L.* (s. *Semen Lini*), D. A. und Ph. helv. das durch kaltes, Ph. austr. durch warmes Auspressen aus den Samen gewonnene fette Öl; Ausbeute 20—26°/₀ (Gehalt guter Samen bis 35°/₀). Kalt gepreßt klar, gelb (warm gepreßt dicklich, bräunlichgelb), von eigentümlichem Geruch und süßlich bitterem, nachher kratzendem Geschmack. Bei — 16⁰ (Ph. helv. — 15⁰) noch flüssig; trocknet in dünner Schicht der Luft ausgesetzt zu einem Firnis ein.

Enthält: 10—15°/₀ feste Glyzeride der Stearin-, Palmitin-, Myristin- und Arachinsäure, 85—90°/₀ flüssige Glyzeride, davon 5°/₀ Ölsäure, 15°/₀ Linolsäure, 15°/₀ Linolensäure, 63°/₀ Isolinolensäure.

Anwendung mit Kalkwasser als Brandliniment; zur Seifen-, Firnisfabrikation und Linoleumfabrikation, zur Herstellung von Druckerschwärze. Reines Öl zu Speisezwecken.

Verfälschungen: Künstliche Leinöle (Leinölersatz), Hanföl, Rüböl, Leindotteröl, Kottonöl, Maisöl, Harzöl usw.

Oleum Nucistae, Muskatnußöl, D.; *Oleum Myristicae expressum,* Muskatbutter, Oe.; *Oleum Myristicae,* Muskatfett, Sch.

Stammpflanze: *Myristica fragrans Houttuyn* (s. *Semen Myristicae*). Das aus den fein gemahlenen Muskatnüssen durch heißes Auspressen gewonnene, gelbe bis rotbraune, stellenweise weiße Gemenge von Fett, äth. Öl und Farbstoff; im Handel in 6 cm breiten, 25 cm langen, 0,5 bis 0,75 kg schweren Stücken. Ausbeute an Fett bis 28 %. Geruch angenehm, stark muskatartig gewürzig, Geschmack scharf bitter, gewürzhaft. Gereinigte Ware schmilzt bei 45—51° zu einer braunroten, nicht völlig klaren Flüssigkeit.

Enthält: Äth. Öl (4—7 %), festes Fett (44 %), flüssiges Fett (52 %).

Anwendung äußerlich zu Einreibungen in Salben, Zeraten, Pflastern.

Verfälschungen: Talg, Wachs, Vaselin, Butter, Knochenmark, Palmöl, Kakaobutter, Seife.

Oleum Olivarum, Olivenöl. D. Oe. Sch.

Stammpflanze: *Olea europaea L.* und Kulturformen, *Oleaceae.* Mittelmeergebiet heimisch, hier und in Nord- und Südamerika, Südafrika, Südaustralien in Kultur. Das durch kaltes Auspressen der zerkleinerten reifen beerenartigen Steinfrüchte unter schwachem Druck gewonnene fette Öl; die Früchte enthalten im Fruchtfleisch bis 70 %, im Kern 10—15 % Öl. Geringere Ölsorten werden durch stärkeren Druck und Zusatz von etwas heißem Wasser erhalten. Gelb, frisch etwas grünlich, von schwachem, eigentümlichem Geruch und mildem Geschmack. Trübung durch kristallinische Ausscheidungen bei etwa 10°, bei 0° salbenartig, Erstarrungspunkt zwischen — 2 und + 4°. Sehr wenig in Alkohol löslich.

Enthält: Bis 28 % feste Glyzeride der Stearin-, Palmitin- und Arachinsäure, bis 72 % flüssige Glyzeride der Ölsäure und Linolsäure, ferner wenig freie Säuren, Alkohole, Säureanhydride.

Anwendung innerlich als einhüllendes Mittel bei Magen- und Darmentzüngen und Vergiftungen mit ätzenden Stoffen, als schwaches Abführmittel, Nahrungsmittel, äußerlich zu Salben, Lirimenten, Pflastern. Technisch zur Seifenfabrikation.

Verfälschungen: Mohnöl, Sesamöl, Arachisöl, Kottonöl.

Oleum Ricini, Ricinusöl. D. Oe. Sch.

Stammpflanze: *Ricinus communis L. Euphorbiaceae.* Südasien, Tropen Afrikas; kultiviert seit alter Zeit in Italien, Frankreich, England, Nordamerika, Ost- und Westindien. Das aus den geschälten reifen Samen kalt gepreßte, mit Wasser ausgekochte, fette Öl; Ausbeute 40—45 %. Klar, dickflüssig, fadenziehend, farblos bis blaßgelblich, von kaum wahrnehmbarem Geruch und anfänglich mildem, dann unangenehmem Geschmack. Bei 0° durch Abscheidung kristallinischer Flocken trübe, bei größerer Kälte (über — 10°) butterartig fest; trocknet in dünnen Lagen an der Luft langsam aber völlig ein.

Enthält: Tririzinolein (Triglyzerid der Rizinolsäure, über 80 %), Tristearin, Dioxystearin, Oxystearin.

Anwendung innerlich als Abführmittel (durch das Rizinolsäureglyzerid), äußerlich als haarwuchsförderndes Mittel; technisch in der Kosmetik, die geringeren Öle in der Seifenfabrikation, als Brenn- und Schmieröl.

Verfälschung: Gebleichtes Sesamöl.

Oleum Sesami, Sesamöl. D. Oe. Sch.

Stammpflanze: *Sesamum orientale L. = S. indicum L. Pedaliaceae.*
Ostindien; kultiviert in allen tropischen und subtropischen Gegenden.
Das aus den Samen durch kaltes Pressen gewonnene fette Öl; Gehalt
der Samen 45—56% Fett. Blaßgelb, fast geruchlos, von mildem Geschmack, erstarrt bei —4 bis — 6°. Heiß gepreßte, dunklere, scharf
schmeckende Öle sind unzulässig.

Enthält: Glyzeride der Stearin-, Palmitin-, Öl- und Linolsäure, Sesamin (gibt
die Furfurol-Reaktion).

Anwendung als Speiseöl, zur Margarinefabrikation. Minderwertige Sorten als
Brennöle, Schmieröle, in der Seifenfabrikation.

Verfälschungen: Arachisöl, Kottonöl, Rüböl.

XI. Pflanzenextrakte.

Catechu, Katechu. D. Oe. Sch.

Stammpflanzen: D. A. und Ph. helv. *Acacia catechu (L. fil.) Willdenow* und *Acacia suma Kurz,* Ph. austr. nur *Acacia catechu (L. f.)
Willd. Leguminosae-Mimosoideae.* Vorderindien, trop. Afrika. Das
in Ostindien aus dem dunkelbraunroten, zerhackten Kernholz durch
Auskochen mit Wasser, Eindampfen und Eintrocknen an der Sonne
gewonnene Extrakt *(Catechu nigrum,* Pegu-Katechu), harte, dichte,
brüchige, bräunliche, zerreibliche Massen von zusammenziehendbitter-
lichem, zuletzt süßlichem Geschmack. Im Handel in unregelmäßigen,
8 cm breiten, etwa 20 mm dicken, braunen Kuchen.

Bestandteile: Bis 16%, meist höchstens 7,2% Katechin, 15—54% Katechu-
gerbsäure, Katechuretin, Oxykatechuretin, Katechuretinhydrat, Querzetin,
Schleim, Fett. Wachs. Aschengehalt höchstens 6%, Ph. austr. 5%.

Anwendung innerlich als Adstringens, Styptikum, äußerlich zu Zahnpulver,
Zahntinkturen, Mund- und Gurgelwässer.

Verfälschungen: *Extractum campechianum, Extractum seminum Arecae.*

Tierische Drogen.

I. Lebende Tiere.

Hirudines, Blutegel. D. Sch.

Abstammung: *Hirudo medicinalis L. = Sanguisuga medicinalis
Savigny* und *S. officinalis Savigny, Annelides-Hirudinea.* Ungarn; gezüchtet in Ungarn, Deutschland. Bis 20 cm lang (ausgedehnt), am
Rücken gewölbt, unten glatt, nach vorn und hinten verschmälert, mit
95 deutlichen Ringeln, deren erste 9—10 dem Kopf angehören, je 3—5
der übrigen entsprechen einem inneren Segment. Am Munde und am
hinteren Körperende Sauggruben, in der dreistrahligen Mundöffnung
(vorderer Saugnapf) drei halbkreisförmige feine Kiefer mit zahlreichen
(etwa 80) spitzen Zähnen und die zweierlei, den Saugapparat regulie-
renden Muskeln; der Saugnapf am hinteren Ende dient nur als Haft-
organ zur Fortbewegung. *Sanguisuga medicinalis* = auf dem Rücken
auf meist grünem Grunde sechs rote, schwarzgefleckte Längsbinden,
die hellere Bauchfläche schwarzgefleckt. *S. officinalis* = auf dem Rücken

sechs breitere, gelbe, durch schwarze Stellen unterbrochene Längsbinden, die hellgrüne, schwarz eingefaßte Bauchseite nicht gefleckt.

Enthalten: Hirudin (Herudin), der die Blutgerinnung verhindernde Stoff.
Anwendung zum Blutsaugen.
Verfälschung: *Haemopis sanguisuga Sav.*, der Roßegel.

II. Getrocknete Tiere.

Cantharides, Spanische Fliegen, Kanthariden. D. Oe. Sch.

Abstammung: *Lytta vesicatoria Fabricius Hexapoda-Coleoptera.* Süd-
und Mitteleuropa, auf bestimmten Bäumen und Sträuchern (*Caprifo-
liaceen, Oleaceen* und andere). Sammelzeit Juni—Juli, vor Sonnenauf-
gang, Abschütteln der erstarrten Käfer (nicht „Fliegen"), Töten in
Glasflaschen durch Äther, Benzin usw., Trocknen an der Sonne oder bei
nicht über 40⁰. Die Käfer 1,5—2,5 cm lang, 4—8 mm breit, bis 0,1 g
schwer, metallischsmaragdgrün oder goldgrün, glänzend; die Antennen
4—6 mm lang, fadenförmig, schwarz, elfgliedrig; der Kopf vorgestreckt,
stumpfdreieckig, 3 mm breit; deutlicher Hals, stumpfvierseitiger
Thorax, Hinterleib ($^2/_3$ der ganzen Länge) schlank, achtgliedrig. Zwei
längliche, dünne, etwas gewölbte, goldgrüne, feinrunzelige, kahle Flügel-
decken; zwei häutige, durchscheinende, hellbraune Flügel. Sechs lange,
behaarte, schlanke, schwarze Beine mit bei den vier vorderen fünf-
gliedrigen, bei den zwei hinteren viergliedrigen Tarsen. Geruch unangenehm, durchdringend, Geschmack anfänglich kaum scharf, später
sehr scharf.

Enthält: Kantharidin (0,3—0,8%), teils frei, teils an Alkali gebunden; Fett
(12%), Harz, Harzsäure, flüchtiges Öl, Ameisensäure, Essigsäure usw. Aschengehalt unter 6%, nicht über 8%.

Anwendung innerlich selten, bei Gicht, Krankheiten der Harn- und Ge-
schlechtsorgane, Blasenlähmung, in der Tierarzneikunde zur Steigerung des Ge-
schlechtstriebes; äußerlich in Salben, Pflastern als stark hautreizendes Mittel,
zu Einreibungen usw.

Verfälschungen: Extrahierte Kanthariden bzw. Kantharidenpulver, fremde
Käfer.

Coccionella, Kochenille. Sch.

Abstammung: *Coccus cacti L. Hexapoda-Hemiptera.* Mexiko, Texas,
Kalifornien; gezüchtet Mexiko, Honduras, Peru, Westindien, Ostindien,
Kanaren, Algerien, Spanien; auf Kaktusarten (*Opuntia coccinellifera
Miller, O. Tuna Miller, O. vulgaris Miller, Peireskia aculeata Will.* u. a.).
Die getrockneten befruchteten Weibchen. Rumpf dreigliedrig, Hinter-
leib sechs- bis achtgliedrig; sechs Beine; Fühler achtgliedrig; die Weib-
chen ohne Flügel und ohne Schwanzborsten, als Larve mit Saugrüssel,
sich nicht verpuppend. Jährlich 4 Generationen. Gewinnung durch
Abbürsten der befruchteten Weibchen vor völliger Entwicklung der
in ihnen enthaltenen Eier von obigen Pflanzen, Abtöten durch heißen
Wasserdampf, Schwefeldämpfe oder Kohlendunst und Trocknen an der
Sonne oder in Öfen. Halbkugelige, eiförmige oder kantige, 3—5 mm
lange, unterseits flache, oberseits gewölbte, querrunzelige Körner,
hell- oder dunkelgrau auf purpurrotem Untergrund mit silberweißem
Anfluge. Ohne Geruch, von etwas bitterlichem Geschmack.

Enthält: Karminsäure (9—10%), Wachs (0,5—4,2%), Myristin (1,5—2%), flüssige Fette (4—6%). Aschengehalt nach Ph. helv. nicht über 6%.

Anwendung gegen Keuchhusten; als Farbe bei Zahnpulvern, Mundwässern. Technisch in der Färberei.

III. Ausscheidungen.

Castoreum, Bibergeil. Oe. Sch.

Abstammung: *Castor fiber L. var. canadensis Kuhl, Mammalia-Rodentia.* Nordamerika (Kanada usw.). Die paarweise unter der Haut zwischen After und Geschlechtsorganen bei beiden Geschlechtern gelagerten, nach Tötung der Tiere herausgeschnittenen, im Rauche getrockneten Beutel. Längliche oder länglich-birnenförmige, seitlich zusammengedrückte, oft paarweise miteinander verbundene, mehr oder weniger runzelige, schwarzbraune, bis 8, selten 10 cm lange, bis 3 cm breite, etwa 25—100 g schwere Gebilde. Zwei äußere, schwer trennbare und zwei innere, den Innenraum lamellenartig durchsetzende Häute; der Beutelinhalt fast harzartig, hart, am Bruch glänzend, rotbraun bis schwarzbraun, von eigentümlichem Geruch und unangenehmem, scharf aromatischem, bitterem Geschmack.

Enthält: Äth. Öl (1%), Kastoreumresinoid (13,6%), Kastorin (0,3%), Phenol, Salizin, Salizylsäure, Benzoesäure usw. Aschengehalt nicht über 4%, Gehalt an in Weingeist löslichen Bestandteilen nach Ph. austr. mindestens 60%.

Anwendung bei nervösen, hysterischen, krampfhaften Leiden.

Verfälschungen: Steinchen, Erde, Fleisch, Harz usw., in leere Beutel gebracht.

Moschus, Moschus. Sch.

Abstammung: *Moschus moschiferus L. Mammalia-Placentalia.* China, Sibirien. Moschus (Bisam) findet sich als weiche Substanz in einem beim männlichen Tiere unter der Bauchhaut nahe den Geschlechtsteilen befindlichen, bis 7 cm langen, bis 4,5 cm breiten, eiförmigen Sack. Herausschneiden der Beutel mit der sie bedeckenden behaarten Bauchhaut, Trocknen an der Sonne oder auf erwärmten Steinen. Tonkinesischer bzw. tibetanischer Moschus (allein pharmazeutisch gebräuchlich) in schwach plattgedrückten, getrocknet bis 6 cm langen, bis 4 cm breiten, auf der Innenseite glatten, auf der gewölbten Außenseite steifborstig behaarten Beuteln als krümelige oder weichliche, dunkelbraune, eigentümlich riechende und widrig bitter schmeckende Masse.

Enthält: 0,5—2,07 rohes Moschusöl bzw. durchschnittlich etwa 1,2% reines Öl = Muskon (Keton), ferner Fett, Harz, Cholesterin, Ammoniumsalze usw. Wassergehalt nicht über 15%, Aschengehalt etwa 5%.

Anwendung innerlich als Erregungsmittel, Exzitans, bei Kollaps, Angina pectoris, äußerlich als Parfüm.

Verfälschungen: Zusatz von Asphalt, getrocknetem Blut, Harz, Katechu, Sand, Lehm, Mehl usw.; andere Moschussorten; künstlicher Moschus.

IV. Organe.

Ichthyocolla, Hausenblase. Oe.

Abstammung: *Acipenser-Arten, Acipenser Güldenstädtii Br. et R., A. huso L., A. stellatus Pall., A. ruthenus L., A. sturio L.* und andere, *Pisces-Ganoidei.* Schwarzes Meer, Asowsches Meer, Kaspisches Meer und die in diese sich ergießenden Flüsse. Die präparierten Fischblasen. Hornartige, sehr zähe, biegsame, fast farblose, durchscheinende, faserig-blättrige, geruch- und geschmacklose, der Länge nach spaltbare Häute, in Blattform oder zu Ringen usw. zusammengedreht. Pharmazeutisch zulässig nur die beste russische oder astrachanische Hausenblase. Quillt in kaltem, löst sich in kochendem Wasser zu einer klebrigen Flüssigkeit, gallertiniert beim Erkalten.

Enthält: Etwa 70 % Tierleim, 2,5 % in heißem Wasser nicht lösliche Stoffe, 4 % Salze, 7,5 % Feuchtigkeit. Aschengehalt höchstens 1,2 %, Ph. austr. gestattet bis 8 %.

Anwendung zum Kleben, Klären, technisch als Bindemittel für Farben, als Klebe- und Kittmittel.

Verfälschungen: Schlechtere Handelssorten.

V. Knochensubstanz.

Gelatina alba, Weißer Leim, D.; *Gelatina animalis,* Tierleim. Oe. Sch.

Der aus Knochen von Kälbern und Rindern gewonnene Leim. Waschen und Entfetten der Knochen, Lösen der Mineralstoffe mit verdünnter Salzsäure, Überführen der Knorpelsubstanz (Kollagen) durch heißen Wasserdampf unter Druck in Leimlösung, Entfärben mittels Knochenkohle, Eindampfen, Ausgießen in dünne Platten, Trocknen bei 25°. Harte, nahezu farblose, durchsichtige, geruch- und geschmacklose, dünne Tafeln von glasartigem Glanze. Aufquellen in kaltem Wasser ohne Lösung, in heißem Wasser leicht löslich zu einer beim Erkalten gallertartig erstarrenden Flüssigkeit.

Enthält hauptsächlich Glutin. Aschengehalt höchstens 2 %.

Anwendung per os und in Form subkutaner Injektionen (10 %) als lokales und innerliches blutstillendes Mittel. Zur Bereitung gallertartiger Speisen, zu Nährböden.

VI. Fette.

Adeps Lanae anhydricus. Wollfett. D. Oe. Sch.

Das gereinigte, wasserfreie, aus der Wolle des Schafes, *Ovis aries L. Mammalia-Placentalia,* gewonnene Fett. Reinigen der Rohwolle gleich nach der Schafschur vom Fett (Wollschweiß), Ausscheiden des rohen Fettes aus dem Wollwaschwasser, Emulgieren mittels Alkalien und Zentrifugieren, Umschmelzen und Auswaschen des Wollfettrahms zu reinem Wollfett, das erst in wasserhaltiges, dann wasserfreies übergeführt wird. Hellgelbe, salbenartige, bei 35—40° klar schmelzende, schwachriechende Masse, in Wasser unlöslich, läßt sich aber mit mehr als dem doppelten Gewicht Wasser mischen, ohne die salbenartige Konsistenz zu verlieren.

Enthält: Hauptsächlich Ester des Cholesterins und Isocholesterins, ferner Ester des Lanolin-, Zetyl- und Karnaubylalkohols, Zerotinsäure, Karnaubasäure, Lanozerinsäure bzw. deren Ester, Ester der Buttersäure, Isovaleriansäure, Kapron-, Myristizin-, Palmitinsäure, der Stearin-, Öl- und Lanopalmitinsäure usw.

Anwendung in Salben, als reizmilderndes Mittel, zur Massage. Medizinisch ist nur gereinigtes Lanolin zu verwenden. 75 Teile Wollfett + 25 Teile Wasser = Adeps Lanae cum aqua, Lanolinum.

Adeps suillus, Schweineschmalz, Schweinefett, D. Sch.; ***Axungia Porci.*** Oe.

Das aus dem Zellgewebe des Netzes und der Nierenumhüllung des Schweines, *Sus scrofa var. domesticus L. Mammalia-Placentalia*, durch Ausschmelzen im Wasserbade gewonnene Fett. Ausschmelzen des frischen, rohen, ungesalzenen, sorgfältig gewaschenen und gereinigten, zerschnittenen Netzgewebes (Fließen, Schmeer, Lendenfett) bis zum völligen Verdunsten des Wassers, Kolieren, Rühren bis zum Erstarren. Ph. austr.: Zusatz von 2% trocknem Natriumsulfat zur völligen Entfernung des Wassers, darauf durchseihen durch eine dichte Lage gereinigter Baumwolle. Eine weiße, weiche, gleichmäßige Masse von eigenartigem, nicht ranzigem Geruch, schmilzt bei 36—42° zu einer, bis zu 1 cm Dicke farblosen Flüssigkeit; Erstarrungspunkt bei 27—30°. Der Speck des Unterhautgewebes ist pharmazeutisch unzulässig (Handelsware, amerikanisches Fett).

Enthält: Etwa 60% Triglyzerid der Ölsäure, daneben Triglyzerid der Stearin- und Palmitinsäure. Wassergehalt $0,2-0,5\%$. Im amerikan. Schweineschmalz Trilinolein.

Anwendung als Konstituens für Salben.

Verfälschungen: Amerikan. Schweinefett (Speckfett), Baumwollsamenöl, Arachisöl, Sesamöl, Palmkernöl, Kokosnußöl, Rindstalg.

Cetaceum, Walrat. D. Oe. Sch.

Abstammung: D. A. und Ph. helv. *Physeter macrocephalus Lacepède* = Ph. austr. *Catodon macrocephalus Lacepède* und andere Arten der Gattung *Physeter* bzw. *Catodon, Mammalia - Placentalia.* Südsee, Stiller Ozean. Die aus dem beim lebenden Tiere halbflüssigen Fett sich nach dem Töten des Potwals wachsartig ausscheidende Masse. Sitz des Fettes in besonderen Höhlen des Kopfes und längs der Wirbelsäule. Reinigung durch Kolieren, wiederholtes Abwaschen, Auspressen, Umschmelzen usw. Sehr weiße, perlmutterartig glänzende, großblättrig kristallinische, leicht zerreibliche, fettig anfühlende Massen ohne Geruch und besonderen Geschmack, schmelzend D. A. zwischen 45—54°, Ph. helv. 41—50°, Ph. austr. 45—50° zu einer farblosen, klaren Flüssigkeit. Unlöslich in Wasser, leicht löslich in Äther usw.

Enthält: Zetin (Palmitinzetylester), daneben Ester der Palmitin-, Laurin-, Stearin- und Myristinsäure.

Anwendung bei Husten, Lungenleiden, als reizmilderndes Mittel, äußerlich als Deckmittel bei Ekzemen, zu Salben, Zeraten usw.

Verfälschungen: Stearin, Paraffin, Wachs, Talg.

Sebum ovile, Hammeltalg. D. Oe. ***Sebum,*** Rindstalg, Hammeltalg. Sch.

Abstammung: D. A. und Ph. austr. *Ovis aries L.*; Ph. helv. *Ovis aries L.* und *Bos taurus L. Mammalia-Placentalia-Ruminantia.* Der durch Ausschmelzen des zerkleinerten, gewaschenen, fetthaltigen Zellgewebes (Bauchfett) gesunder Schafe (Ph. helv. auch Rinder) gewonnene Talg. Weiße, feste Masse von schwachem, widerlichem oder brenzlichem Geruch, im Bruch körnig. Schmelzpunkt bei 45—50°, Erstarrungspunkt bei 32—37°.

Enthält ein Gemisch von Glyzeriden der Palmitin-, Stearin- und Ölsäure usw.
Anwendung zu Salben, Pflastern.
Verfälschungen: Kokosnußfett, Palmkernfett, Harzöl.

Oleum jecoris Aselli, Lebertran. D. Oe. Sch.

Abstammung: *Gadus morrhua* L., *G. callaria* L., *G. aeglefinus* L. und andere, *Pisces-Teleostei*. Atlantischer Ozean, nördl. Eismeer. Einfangen der Fische zur Laichzeit (Bergen, Lofoten — Januar bis April; Neufundland, Labrador — Juni bis September). Der aus den möglichst frischen, sortierten, gewaschenen Lebern bei gelinder Erwärmung im Dampfbade gewonnene dicke, durchsichtige, blaß- bis blondgelbe Tran. Geruch und Geschmack eigentümlich, nicht ranzig. Die Gewinnungsweise ist in den verschiedenen Gegenden verschieden.

Enthält: Glyzeride verschiedener Fettsäuren, vorwiegend Triolein (70 %) neben Tripalmitin (25 %) und Tristearin, ferner u. a. Spuren von Gallenbestandteilen (Lipochrome), Cholesterin, Asellin, Gaduin, Morrhuin, Morrhuol, Jod, Brom, Phosphor, Eisen, Schwefel usw.

Anwendung als leicht verdaubares Fett für sich oder mit anderen Stoffen (Eisen, Chinin, Jod usw.) als Diätetikum, bei Skrofulose, Rachitis, Lungenleiden, Diabetes.

Verfälschungen: Pflanzenöle, Paraffinöl, Seehundslebertran usw.

VII. Wachs.

Cera alba et flava, Weißes und gelbes Wachs. D. Oe. Sch.

Das von den geschlechtslosen Arbeitsbienen, *Apis mellifica* L. *Hexapoda-Hymenoptera*, abgesonderte, zum Bau der Honigwaben verwendete Verdauungsprodukt. Befreien der Waben durch Ausschleudern oder Auspressen vom Honig, Auswaschen, Schmelzen in heißem Wasser und Dekantieren des Wachses in flache Gefäße. *Cera flava*: Gelbe bis rotgelbe, matte, in der Kälte spröde und körnige, nicht kristallinisch brechende, in der Wärme der Hand erweichende Massen (Kuchen) von honigartigem Geruch und schwach balsamischem Geschmack. *Cera alba*: Das an der Sonne gebleichte, rein weiße oder schwach gelblichweiße, schwach glänzende, in dünner Schicht durchscheinende Bienenwachs.

Enthält: Zerin (Zerotinsäure) und vorwiegend Myrizin (Myrin, Palmitinsäure-Melyssyläther usw.), ferner Zerolein und Melissinsäure.

Anwendung innerlich als einhüllendes, reizlinderndes Mittel bei Diarrhöe äußerlich zu Salben, Zeraten, Pflastern.

Verfälschungen: Andere Wachsarten, Stearin, Paraffin, Rindstalg, Harze, Zeresin.

Sachverzeichnis.

Bakteriologie, Serologie und Sterilisation im Apothekenbetriebe. Mit eingehender Berücksichtigung der Herstellung steriler Lösungen in Ampullen. Von Dr. **Conrad Stich**, Leipzig. Vierte, verbesserte und vermehrte Auflage. Mit 151 zum Teil farbigen Textabbildungen. (330 S.) 1924. Gebunden 15 Goldmark

Neues pharmazeutisches Manual. Von **Eugen Dieterich**. Vierzehnte, verbesserte und erweiterte Auflage bearbeitet von Dr. Wilhelm Kerkhof, ehemaligem Direktor der Chemischen Fabrik Helfenberg A.-G. vormals Eugen Dieterich, herausgegeben von der **Chemischen Fabrik Helfenberg A.-G.** vormals Eugen Dieterich, Helfenberg bei Dresden. Mit 156 Textabbildungen. (833 S.) 1924. Gebunden 21 Goldmark

Neue Arzneimittel und pharmazeutische Spezialitäten einschließlich der neuen Drogen, Organ- und Serumpräparate, mit zahlreichen Vorschriften zu Ersatzmitteln und einer Erklärung der gebräuchlichsten medizinischen Kunstausdrücke. Von **G. Arends**, Apotheker. Sechste, vermehrte und verbesserte Auflage. Neu bearbeitet von Prof. Dr. **O. Keller**. (588 S.) 1922. Gebunden 9 Goldmark

Volkstümliche Namen der Arzneimittel, Drogen und Chemikalien. Eine Sammlung der im Volksmunde gebräuchlichen Benennungen und Handelsbezeichnungen. Begründet von Dr. **J. Holfert**. Neunte, verbesserte und vermehrte Auflage. Bearbeitet von **G. Arends**. (288 S.) 1922. Gebunden 6 Goldmark

Spezialitäten und Geheimmittel aus den Gebieten der Medizin, Technik, Kosmetik und Nahrungsmittelindustrie. Ihre Herkunft und Zusammensetzung. Eine Sammlung von Analysen und Gutachten von **G. Arends**. Achte, vermehrte und verbesserte Auflage des von **E. Hahn** und Dr. **J. Holfert** begründeten gleichnamigen Buches. (568 S.) 1924. Gebunden 12 Goldmark

Die Ampullenfabrikation. In ihren Grundzügen dargestellt von Dr. **Hans Freund**, Apotheker und Nahrungsmittelchemiker. Mit 68 Textfiguren. (84 S.) 1916. 2.50 Goldmark

Die Wirkungen von Gift- und Arzneistoffen. Vorlesungen für Chemiker und Pharmazeuten. Von Prof. Dr. med. **Ernst Frey**, Marburg a. d. Lahn. Mit 9 Textabbildungen. (182 S.) 1921. 5 Goldmark

Grundzüge der Pharmazeutischen Chemie. Von Prof. Dr. **Hermann Thoms**, Geh. Regierungsrat und Direktor des Pharmazeutischen Instituts der Universität Berlin. Siebente, verbesserte Auflage der „Schule der Pharmazie, Chemischer Teil". Mit 108 Textabbildungen. (564 S.) 1921. Gebunden 10 Goldmark

Grundzüge der Botanik für Pharmazeuten. Von Dr. **Ernst Gilg**, Professor der Botanik und Pharmakognosie an der Universität Berlin, Kustos am Botanischen Museum zu Berlin-Dahlem. Sechste, verbesserte Auflage der „Schule der Pharmazie, Botanischer Teil". Mit 569 Textabbildungen. (454 S.) 1921. Gebunden 10 Goldmark

Lehrbuch der Pharmakognosie. Von Dr. **Ernst Gilg,** Professor der Botanik und Pharmakognosie an der Universität Berlin, Kustos am Botanischen Museum Berlin-Dahlem, und Dr. **Wilhelm Brandt,** Professor der Pharmakognosie an der Universität Frankfurt a. M. Dritte, stark vermehrte und verbesserte Auflage. Mit 407 Abbildungen. (442 S.) 1922.
Gebunden 10 Goldmark

Qualitative Analyse auf präparativer Grundlage. Von Dr. **W. Strecker,** o. Professor an der Universität Marburg. Zweite, ergänzte und erweiterte Auflage. Mit 17 Textfiguren. (205 S.) 1924.
6.60 Goldmark

Anleitung zur organischen qualitativen Analyse. Von Dr. **Hermann Staudinger,** Professor für Anorganische und Organische Chemie, Leiter des Laboratoriums für Allgemeine und Analytische Chemie an der Eidgenössischen Technischen Hochschule Zürich. (108 S.) 1923.
3.60 Goldmark

Der Gang der qualitativen Analyse. Für Chemiker und Pharmazeuten bearbeitet von Dr. **Ferdinand Henrich,** Professor an der Universität Erlangen. Mit 4 Textfiguren. (46 S.) 1919. 1.20 Goldmark

Ernst Schmidt, Anleitung zur qualitativen Analyse. Herausgegeben und bearbeitet von Dr. **J. Gadamer,** o. Professor der Pharmazeutischen Chemie und Direktor des Pharmazeutisch-Chemischen Instituts der Universität Marburg. Neunte, verbesserte Auflage. (120 S.) 1922.
2.50 Goldmark

Handbuch der Drogisten-Praxis. Ein Lehr- und Nachschlagebuch für Drogisten, Farbwarenhändler usw. Im Entwurf vom Drogisten-Verband preisgekrönte Arbeit. Von **G. A. Buchheister.** Vierzehnte, neubearbeitete und vermehrte Auflage von **Georg Ottersbach,** Hamburg. Mit 621 in den Text gedruckten Abbildungen. (1504 S.) 1921.
Gebunden 32 Goldmark

Vorschriftenbuch für Drogisten. Die Herstellung der gebräuchlichen Verkaufsartikel. Von **G. A. Buchheister.** Neunte, neubearbeitete Auflage von **Georg Ottersbach,** Hamburg. (Zweiter Band des Handbuches der Drogisten-Praxis.) Ein Lehr- und Nachschlagebuch für Drogisten, Farbwarenhändler usw. Im Entwurf vom Deutschen Drogisten-Verbande preisgekrönte Arbeit. (797 S.) 1922. Gebunden 20 Goldmark

Der junge Drogist. Lehrbuch für Drogisten-Fachschulen, den Selbstunterricht und die Vorbereitung zur Drogisten Gehilfen- und Giftprüfung. Von **Emil Drechsler,** Leiter und fachwissenschaftlicher Lehrer der Drogisten-Fachschule, vereidigter Sachverständiger bei dem Preuß. Landgerichte Breslau. Dritte, vermehrte und verbesserte Auflage. Mit 57 Textabbildungen. (357 S.) 1920.
Gebunden 7.20 Goldmark

Pharmazeutisches Tier-Manual. Von **Friedrich Albrecht Otto,** Apotheker, Hamburg. (68 S.) 1918. Gebunden 4.20 Goldmark